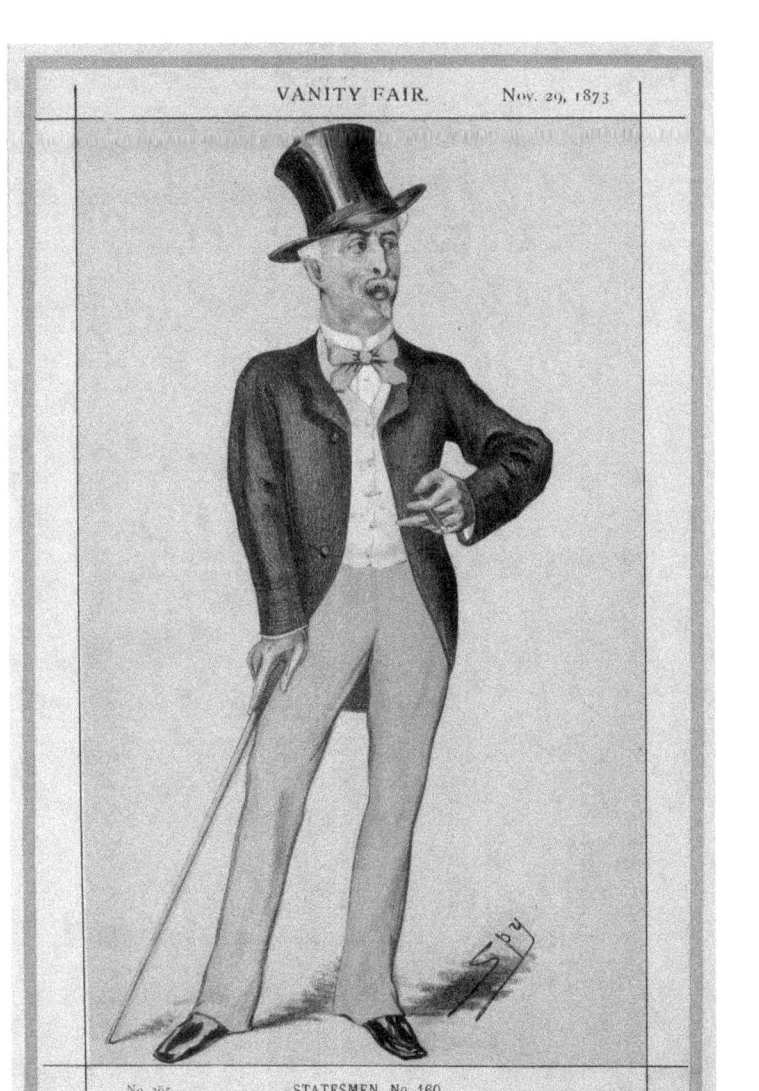

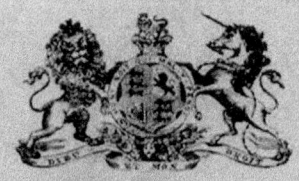

RULES *of the*

HERTFORD BRITISH HOSPITAL

IN PARIS

RUE DE VILLIERS, LEVALLOIS-PERRET

BUILT & ENDOWED BY
THE LATE
Sir RICHARD WALLACE Bart.

1901

Le millionnaire anglais
de Paris

The English Millionaire
of Paris

Sir Richard Wallace - Le millionnaire anglais de Paris - et le Hertford British Hospital

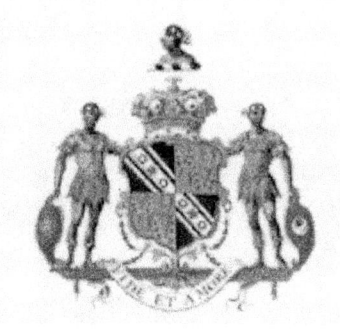

Peter Howard

The Grimsay Press

Sir Richard Wallace - The English Millionaire of Paris - and the Hertford British Hospital

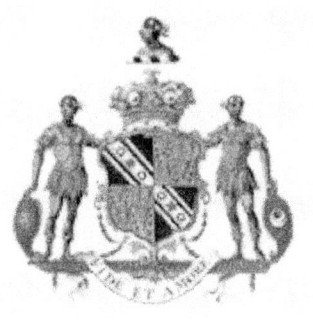

Peter Howard

The Grimsay Press

Published by
The Grimsay Press
an imprint of
Zeticula
57 St Vincent Crescent
Glasgow
G3 8NQ
Scotland
United Kingdom

http://www.thegrimsaypress.co.uk
admin@thegrimsaypress.co.uk

First published 2009
Copyright © Peter Howard 2009

Photographs © as credited in the List of Illustrations.

ISBN 978 1-84530-065-4 Paperback

This book is sold subject to the condition that it shall not, by way of trade or otherwise, be lent, hired out or otherwise circulated without the publisher's prior consent in any form of binding or cover other than that in which it is published and without a similar condition including this condition being imposed on the subsequent purchaser.

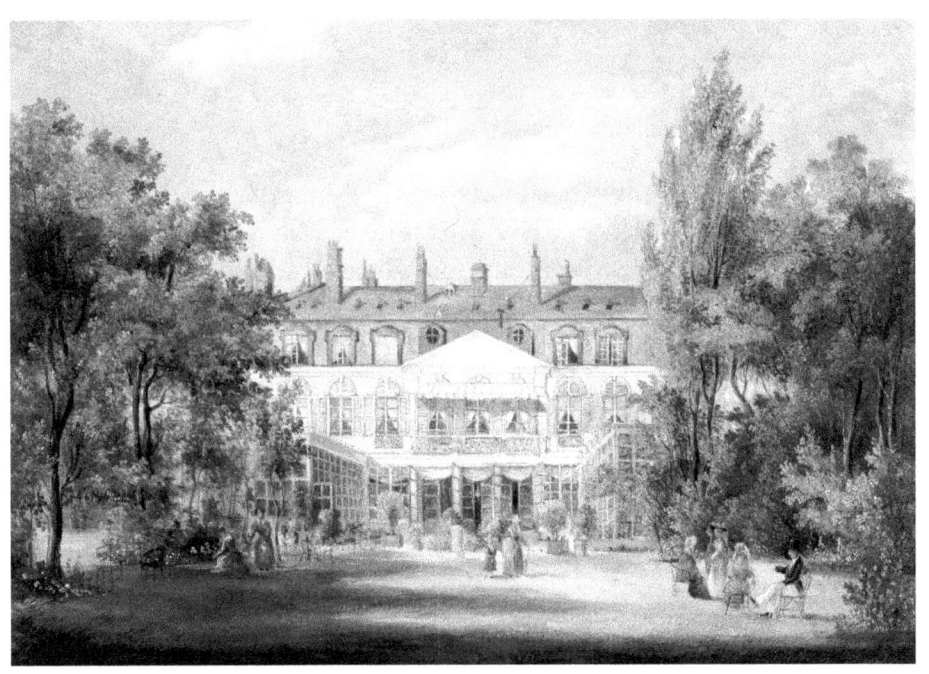

British Embassy in Paris
L'ambassade britannique à Paris
(U.K. Government Art Collection)

Pour mes enfants et petits-enfants,
Valentine, Eve, Théodore et Maud,
qui sont nés au Hertford British Hospital,

et pour Philip-Guillaume, Victoria, Olivia et Charlie,
qui, par les circonstances de la vie,
n'ont pas eu le privilège d'y naître.

For my children and grandchildren,
Valentine, Eve, Théodore and Maud
who were born at the Hertford British Hospital,

Philip-Guillaume, Victoria, Olivia and Charlie
who owing to circumstances
did not have this privilege

Hérédité, le seul Dieu dont nous connaissons le nom
> *– Oscar Wilde*

Aimer le passé est une religion, collectionner ses reliques est une forme de prière
> *– Cyril Connolly*

Heredity, the only God of whom we know the name

- Oscar Wilde

To love the past is a religion, collecting is a form of prayer

– Cyril Connolly

Simone Veil

Paris, le 2 février 2009

En lisant le livre de Peter Howard j'ai découvert la vie étonnante de Sir Richard Wallace qui fut un généreux philanthrope pour les Parisiens, laissant en héritage les fameuses fontaines Wallace et Le Hertford British Hospital. Initialement fondé pour soigner les citoyens britanniques, résidant à Paris, cet hôpital a su s'adapter et s'intégrer complètement dans le système public de santé français.

Je suis heureuse de voir que nous avons maintenant un grand hôpital à Levallois-Perret, résultant de l'adjonction des activités du Hertford British Hospital à celles de son voisin l'Hôpital du Perpétuel Secours pour constituer l'Institut Hospitalier Franco-Britannique offrant des services diversifiés à la population de Levallois et des communes limitrophes et bien sûr à la communauté britannique.

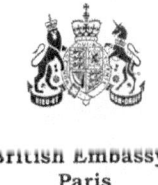

British Embassy
Paris

The colourful history of Sir Richard Wallace is captured in this remarkable book by Peter Howard.

Sir Richard's and the Hertford family's dedication and generosity helped to ensure that the Hertford British Hospital continued to develop and provide high-quality healthcare throughout some difficult moments in history. That the Hospital continues to thrive in modern times, working within the French healthcare system, is attributable to decades of hard work by Sir Richard and generations of the Hertford family, coupled with the tireless work by French and British staff and Doctors, and the Hospital Corporation and its committees.

I am pleased that this book records the close links between the Hospital, the Royal Family and Her Majesty's Government. I know that the Hospital also treasures its close relationship with the Mairie and the people of Levallois and, of course, with the French Health Ministry.

I hope that you enjoy this fascinating read.

Sir Peter Westmacott

Table des Matières

Remerciements — xviii
Table des illustrations — xxii
De Simone Veil — xiii
De Sir Peter Westmacott — xiv
Introduction — 2
Les Hertford et la famille Wallace — 6
1. Les Britanniques à Paris au 19e siècle — 8
2. Les Premiers Hertford — 24
3. Le 4e marquis de Hertford — 38
4. Les premières années de Richard Wallace — 62
5. Richard Wallace et le Siège de Paris — 76
6. Les fontaines Wallace — 88
7. Sir Richard et Lady Wallace en Angleterre et en Irlande 1872-1885 — 98
8. Lady Wallace et Sir John Murray Scott — 124
9. La Fondation de l'Hôpital — 148
10. L'architecte - Ernest Sanson — 156
11. L'inauguration — 164
12. Le corps médical — 174
13. L'Hôpital de 1890 à 1914 — 190
14. Pendant la guerre 1914-1918 — 204
15. Après la Guerre — 212
16. Confiance mal placée dans l'avenir et grande dépression des années 1930 — 222
17. L'Hôpital se prépare pour la guerre — 250
18. Les années d'après-guerre — 258
19. Sir Bernard and Lady Docker — 290
20. L'Hôpital Militaire du SHAPE — 300
21. Hôpital civil et Fund Raising — 306
22. Menaces de fermeture et changement de statut — 336
23. Reconstruction d'un Hôpital moderne — 348

Contents

Acknowledgements	*xix*
List of Illustrations	*xxiii*
From Simone Veil	*xiii*
From Sir Peter Westmacott	*xiv*
Introduction	3
The Hertford and Wallace Family	6i
1. The British in Paris in the 19th Century	9
2. The Early Hertfords	25
3. The 4th Marquess of Hertford	39
4. Richard Wallace — the early years	63
5. Richard Wallace and the Siege of Paris	77
6. The Wallace Fountains	89
7. Sir Richard and Lady Wallace in England and Ireland 1872-1885	99
8. Lady Wallace and Sir John Murray Scott	125
9. The Founding of the Hospital	149
10. The architect - Ernest Sanson	157
11. Inauguration	165
12. The Medical Corps	175
13. The Hospital 1890 – 1914	191
14. During the 1914-18 War	205
15. After the War	213
16. Misplaced confidence in the future and the Great Depression of the 1930s	223
17. The Hospital prepares for the war.	251
18. The Post-War Years	259
19. Sir Bernard and Lady Docker	291
20. The Military Hospital for SHAPE	301
21. The Civilian Hospital and Fund Raising	307
22. Threatened Closure and Change of Status	337
23. Rebuilding of a modern Hospital	349

24. L'inauguration du nouvel hôpital, 1982	364
25. Le Nouvel Hôpital	382
26. Hôpital Notre-Dame du Perpétuel Secours	400
27. Le projet de fusion	410
28. 9e marquis de Hertford	414
29. Postface	424
Sources	*430*
Bibliographie	*432*
Annexe 1	*434*
Annex 2	*438*
Index	*443*

24. Inauguration of the New Hospital, 1982	365
25. The New Hospital	383
26. Hospital Notre-Dame Du Perpétuel Secours	401
27. The Amalgamation Project	411
28. The 9th Marquess of Hertford	415
29. Afterthought	425
Sources	*431*
Bibliography	*432*
Annexe 1	*434*
Annexe 2	*438*
Index	*443*

Remerciements

Je tiens à remercier tout particulièrement Marc Flavigny, qui, malgré sa vie remplie de voyages, a par amitié, réussi a trouver le temps de traduire mon texte. Il était assisté par Papychette Howard.

Je souhaite rendre un respectueux hommage à Sa Majesté la Reine pour m'avoir donné accès à la documentation contenue dans les Archives Royales et la Collection Photographique du Château de Windsor. Je tiens tout particulièrement à remercier Mrs Jill Kelsey, archiviste adjointe aux Archives Royales, et Mrs Lisa Heighway, assistante du conservateur de la Collection Photographique Royale.

Des remerciements exceptionnels sont également dus à l'ancien ambassadeur britannique à Paris, Sir John Holmes, pour m'avoir autorisé à effectuer des recherches à la bibliothèque de l'ambassade (Duff Cooper Library), et plus particulièrement à Diana Neill, pour son aide en maintes occasions.

Je souhaite aussi remercier Mr. Jeremy Warren, directeur adjoint et Mrs. Andrea Gilbert, bibliothécaire et archiviste de la Wallace Collection pour leur assistance et leurs encouragements.

Je voudrais souligner l'efficacité des personnels dont j'ai reçu l'aide au sein des National Archives de Kew et la facilité d'accès à la documentation concernant le Hertford British Hospital et les dossiers du Foreign Office.

Je souhaite remercier très particulièrement le marquis et la marquise de Hertford pour m'avoir invité à visiter Ragley Hall.

Le Dr Edmond Juvin, attaché à l'Hôpital de 1962 à 2003, a mené à bien une recherche sur les médecins et les activités médicales de l'Hôpital depuis sa fondation et il a été pour moi une source constante d'encouragement. Plusieurs médecins et infirmières du Hertford British Hospital m'ont apporté une aide précieuse : le Dr Morand, le Dr Joëlle Jansé-Marrec, le Dr Rius, le Dr Triller, le Dr Gagliardone, le Dr Bache, le Dr Rafael Herrero, le Dr Gunita Jolly, Madame Leslie

Acknowledgements

I wish particularly to thank Marc Flavigny for finding the time, through our friendship, to translate into French my English text, as he is often abroad on his travels. He was ably assisted by Papychette Howard.

I wish to acknowledge the gracious permission of Her Majesty the Queen to make use of material from the Archives and Photographic Collection at Windsor Castle, and the particular help of Mrs Jill Kelsey, Deputy Registrar of The Royal Archives and Mrs Lisa Heighway, Assistant Curator of the Royal Photographic Collection.

Special thanks are due to the former British Ambassador to Paris, Sir John Holmes, for permission to research in the Duff Cooper Library at the Embassy, and particularly Diana Neill for her help on so many occasions.

I wish to thank Mr Jeremy Warren, Assistant Director and Mrs Andrea Gilbert, Librarian and archivist of The Wallace Collection for their assistance and encouragement.

Mention should be made of the very efficient organisation at The National Archives at Kew and the availability of documents concerning The Hertford British Hospital and the Foreign Office Files.

I would particularly like to thank the Marquess and Marchioness of Hertford for their invitation to visit Ragley Hall.

Dr Edmond Juvin, who worked at the Hospital from 1962 to 2003, carried out the research on the doctors and medical activities of the Hospital since its foundation and has been a constant source of encouragement. Other doctors and nurses of The Hertford British Hospital have made important contributions: Dr Morand, Dr Joëlle Jansé-Marrec, Dr Rius, Dr Triller, Dr Gagliardone, Dr Bache, Dr Rafael Herrero, Dr Gunita Jolly, Madame Leslie Barrère, Madame Julia Lacroix

Barrère, Madame Julia Lacroix, ainsi que d'anciens présidents, en particulier, Brian Cordery. Paul Miller et Florence Coste m'ont aidé pour l'édition. Les descendants de Peter Wicker et Raymond Nathanson, qui assumèrent longtemps la direction de l'Hôpital, furent en mesure d'extraire de leurs archives des photos et documents.

Alain Woisson a bien voulu accompagner Lord et Lady Hertford lors d'une visite du château et du Parc de Bagatelle et il m'a fourni beaucoup d'informations lors de mes propres visites.

Françoise Legrandand et Xavier Théret, aux archives de Levallois, m'ont fourni beaucoup de détails sur l'Hôpital et l'histoire de Levallois-Perret.

Dominique Bernard et Nicole Galène m'ont raconté l'histoire de l'Hôpital Notre-Dame du Perpétuel Secours

Le Dr Pat Roberts est à l'origine de l'information sur l'Hôpital et le Dispensaire français de Londres.

Jonathan Kaufmann a mené la recherche aux National Archives de Londres, et a été un sourcilleux lecteur correcteur, au même titre que les personnes qui ont relu l'épreuve : Nathalie Robain, Caroline Phillips, Charles Wilson, Jane Maurin, Nigel Law, Pierre Dumoulin et le Dr Bernard Frot.

Virginie Farroug, avec une patience infinie, a corrigé et recorrigé le manuscrit dans les deux langues.

Internet est une source récente d'information pour les auteurs. Comment vivions-nous sans Google?

and past-Chairman, Brian Cordery. Paul Miller and Florence Coste have helped with the editing. Two descendants of long-serving Hospital Managers, Peter Wicker and Raymond Nathanson, were able to supply photos and documents from their archives.

Alain Woisson showed Lord and Lady Hertford around the Chateau and Park at Bagatelle and was most informative on my visits there.

Françoise Legrand and Xavier Théret of the Levallois Archives supplied many details of the Hospital, and the history of Levallois-Perret.

Dominique Bernard and Nicole Galène recounted the history of Hôpital Notre-Dame du Perpétuel Secours.

Dr Pat Roberts supplied the information on the Hospital and the Dispensaire Français of London.

Jonathan Kaufmann carried out research at The Royal Archives in London, and has been a helpful editor together with my proof readers, Nathalie Robain, Caroline Phillips, Charles Wilson, Jane Maurin, Nigel Law, Pierre Dumoulin and Dr Bernard Frot.

Virginie Farroug has patiently corrected and edited the manuscript in the two languages.

The internet is a relatively recent source for authors. But how did we live without Google?

Table des illustrations

L'ambassade britannique à Paris   vii
(U.K. Government Art Collection)
Pauline Bonaparte   7
(photo Anderson)
Les Anglaises en 1814   14
(Musée Carnavalet)
1er marquis de Hertford   15
(by kind permission of the Trustees of the Wallace Collection, London)
2e marquis de Hertford   19
(by kind permission of the Trustees of the Wallace Collection, London)
3e marquis de Hertford   20
(by kind permission of the Trustees of the Wallace Collection, London)
William 4e duc de Queensbury   27
(Hertford British Hospital)
Maria Fagnani – Mie-Mie   28
(by kind permission of the Trustees of the Wallace Collection, London)
Le café de Paris, à l'angle du boulevard des Italiens et de la rue Taitbout, Résidence de Mie-Mie, Henry Seymour et Richard Wallace   33
(Musée Carnavalet)
Entrée du château de Bagatelle, début du 19e siècle   34
(Musée Carnavalet)
Château de Bagatelle aujourd'hui   44
(Mairie de Paris Dany GG)
Le Comte d'Artois   45
(Musée de Picardie)
Le 4e marquis de Hertford   46
(by kind permission of the Trustees of the Wallace Collection, London)
Le Prince Impérial quittant Bagatelle   47
(Bibliothèque Nationale Paris)
Lord Hertford, Madame Oger et Richard Wallace à Bagatelle   53
(by kind permission of the Trustees of the Wallace Collection, London)
Richard Wallace préside le *British Charitable Fund* pendant le siège de Paris   54
(by kind permission of the Trustees of the Wallace Collection, London)
Affrontements dans les jardins de l'Ambassade, mai 1871   69
(U.K. Government Art Collection)

List of Illustrations

British Embassy in Paris	vii
(U.K. Government Art Collection)	
Pauline Bonaparte	7
(photo Anderson)	
English Ladies in 1814	14
(Musée Carnavalet)	
1st Marquess of Hertford	15
(by kind permission of the Trustees of the Wallace Collection, London)	
2nd Marquess of Hertford	19
(by kind permission of the Trustees of the Wallace Collection, London)	
3rd Marquess of Hertford	20
(by kind permission of the Trustees of the Wallace Collection, London)	
William 4th Duke of Queensbury	27
(Hertford British Hospital)	
Maria Fagnani – Mie-Mie	28
(by kind permission of the Trustees of the Wallace Collection, London)	
The Café de Paris, corner of boulevard des Italiens and rue Taitbout, Residence of Mie-Mie, Henry Seymour and Richard Wallace	33
(Musée Carnavalet)	
Entrance to Bagatelle in early 19th Century	34
(Musée Carnavalet)	
Bagatelle today	44
(Mairie de Paris Dany GG)	
Le Comte d'Artois	45
(Musée de Picardie)	
The 4th Marquess of Hertford	46
(by kind permission of the Trustees of the Wallace Collection, London)	
The Prince Imperial driving out of Bagatelle	47
(Bibliothèque Nationale Paris)	
Lord Hertford, Madame Oger and Richard Wallace at Bagatelle	53
(by kind permission of the Trustees of the Wallace Collection, London)	
Richard Wallace chairs *The British Charitable Fund* during the Siege of Paris	54
(by kind permission of the Trustees of the Wallace Collection, London)	
Fighting in the Embassy Gardens, May 1871	69
(U.K. Government Art Collection)	

Paris honore Sir Richard Wallace après le siège de 1870   70
(Hertford British Hospital Collection)
Lettre adressée à R. Wallace, millionnaire "en ville", 1872   73
(by kind permission of the Trustees of the Wallace Collection, London)
Richard Wallace reçoit la Légion d'Honneur en 1871   74
(by kind permission of the Trustees of the Wallace Collection, London)
Les fontaines Wallace   85
(Hertford British Hospital Collection)
Les fontaines Wallace, Paris   86
(Roger-Viollet)
Les fontaines Wallace, Paris   87
(Roger-Viollet)
Les fontaines Wallace. Paris, 1951   91
(Keystone)
Lady Wallace   92
(by kind permission of the Trustees of the Wallace Collection, London)
Sir Richard Wallace à la fin de sa vie   115
(by kind permission of the Trustees of the Wallace Collection, London)
La chasse à Sudbourne   116
(Musée Carnavalet)
Les funérailles de Sir Richard Wallace   116
(Musée Carnavalet)
Faire-part de décès de Richard Wallace   120
(Hertford British Hospital)
Le caveau de la famille Hertford-Wallace au cimetière du Père-Lachaise   121
(photo Howard)
Extraits de la presse après le décès de Sir Richard Wallace 122
(Royal Archives, Windsor)
Lady Wallace   127
(by kind permission of the Trustees of the Wallace Collection, London)
Sir John Murray Scott   128
(by kind permission of the Trustees of the Wallace Collection, London)
Manchester House, qui abrite aujourd'hui la Wallace Collection   134
(by kind permission of the Trustees of the Wallace Collection, London)
Knole dans le Kent   135
(photo Howard)

Sir Richard Wallace commemorated after the Siege of Paris 70
(Hertford British Hospital Collection)
Letter to R. Wallace, English millionaire in town, 1872   73
(by kind permission of the Trustees of the Wallace Collection, London)
Richard Wallace is awarded the Légion d'Honneur in 1871   74
(by kind permission of the Trustees of the Wallace Collection, London)
Wallace Fountains   85
(Hertford British Hospital Collection)
Wallace Fountains, Paris   86
(Roger-Viollet)
Wallace Fountains, Paris   87
(Roger-Viollet)
Wallace Fountains, Paris, 1951   91
(Keystone)
Lady Wallace   92
(by kind permission of the Trustees of the Wallace Collection, London)
Sir Richard Wallace, his last years   115
(by kind permission of the Trustees of the Wallace Collection, London)
Shooting at Sudbourne   116
(Musée Carnavalet)
The funeral of Sir Richard Wallace   116
(Musée Carnavalet)
Notice of the death of Sir Richard Wallace   120
(Hertford British Hospital)
The Hertford-Wallace mausoleum at Père-Lachaise   121
(photo Howard)
Articles in the Press on the death of Sir Richard Wallace   122
(Royal Archives, Windsor)
Lady Wallace   127
(by kind permission of the Trustees of the Wallace Collection, London)
Sir John Murray Scott   128
(by kind permission of the Trustees of the Wallace Collection, London)
Old Manchester House, home today of the Wallace Collection   134
(by kind permission of the Trustees of the Wallace Collection, London)
Knole in Kent   135
(photo Howard)

Lord and Lady Sackville-West 146
(by kind permission of the Trustees of the Wallace Collection, London)
Outils utilisés pour la pose de la première pierre 1877 147
(by kind permission of the Trustees of the Wallace Collection, London)
Hertford British Hospital en 1879 150
(Hertford British Hospital)
Hertford British Hospital et ses jardins en 1897 151
(Hertford British Hospital)
Professeur Tuffier 180
(Université Paris Descartes)
Dr Babinski 181
(Université Paris Descartes)
Professeur Claude Olivier 185
(Hertford British Hospital)
Dr René Rettori 186
(Hertford British Hospital)
Extraits de la presse avant de la visite de King George V 197
(Wicker)
Visite de George V et de la reine Mary en 1914 198
(Royal Collection 2006 Queen Elizabeth II)
Bloc opératoire 202
(Hertford British Hospital)
La salle commune des hommes 203
(Hertford British Hospital)
Soldats en convalescence pendant la guerre de 14-18 203
(Wicker)
L'Hôpital en 1928 217
(Wicker)
Sir John Pilter 218
(Hertford British Hospital)
Sir Alfred Tebbitt 218
(Hertford British Hospital)
Les agrandissements proposés par Sir Edwin Cooper 229
(Hertford British Hospital)
Le père Cardew et les danseuses de revue, années 30 230
(St. George's Anglican Church)
La visite du Duc et de la Duchess of York en 1931 244
(Hertford British Hospital)

Lord and Lady Sackville-West 146
(by kind permission of the Trustees of the Wallace Collection, London)
Tools used for the foundation stone, 1877 147
(by kind permission of the Trustees of the Wallace Collection, London)
Hertford British Hospital in 1879 150
(Hertford British Hospital)
Hertford British Hospital and the gardens in 1879 151
(Hertford British Hospital)
Professeur Tuffier 180
(Université Paris Descartes)
Dr Babinski 181
(Université Paris Descartes)
Professeur Claude Olivier 185
(Hertford British Hospital)
Dr René Rettori 186
(Hertford British Hospital)
Article in the press before the visit of King George V 197
(Wicker)
Visit of George V and Queen Mary in 1914 198
(Royal Collection 2006 Queen Elizabeth II)
The operating theatre 202
(Hertford British Hospital)
The Men's Ward 203
(Hertford British Hospital)
Soldiers in convalescence during the 14-18 war 203
(Wicker)
The Hospital in 1928 217
(Wicker)
Sir John Pilter 218
(Hertford British Hospital)
Sir Alfred Tebbitt 218
(Hertford British Hospital)
The proposed extension of the Hospital, by Sir Edwin Cooper 229
(Hertford British Hospital)
Father Cardew and the stage girls, in the 30s 230
(St. George's Anglican Church)
Visit of the Duke and Duchess of York in 1931 244
(Hertford British Hospital)

King George et Queen Mary	245
(Hertford British Hospital)	
Edward VIII (later Duke of Windsor)	248
(Hertford British Hospital)	
King George VI et Queen Elizabeth	248
(Hertford British Hospital)	
La visite de la reine Elizabeth en 1938	249
(Hertford British Hospital)	
La librairie anglaise de Paris, rue de Rivoli, pendant l'occupation, 1940-44	255, 256
(W.H.Smith)	
Duff Cooper par Cecil Beaton	260
(National Portrait Gallery)	
Lady Diana Cooper par Cecil Beaton	261
(National Portrait Gallery)	
La visite de la Princesse Margaret à l'Hôpital en 1947	288
(Hertford British Hospital)	
Sir Bernard et Lady Docker	289
(Derby Evening Telegraph)	
Articles de presse après le retrait du projet de Sir Bernard Docker.	297
(Daily Telegraph)	
Article paru dans la presse quand l'armée britannique prend possession de l'Hôpital	298
(The Times)	
Moment de détente des soldats britanniques dans l'Hôpital militaire du SHAPE 1957	299
(Blacklock)	
Somerset Maugham	308
(Camera Press)	
Sir Gladwyn Jebb	309
(National Portrait Gallery)	
Dirk Bogarde avec le 8ᵉ Marquess of Hertford	315
(Hertford British Hospital)	
The Reverend Donald Caskie	316
(The Scots Kirk)	
La reine mère et la princesse Margaret, avec le marquis de Hertford à une réception au St James Palace, 1963	334
(Hertford British Hospital)	

King George and Queen Mary	245
(Hertford British Hospital)	
(Edward VIII (later Duke of Windsor)	249
(Hertford British Hospital)	
King George VI and Queen Elizabeth	249
(Hertford British Hospital)	
Visit of Queen Elizabeth in 1938	249
(Hertford British Hospital)	
W.H. Smith, rue de Rivoli, Paris during the German occupation 1940-44	255, 256
(W.H.Smith)	
Duff Cooper by Cecil Beaton	260
(National Portrait Gallery)	
Lady Diana Cooper by Cecil Beaton	261
(National Portrait Gallery)	
Princess Margaret visits the Hospital in 1947	288
(Hertford British Hospital)	
Sir Bernard and Lady Docker	289
(Derby Evening Telegraph)	
Press articles after the withdrawal of Sir Bernard Docker's plan	297
(Daily Telegraph)	
Press article when the British army takes over the Hospital	298
(The Times)	
British soldiers off duty in the SHAPE Hospital 1957	299
(Blacklock)	
Somerset Maugham	308
(Camera Press)	
Sir Gladwyn Jebb	309
(National Portrait Gallery)	
Dirk Bogarde with the 8th Marquess of Hertford	315
(Hertford British Hospital)	
The Reverend Donald Caskie	316
(The Scots Kirk)	
The Queen Mother and Princess Margaret, with the Marquess of Hertford at the St James Palace Reception, 1963	334
(Hertford British Hospital)	

Article de presse concernant la menace de fermeture de
    l'Hôpital en 1975   335
        (Hertford British Hospital)
Michael Grainger   346
        (Hertford British Hospital)
Lettre du Prince de Galles à l'occasion du départ en
    retraite du Dr Juvin   347
Simone Veil visite l'Hôpital avec Sir Nicholas Henderson   353
        (photo Henderson)
Article dans le *Times*, après la visite de Simone Veil, 1980   354
        (The Times)
Visite du Maire de Londres Sir Peter et de Lady Vanneck,
    accueillis par l'auteur et Madame Howard   362
        (Hertford British Hospital)
L'auteur avec Lady Vanneck, Kenneth James - le Ministre
Plénipotentiaire, Brian Cordery et l'architecte
    Pasquinelli   363
        (Hertford British Hospital)
La Reine Elizabeth, la Reine Mère, inaugure le nouvel
    Hôpital, 1982   367, 368
        (Hertford British Hospital)
Odette Pol-Roger avec Sir Winston Churchill   380
        (Pol-Roger)
La visite de la Princesse Anne en 1985   381
        (Hertford British Hospital)
Patrick Balkany, Maire de Levallois   385
        (Levallois Archives)
Dr Joëlle Jansé-Marec   386
        (Hertford British Hospital)
La Princesse Alexandra pose la première pierre 1981   386
        (Hertford British Hospital)
Le personnel de l'Hôpital défile à Londres pour les 90 ans
    puis pour les 100 ans de la Reine Mère   396
        (Hertford British Hospital)
Madame de Vatimesnil, fondatrice de l'Hôpital
    Notre-Dame du Perpétuel Secours   402
        (N.D. du Perpétuel Secours)
Hôpital Notre-Dame du Perpétuel Secours dans les
    années 1920   403
        (N.D. du Perpétuel Secours)

Press Article concerning the threatened closure of the Hospital, 1975	335
(Hertford British Hospital)	
Michael Grainger	346
(Hertford British Hospital)	
Message from H.R.H. the Prince of Wales on the retirement of Dr Juvin	347
Simone Veil visits the Hospital with Sir Nicholas Henderson	353
(photo Henderson)	
Press article after the visit of Simone Veil, 1980	354
(The Times)	
Visit of the Lord Mayor of London and Lady Vanneck, received by the author and Mrs Howard	362
(Hertford British Hospital)	
The author with Lady Vanneck, Kenneth James - the Minister Plenipotentiary, Brian Cordery and the architect Pasquinelli	363
(Hertford British Hospital)	
Queen Elizabeth, The Queen Mother opens the new hospital in 1982	367, 368
(Hertford British Hospital)	
Odette Pol-Roger with Sir Winston Churchill	380
(Pol-Roger)	
Princess Anne visits the Hospital – 1985	381
(Hertford British Hospital)	
Patrick Balkany, M.P. and Mayor of Levallois	385
(Levallois Archives)	
Dr Joëlle Jansé-Marec	386
(Hertford British Hospital)	
Princess Alexandra lays the foundation in 1981	386
(Hertford British Hospital)	
The Hospital parades for the Queen Mother's 90th and 100th Birthday	396
(Hertford British Hospital)	
Madame de Vatimesnil, the founder of the Hôpital Notre-Dame du Perpétuel Secours	402
(N.D. du Perpétuel Secours)	
Hôpital Notre-Dame du Perpétuel Secours in the 1920s	403
(N.D. du Perpétuel Secours)	

Les deux sites de L'Institut Hospitalier Franco-Britannique
    aujourd'hui   408, 409
       (Photos Charles Wilson)
Le 9e marquis de Hertford, la marquise de Hertford et
    leurs enfants   417
       (The Marquess of Hertford)
Ragley Hall au 17e siècle   418
       (The Marquess of Hertford)
Beryl Jones dépose une couronne dans la section
    Britannique du cimetière de Levallois   438
       (Levallois archives)

The two sites of Institut Hospitalier Franco-Britannique today. 408, 409
(Photos Charles Wilson)
The 9th Marquess of Hertford, the Marchioness of Hertford and their children. 417
(The Marquess of Hertford)
Ragley Hall in the 17th Century. 418
(The Marquess of Hertford)
Beryl Jones lays a wreath at the British section of the Levallois cemetery 438
(Levallois archives)

Le millionnaire anglais
de Paris

The English Millionaire
of Paris

Introduction

En entrant dans Levallois-Perret, un faubourg de Paris jouxtant Neuilly, le visiteur occasionnel remarquera une zone de bureaux ultramodernes faisant disparaître sans remords les vestiges des vieux quartiers, mais il pourrait avoir la surprise de découvrir un « château victorien », dont le style est qualifié, de façon ironique et critique, de « gothique décadent ». Quiconque aurait été en Inde récemment percevrait une ressemblance avec certains édifices construits au temps de l'Empire Britannique, dans les quartiers modernes de Bombay ou de Calcutta.

En fait, ce bâtiment, le Hertford British Hospital, est l'un des rares témoins survivants de la communauté britannique du 19e siècle à Paris. Les deux églises anglaises, St. Michael's (jadis l'église officielle de l'ambassade britannique) et St. George's, que Lord Hertford et Richard Wallace connaissaient si bien, ont été démolies et des constructions nouvelles ont été édifiées à leur place. Pourtant, aujourd'hui, ces églises sont telles le phénix renaissant de ses cendres, accueillant de nombreuses assemblées et assurant la vie de leurs communautés.

L'histoire que l'on va lire est celle du fondateur de l'Hôpital, Richard Wallace, et de la famille Hertford, laquelle a bien souvent outrageusement dépassé les normes de la bienséance. Le mystère de la naissance de Wallace est scellé pour toujours dans le caveau familial du Père-Lachaise. Pourtant le souvenir de sa générosité envers Paris perdure avec cet Hôpital, sans oublier les belles fontaines qui portent son nom ni les jardins de Bagatelle.

C'est aussi l'histoire d'une colonie d'étrangers de confession anglicane, vivant dans un pays catholique et traversant une période mouvementée pour la France et l'Europe. C'est l'histoire des relations entre la France et l'Angleterre, avec toutes les implications que cela comporte sur la communauté britannique locale.

C'est l'histoire de l'évolution des soins médicaux en France au cours des 130 dernières années, avec leur incidence sur la

Introduction

A visitor to Levallois-Perret, a Paris suburb adjacent to Neuilly, while walking among the modern office complexes, often the result of the obliterating phases of modern development, might surprisingly come across a Victorian 'Château', in a style only half-affectionately known as 'disappointed Gothic'. For a recent traveller to India it would be reminiscent of the way the Raj has left its imprint on modern Bombay or Calcutta.

In fact, this building, The Hertford British Hospital, is one of the few examples that remain of the British Community in 19th Century Paris. The two English churches, St. Michael's (once the Embassy Church) and St. George's, that Lord Hertford and Richard Wallace knew so well, have been pulled down and the sites have been redeveloped. However these churches today are phoenixes that have risen from the flames, with their packed congregations and central community roles.

This is the history of the Hospital's founder, Richard Wallace, and the often outrageous Hertford family. The mystery of Wallace's birth will remain locked in the family mausoleum in Père-Lachaise. However this great benefactor to Paris can still be remembered through his Hospital, his beautiful fountains and his gardens at Bagatelle.

It is the history of a colony of Anglican foreigners living in an overwhelmingly Roman Catholic country, during a turbulent period in France and Europe. It is the history of the relations between France and England, with all its implications on the local British Community.

It is the history of the evolution of healthcare in France over the last 130 years, and the effect on the British community

communauté britannique vivant à Paris et autour de Paris. Les institutions charitables évoluent en fonction des nécessités, le Hertford British Hospital s'est adapté aux changements intervenus dans cette communauté et s'est ouvert aux patients de Levallois, de toutes nationalités.

C'est l'histoire d'un Hôpital qui a joué un rôle hors de proportion avec sa taille et qui a survécu en dépit d'une insécurité financière permanente. C'est l'histoire du patronage dont il a bénéficié de la part de la famille Royale de Grande-Bretagne, des ambassadeurs britanniques qui se sont succédé à Paris, et de beaucoup de généreux bienfaiteurs. Pour finir, c'est l'histoire des membres dévoués de la Fondation, des médecins français et anglais, des infirmières qui, formées dans la tradition de Florence Nightingale, ont préservé jusqu'à aujourd'hui son caractère unique.

Peter Howard
Paris
Avril 2009

living in the Paris area. Charities evolve in time according to their needs, and the Hertford British Hospital has adapted both to the changing pattern of this community and its service to the Levallois and surrounding area.

It is the history of a Hospital that has played a role out of proportion to its size and has survived despite almost continual financial insecurity. It is the history of the patronage of the British Royal family, the British Ambassadors in Paris and many generous benefactors. Finally, it is the history of its devoted Trustees, the French and English doctors and nurses, trained in the Florence Nightingale tradition, that have upheld its unique character to the present day.

Peter Howard
Paris
April 2009

Les Hertford et la famille Wallace -
The Hertford and Wallace Family

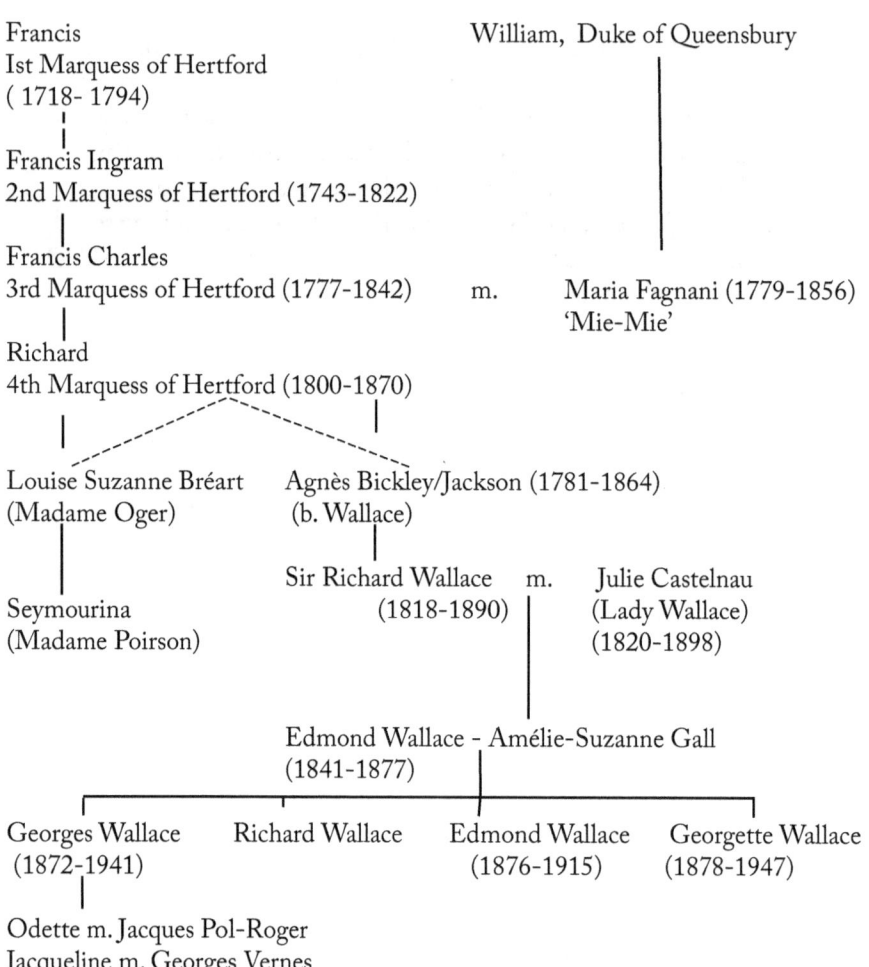

Francis
Ist Marquess of Hertford
(1718- 1794)

Francis Ingram
2nd Marquess of Hertford (1743-1822)

Francis Charles
3rd Marquess of Hertford (1777-1842)   m.   Maria Fagnani (1779-1856)
                                              'Mie-Mie'

William, Duke of Queensbury

Richard
4th Marquess of Hertford (1800-1870)

Louise Suzanne Bréart   Agnès Bickley/Jackson (1781-1864)
(Madame Oger)   (b. Wallace)

                    Sir Richard Wallace   m.   Julie Castelnau
Seymourina   (1818-1890)   (Lady Wallace)
(Madame Poirson)   (1820-1898)

            Edmond Wallace - Amélie-Suzanne Gall
                    (1841-1877)

Georges Wallace   Richard Wallace   Edmond Wallace   Georgette Wallace
(1872-1941)   (1876-1915)   (1878-1947)

Odette m. Jacques Pol-Roger
Jacqueline m. Georges Vernes
Nicole m. Guy Schyler

Note
Le fils aîné du marquis de Hertford porte le titre de « the Earl of Yarmouth »
Note
The eldest son of the Marquess of Hertford holds the title of the Earl of Yarmouth

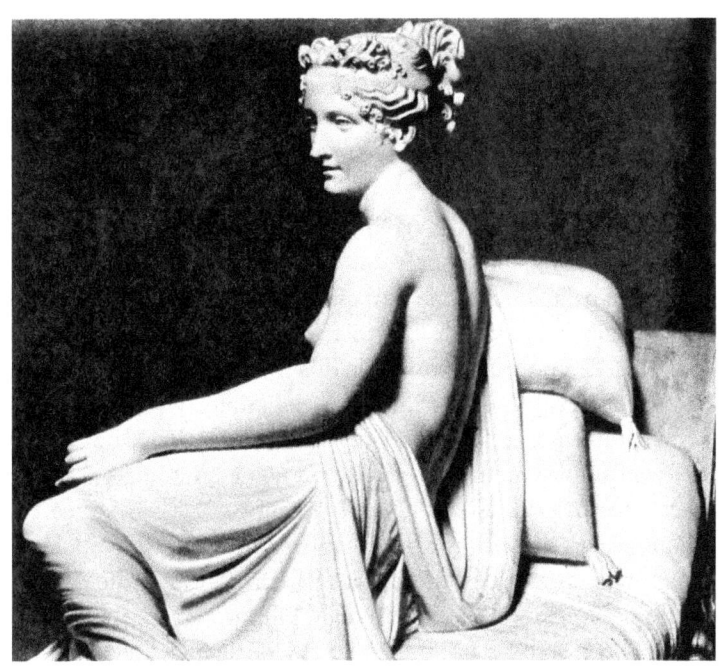

Pauline Bonaparte
(*photo Anderson*)

1. Les Britanniques à Paris au 19ᵉ siècle

Cette chronique débute avec la défaite de Napoléon, qui a mis un terme aux guerres révolutionnaires en Europe continentale. Le traité d'Amiens de 1802-1803 fournit aux Britanniques une brève possibilité de traverser la Manche et d'admirer les merveilles de Paris sous le Consulat. Ils y furent d'ailleurs encouragés par les émigrés, nombreux et impatients, qui avaient si souvent insufflé à leurs hôtes anglais le désir de connaître leur terre natale.

Pourtant, cet épisode fut éphémère et les Britanniques ne retournèrent à Paris qu'après la victoire de Waterloo. Avec la Restauration, le Duc de Wellington fut nommé ambassadeur de Grande-Bretagne auprès des Bourbons. Il s'installa dans le charmant palais de Pauline Bonaparte, Faubourg Saint-Honoré. Il s'agissait de l'Hôtel de Chârost, qui avait été construit entre 1722 et 1725 pour le second duc de Chârost, selon les plans de l'architecte Antoine Mézin, qui a également terminé l'Hôtel Matignon en 1725. L'Hôtel de Chârost fut loué, pour cinq mois, à l'ambassadeur de Grande-Bretagne en France, pendant la courte période de la Paix d'Amiens. En 1803, l'édifice fut acquis par Pauline Borghèse, la plus jeune sœur de Napoléon, qui se mit en tête de faire de sa résidence une vitrine de l'art de l'époque. En 1814, le Duc de Wellington, pour la somme de 80 000 F – soit 35 000 £ - racheta le bâtiment, avec tout ce qu'il contenait, pour le compte du gouvernement britannique. Il est resté jusqu'à ce jour la résidence de l'ambassadeur.

Le nouvel ambassadeur, Sir Charles Stuart, arriva dans la capitale française en même temps que Louis XVIII, en juillet 1815. Les Stuart devinrent immédiatement un couple à la mode dans le Paris de la Restauration, proches également de la nouvelle famille royale – et des hôtes renommés. L'essentiel de l'argenterie de l'ambassade britannique fut acquise au milieu des années 1820, elle y agrémente encore aujourd'hui les réceptions. Lord Granville fit des embellissements importants, en faisant décorer par Visconti une nouvelle salle à manger

1. The British in Paris in the 19th Century

Our chronicle starts with the defeat of Napoleon, bringing to a close revolutionary warfare in Continental Europe. The Treaty of Amiens in 1802-3 gave the British a short-lived opportunity to cross the channel and admire the wonders of Paris under the Consulate. They were particularly encouraged by the many restless émigrés who had so often inspired in their English hosts an interest in France, the land of their birth.

However, this was temporary and it was only after the final victory at Waterloo that the British returned to Paris. The Duke of Wellington was named Ambassador to the newly restored Bourbons and installed himself in Pauline Bonaparte's graceful mansion in the Faubourg St. Honoré. Her residence, the erstwhile Hôtel de Chârost, had been built in 1722 for the second duc de Chârost, to the design of Antoine Mézin, the architect who completed the Hôtel Matignon. For five months, the Hôtel de Chârost was leased to the British Ambassador to France during the short-lived Peace of Amiens. In 1803, the house was sold to Pauline Borghèse, the younger sister of Napoleon, who set about turning her residence into a showcase of contemporary design. In 1814, The Duke of Wellington purchased the building, including its contents, from Pauline on behalf of the British Government, for the sum of Fr 80,000, then £35,000, and it remains to this day the Residence of the British Ambassador.

The new Ambassador, Sir Charles Stuart, arrived in the capital with Louis XVIII in July 1815. The Stuarts were a popular couple in Restoration Paris, close to the French Royal Family, and renowned hosts. In the mid-1820s, the bulk of the fine British Embassy silver was acquired and still embellishes Embassy receptions today. Lord Granville made substantial changes by introducing the glazed galleries around the garden courtyard to link the state dining room and ballroom. Designed by Visconti, it was among the first in

d'apparat, la salle de bal et les galeries ornées de glaces qui entourent la « cour jardin », l'une des premières à Paris, et qui fit du rez-de-chaussée de la résidence ce que nous voyons aujourd'hui. Des modifications furent encore apportées au début des années 1840, à l'époque de Lord Cowley, frère du Duc de Wellington, quand le « Boudoir Rose » de Pauline Borghèse fut transformé en salle du Trône.

Le nombre des membres de la colonie britannique en France s'est accru rapidement et, dans les années 1820, 20 000 d'entre eux résidaient dans la seule ville de Paris. Par « colonie britannique », il faut entendre ici l'ensemble des personnes originaires de Grande-Bretagne qui conservaient leur culture et leurs traditions, et dont les enfants, fussent-ils nés en France, conservaient la nationalité de leurs parents. Cet afflux avait deux raisons principales : l'attrait d'une société moins structurée et de mœurs plus ouvertes - et le coût de la vie, bien moindre à Paris qu'à Londres. Ceci concernait particulièrement l'artisan en quête d'une vie matérielle plus facile, ou une famille bourgeoise dotée de qualifications professionnelles et souhaitant se faire un nom dans la bonne société. A Paris, s'établirent ainsi des Britanniques exerçant des professions comme bonnes d'enfants, infirmières, cochers, fabricants de fiacres, professeurs, libraires, médecins, pharmaciens, pâtissiers – leur nom apparaissait dans le *Galignani's Messenger*, journal de langue anglaise. Des écoles destinées à cette population se créèrent et la renaissance de l'anglophilie dans la bonne société parisienne fit fleurir les établissements anglais - café, magasins, épiceries, bibliothèques et pharmacies.

De façon assez surprenante, à la fin du siècle, il y avait assez de gourmets anglophiles pour que s'ouvrent des « tavernes anglaises » au Palais-Royal et à Saint Germain-des-Prés. Le restaurant Lucas Carton, à la Madeleine, fut ouvert par un Anglais du nom de Lucas, avec pour spécialité le roast-beef froid et le pudding du Yorkshire. Mais la gastronomie britannique n'était pas toujours bien comprise ! Dans son livre « Paris and the Parisian », Fanny Trollope, la mère de l'écrivain Anthony Trollope, décrit sa visite dans une « pâtisserie anglaise » de la

Paris, transforming the ground floor of the Residence as we see it today. These alterations were finally completed in the early 1840s under Lord Cowley, brother of the Duke of Wellington, when Pauline Borghèse's rose boudoir was converted into the Throne Room.

The size of the British Colony in France rapidly increased and by 1820 there were 20,000 residing in Paris alone. The term Colony applies here to a group of people from Britain who retained their culture and traditions, and whose children, although born in France, kept the nationality of their parents. There were two main reasons for this influx: firstly the attraction of a less-structured and more liberal society and, secondly, Paris was much cheaper than London. This was particularly the case for an artisan in pursuit of an easier means of earning a living, or a bourgeois family with professional qualifications seeking to make a name in society. In Paris, English nannies, nurses, grooms, coachbuilders, teachers, booksellers, doctors, chemists and pastry-cooks were established and many advertised in *Galignani's Messenger*, the English-language paper of the day. Schools for the English-speaking population were created, and with the revival of anglophilia among well-to-do Parisians, many cafés, shops, groceries, libraries and chemists were founded.

Rather surprisingly, by the end of the century, there were sufficient anglophile gourmands to open 'tavernes anglaises' in the Palais-Royal and St.Germain-des-Près. The restaurant, Lucas-Carton, in the Madeleine, was opened by the Englishman Lucas serving his speciality of cold roast beef and Yorkshire pudding. But British gastronomy was not always understood! Fanny Trollope, the mother of the author Anthony Trollope, writing in 'Paris and the Parisians', described the visit to an English pastry cook in Paris: one young Frenchman was trying

11

capitale française ; un jeune Français tentait d'avaler un muffin non toasté et manifestait « un sentiment de dégoût total ».

Comme dans les colonies britanniques du monde entier, les Anglais arrivèrent avec leurs religions et leurs églises : une église anglicane pour l'église officielle de l'ambassade, rue d'Aguesseau ; une chapelle anglaise, rue Royale ; une chapelle écossaise presbytérienne et deux églises méthodistes, rue Roquépine. Dans beaucoup d'hôtels fréquentés par les touristes et visiteurs britanniques, une bible éditée par la Bible Society était soigneusement placée dans chaque chambre.

Pendant les vingt-cinq ans qui s'écoulèrent entre la Révolution Française de 1789 et la Restauration de Louis XVIII, en 1814, l'aristocratie française fut accueillie dans les grands domaines d'Angleterre. Bien naturellement, en retour, l'aristocratie anglaise fut accueillie en France et y passait de longs mois, au point pour certains de devenir semi-résidents. Comme beaucoup d'aristocrates français avaient été ruinés par la Révolution, de grandes familles comme les Polignac, les Castries et les Flahaut durent, pour retrouver leur rang dans la société, faire des « mariages d'argent » au sein de familles anglaises, nobles ou non. On peut aussi citer le mariage d'Alfred de Vigny avec Miss Bunbury et celui d'Alphonse de Lamartine avec Miss Birch.

Pendant la Révolution de 1830, assez courte, les Britanniques s'enfuirent de la capitale, mais ils ne tardèrent pas à y revenir, sous la houlette bienveillante de Louis-Philippe. Ils ne pouvaient plus être jugés responsables du maintien au pouvoir par la force d'un régime impopulaire. Les Britanniques se dépensèrent sans compter dans les institutions charitables. Plusieurs institutions humanitaires sont nées de leur présence à Paris, et certaines existent encore aujourd'hui. Le British Charitable Fund, « venant en aide à l'extrême détresse existant au sein des classes inférieures des Anglais à Paris », fut fondé par un ambassadeur britannique, le vicomte Granville. En 1870, à l'époque même de la fondation du Hertford British Hospital, fut créé le Fresh Aid Fund. Cette organisation gérait des maisons de repos à Barbizon et à Meulan, servant aussi de

to eat a muffin untoasted and as a result was 'in a perfect state of agony.'

As elsewhere within the British global colonies, the English brought with them their religions and chapels. Examples include the Embassy Church in the rue d'Aguesseau for the established Anglican religion, an English chapel in the rue Royale, a Scottish Presbyterian chapel and two Methodist churches in the rue Roquépine. Many hotels popular with British tourists and visitors ensured a bible was placed in each room by the Bible Society.

There had been a twenty-five year period between the French Revolution in 1789 and the Restoration of Louis XVIII in 1814, when most of the old French aristocracy had been welcomed by the landed families in England. Now the English aristocracy were favoured guests in France and spent many months there, becoming semi-residents. As many members of the French aristocracy had been ruined by the Revolution, families such as the Polignac, Castries and Flahaut had, in order to retain their station in society, to marry rich but not necessarily noble British families. Other examples were the marriage of the poets Alfred de Vigny with a Miss Bunbury and Alphonse de Lamartine with a Miss Birch.

During the short revolution of 1830 most British fled the capital, but they soon returned, having found favour with the monarch King Louis-Philippe, and the reproach could no longer be made that they were responsible for maintaining an unpopular régime by force. The British were tirelessly dedicated to works of charity. It was owing to their presence in Paris during this period that several humanitarian organisations were established and some exist to this day. The British Charitable Fund, 'in consequence of the extreme distress which prevails among the lower classes of the English in Paris', was founded by the Ambassador, Viscount Granville. In 1870, at a similar time to the founding of the Hertford British Hospital, the Paris Fresh Aid Fund was created. This organisation managed rest homes in Barbizon and Meulan, acting as convalescent

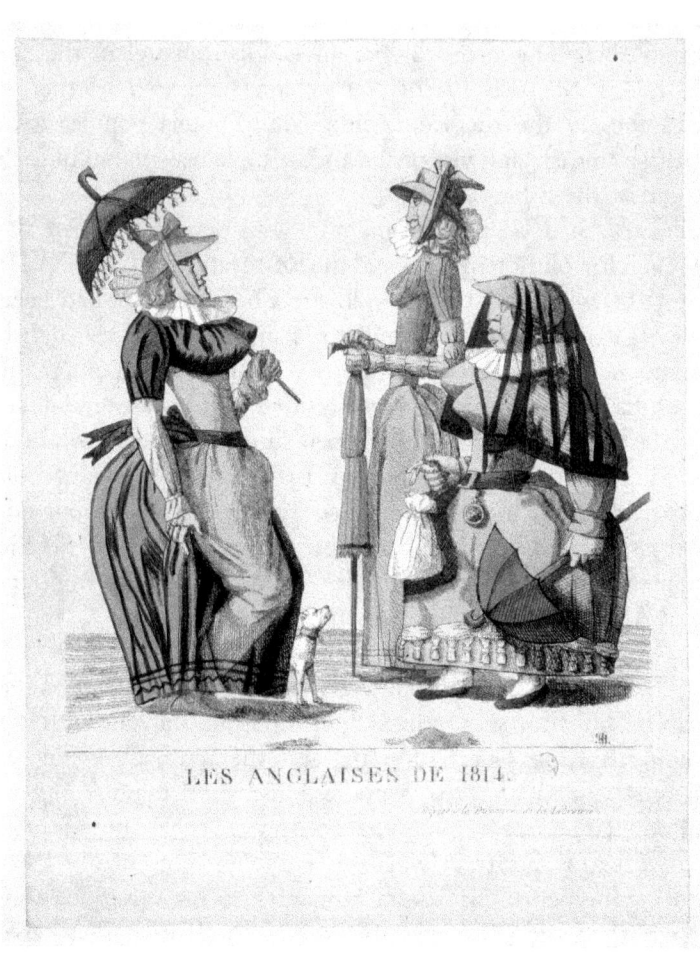

English Ladies in 1814
Les Anglaises en 1814
(*Musée Carnavalet*)

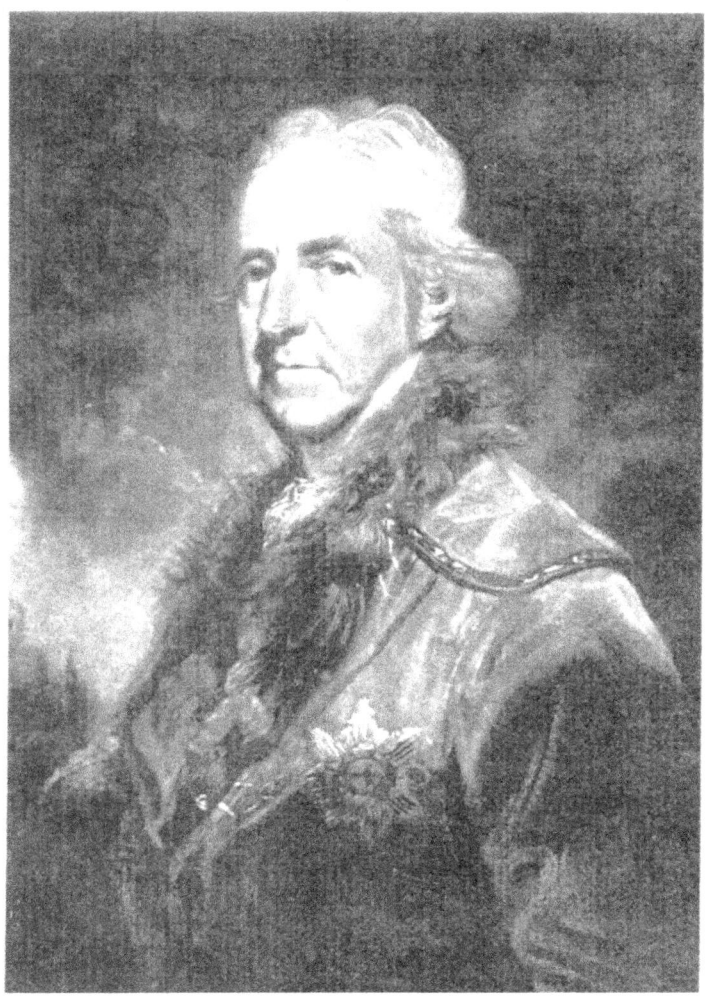

1st Marquess of Hertford
1er marquis de Hertford
((by kind permission of the Trustees of the Wallace Collection, London))

maisons de convalescence pour les patients du British Hospital. Il y eut encore les Ada Leigh Homes and Hostels, avenue de Wagram. L'établissement du boulevard Bineau comprenait une agence de placement pour les femmes, un orphelinat et une maison de retraite. En 1881, une des institutions charitables les plus connues en France, l'Armée du Salut, fut créée par Catherine Booth, la fille du fondateur en Grande-Bretagne.

Des clubs pour hommes, recrutés par cooptation, furent créés sur le modèle londonien. On y trouvait des chambres confortables, une nourriture excellente et les quotidiens internationaux. Ces établissements furent surtout utilisés par les diplomates. En 1824, fut fondé le « Cercle Français », portant les armes de France et d'Angleterre, dont les membres provenaient à égalité de chacun des deux pays. Il fut fréquenté par Lord Palmerston. En 1834, l'oncle de Richard Wallace, Lord Seymour, devint le premier président du célèbre «Jockey Club», voué à la promotion des courses de chevaux et installé rue Helder.

Paris a toujours attiré les artistes et les écrivains, et beaucoup vinrent de Grande-Bretagne pour faire des études ou y séjourner. En 1824, le tableau de Constable intitulé «The Hay Wain» (la charrette de foin), qui traduisait l'esprit novateur de l'Ecole Anglaise de paysages, provoqua l'installation à Paris d'un groupe d'aquarellistes anglais, le plus célèbre étant Richard Parkes Bonington. Le Prince de Joinville et de Nemours était un collectionneur passionné et Louis-Philippe, qui avait fréquenté le milieu artistique de la peinture pendant son exil anglais, demanda à William Callow de donner des leçons de dessin à ses enfants.

William Makepeace Thackeray, auteur de *Vanity Fair* et de *Barry Lyndon*, vécut assez peu de temps à Paris, mais il raconta cette expérience, au même titre que Mrs Trollope et Walter Scott. Charles Dickens donna des conférences à Paris et Robert Louis Stevenson séjourna souvent dans la capitale française, avant son célèbre voyage avec un âne dans les Cévennes.

Le rapprochement de la France et de l'Angleterre était primordial aux yeux de Napoléon III. C'était même une "idée fixe", prenant le pas sur d'autres objectifs. Il savait que le

homes for British Hospital patients. There were the Ada Leigh Homes and Hostels in avenue Wagram. The complex on boulevard Bineau included a women's employment agency, a hostel for children and a retirement home. In 1881, one of the best known charities in France, the Salvation Army, was created by Catherine Booth, the daughter of the British founder in Britain.

Clubs, established for sponsored male members only, were based on the London model, providing comfortable rooms, appetizing food and international daily papers. Such establishments were used mainly by diplomats. In 1824, 'le Cercle Français' was founded, bearing the arms of France and England, with an equal number of members from each country and was frequented by Lord Palmerston. In 1834, Richard Wallace's uncle, Lord Henry Seymour was the first President of the famous 'Jockey Club', established in the rue Helder for the promotion of horse racing.

Paris has always attracted artists and writers and many came from Britain, either to study or to stay. In 1824, Constable's 'The Hay Wain', illustrating the innovative character of the English art school in landscapes, led to the flowering of anglo-parisian watercolourists of whom the best-known was Richard Parkes Bonington. The Prince de Joinville et de Nemours was an ardent collector and Louis-Philippe, who had frequented artist circles during his exile in England, asked William Callow to give drawing lessons to his sons.

William Makepeace Thackeray, author of Vanity Fair and Barry Lyndon, lived in Paris for a short time writing his experiences, as did Mrs Trollope and Walter Scott. Charles Dickens gave public readings in Paris and Robert Louis Stevenson was often in the French capital, before his renowned travels through the Cévennes on his donkey.

The 'rapprochement' between England and France was of prime importance to Napoleon III. It was for him an 'idée fixe', taking precedence over all other objectives. He knew that the

conflit franco-anglais avait joué une part déterminante dans la défaite de la France sous Napoléon. Ayant apprécié ses nombreuses années passées en Angleterre, sincèrement attaché au pays, il repose dans la crypte impériale de l'Abbaye St. Michael, à Farnborough. Il admirait les institutions anglaises, la structure sociale du pays, son style de vie et la cohésion de ses citoyens autour du trône. En 1853, Napoléon III écrivit à son ami Lord Malmesbury qu'il comptait bien maintenir avec l'Angleterre « la relation amicale et intime qu'il avait tant appréciée ». Il aimait bien dire : « Les autres pays sont mes maîtresses mais l'Angleterre est ma femme ! ».

L'Empereur n'abandonna sa charmante maîtresse anglaise, Miss Harriet Howard, qu'à la veille de son mariage, mais il lui concéda le titre de comtesse de Beauregard. Le 4e marquis de Hertford était un ami intime de Louis Napoléon. Le Prince Impérial montait régulièrement à cheval dans le domaine de Bagatelle que Hertford avait acheté en 1835, dans le bois de Boulogne. Ses premières leçons d'équitation eurent lieu dans le paddock situé à l'emplacement actuel de la roseraie. On peut encore voir, sur la colline, la tonnelle où l'Impératrice venait s'asseoir pour observer ce fils au triste destin. Alors que la famille impériale était en exil en Angleterre, Napoléon Eugène, le Prince Impérial fut tué en 1879, combattant dans les rangs anglais, contre les Zoulous, en Afrique du Sud. Parmi les amis anglais de l'Empereur, souvent invités à Compiègne, figurait le duc de Hamilton, qui avait épousé la nièce de Napoléon. La très belle et élégante Impératrice Eugénie avait choisi le Britannique Charles Frederick Worth comme couturier de la cour. Worth fut l'homme qui transforma une activité artisanale en une industrie de luxe et il contribua à revivifier l'industrie lyonnaise de la soie.

Comme c'est encore le cas aujourd'hui, Paris avait un attrait majeur pour les touristes britanniques, spécialement pendant les expositions universelles de 1855 et 1867 : Thomas Cook faisait traverser la Manche en deux heures et demie. Les cours de la Reine Victoria et de Napoléon III entretinrent des liens étroits donnant lieu à des visites officielles réciproques qui attirèrent les foules.

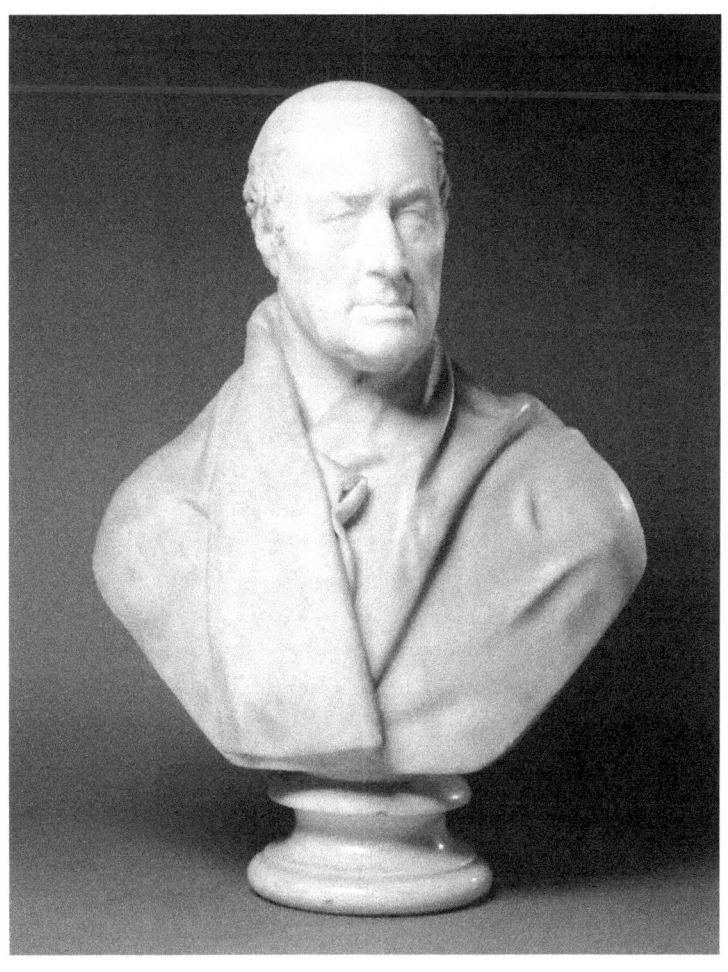

2ⁿᵈ Marquess of Hertford
2ᵉ marquis de Hertford
(*by kind permission of the Trustees of the Wallace Collection, London*)

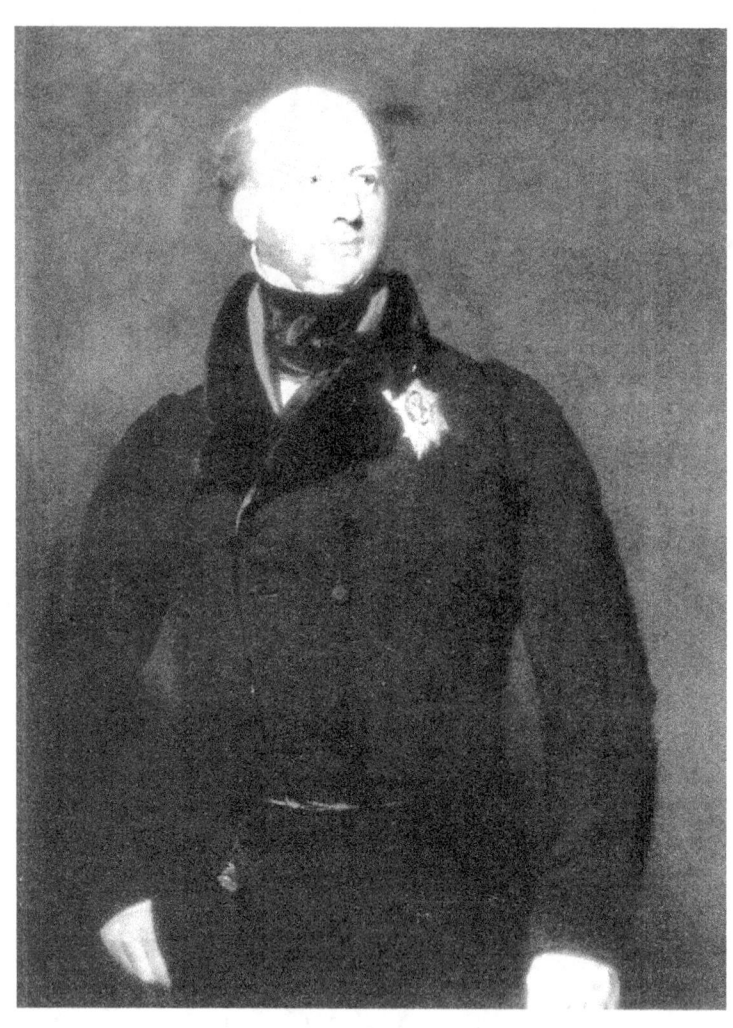

3rd Marquess of Hertford
3e Marquis de Hertford
(*by kind permission of the Trustees of the Wallace Collection, London*)

Anglo-French conflict was the determining factor in the defeat of the First Empire, and that a repetition would be fatal for the Second. Having enjoyed many years in England, and with a sincere appreciation of the country, his final resting place is in the Imperial crypt at St. Michael's Abbey, Farnborough. He admired England's institutions, its social structure, its way of life and the cohesion of its citizens around the throne. In 1853, Napoleon III wrote to his friend Lord Malmesbury that he had every intention to maintain with England, 'The friendly and intimate relationship that he has so appreciated.' He liked to say, 'The other countries are my mistresses, but England is my wife'.

The Emperor only abandoned his charming English mistress, Miss Harriet Howard, at the time of his marriage but granted her the title of comtesse de Beauregard. Another intimate friend of Louis Napoleon was the 4th Marquess of Hertford. The Prince Imperial rode regularly at Bagatelle in the Bois de Boulogne, which Hertford had purchased in 1835. He had his first riding lesson in the paddock which is now the rose garden. One can still see the bower where the Empress used to sit on the slope watching her ill-fated son. Whilst the Imperial family was in exile in England, Napoleon Eugène, the Prince Imperial was killed in 1879 fighting under the British flag against the Zulus in South Africa. Also among the Emperor's English friends, who were often invited to Compiègne, was the Duke of Hamilton who had married Napoleon's niece. The beautiful and elegant Empress Eugénie had chosen the British fashion designer Charles Frederick Worth as the court couturier. Worth was the first to transform an artisanal activity into an industry of luxury and helped to revive the Lyons silk manufacturers.

Not unlike today, Paris was a major tourist attraction for British travellers, particularly during the Universal Exhibitions of 1855 and 1867, as it only took two and a half hours to cross the Channel travelling with Thomas Cook. The courts of Queen Victoria and Napoleon III developed strong ties, with popular State visits to each country.

Alors survint l'année fatale de 1870, qui allait marquer la défaite de la France sur les champs de bataille et conduire à l'effondrement du Second Empire. Bismarck avait trompé Napoléon III avec la fameuse dépêche d'Ems, qui servit de prétexte au déclenchement de la guerre franco-prussienne. Quand l'Empereur arriva à Metz, il n'y trouva que confusion et chaos, défaut d'approvisionnement et désordre total. Cet empire, si amoureux du luxe, était condamné. En une semaine, l'armée française fut battue à Sedan, Napoléon III fut fait prisonnier et les Prussiens engagèrent leur marche sur Paris. Quand la nouvelle fut connue dans la capitale, des troubles éclatèrent dans les rues et une foule déchaînée fit irruption dans le Palais des Tuileries, qui fut détruit. L'Empire n'allait pas survivre. La nouvelle République fut déclarée.

Lord Hertford était mort dans sa maison de campagne de Bagatelle. Richard Wallace allait jouer, comme on le verra plus tard, un rôle de premier plan pour alléger les souffrances et venir en aide aux pauvres durant le Siège de Paris. Wallace fit don de deux ambulances, lesquelles constituent en quelque sorte l'avant-garde du Hertford British Hospital.

Then came the fateful year of 1870, that was to spell the defeat of France on the battlefield and resulted in the collapse of the Second Empire. Bismarck had outmanoeuvred Napoleon III with the famous manipulated Ems telegram that was used as a pretext to start the Franco-Prussian War. When the Emperor arrived in Metz he found confusion and chaos, lack of supplies and total disorder. The luxury-loving Empire was doomed and disintegrated around him. In a single week the French army was defeated at Sedan, Napoleon III was taken prisoner and the Prussians were advancing on Paris. When the news reached the capital, rioting started in the streets of Paris and the mob in all its ferocity forced its way into the Tuileries - this time it was not to survive – and the new Republic was declared.

Lord Hertford had died at his country retreat at Bagatelle. Richard Wallace, who we shall discover later, was to play an outstanding role in alleviating suffering and poverty during the siege of Paris, remained in the city and funded two ambulances which were the forerunners of the Hertford British Hospital.

2. Les Premiers Hertford

Le Hertford British Hospital fut appelé ainsi par Richard Wallace, en mémoire de son père, le 4e marquis de Hertford. Il est intéressant de remonter dans l'histoire de cette famille exceptionnelle, dont les comportements, choquants pour l'époque, ont suscité tant de critiques durant de nombreuses années. Beaucoup de contemporains des Hertford avaient la même assise sociale, mais peu étaient aussi riches et aussi en vue. Nous vivions alors les derniers moments de la société géorgienne : les personnes riches ou titrées ne prétendaient pas se poser en exemple pour l'ensemble de la population, certaines menant même des vies particulièrement dissipées et scandaleuses.

Les Hertford descendaient d'Edward Seymour, duc de Somerset et du Comté du Hertford, qui était le frère de Lady Jane Seymour, la troisième femme d'Henri VIII. Il avait été Lord Protector d'Angleterre, pendant le règne d'Edouard VI, ses titres et ses terres ayant été attachés au titre nobiliaire par un acte du Parlement en 1540. Il fut condamné pour crime de trahison et mourut sur l'échafaud, bien que l'accusation n' eût jamais été prouvée.

Deux cents ans plus tard, Francis Seymour Conway reçut le titre de 1er marquis de Hertford ; il portait également les titres du Comte de Yarmouth et de Lord Conway. Il occupa des positions importantes en Grande-Bretagne et à l'étranger, dont celle d'ambassadeur en France, faisant ainsi la connaissance de Louis XV et de Madame de Pompadour. Il fut aussi Lord Lieutenant en Irlande, et Lord Chamberlain en Angleterre. Il amorça ce qui allait devenir l'extraordinaire « Wallace Collection », que l'on peut voir maintenant à Manchester Square à Londres, effectuant ses acquisitions petit à petit, quelques Canaletto et des porcelaines de Sèvres…

Le second marquis fut aussi un homme d'état éminent, notamment comme Ambassadeur à Berlin et à Vienne, Master of the Horse et Lord Chamberlain en 1812. Le Prince Régent s'enticha de sa seconde femme, Isabella, lui rendant visite

2. The Early Hertfords

The Hertford British Hospital was named by Richard Wallace in memory of his father the 4th Marquess of Hertford. It is of interest to trace the history of this exceptional family, which for many years caused so much outrage and criticism. Other aristocrats had a similar background, yet few were as wealthy or had such a high profile. These were the degenerate days of Georgian society, when the rich and titled were in no way examples to the rest of the population, many leading particularly dissipated and scandalous lives.

The Hertfords are descended from Edward Seymour, Duke of Somerset and the Earl of Hertford, the brother of Lady Jane Seymour, who was the third wife of Henry VIII. He had been Lord Protector of England during the reign of Edward VI, his titles and his estate being entailed by an Act of Parliament in 1540, but he was condemned for felony and died on the scaffold.

Two hundred years later, Francis Seymour Conway was made the 1st Marquess of Hertford and he also held the titles of Earl of Yarmouth and Lord Conway. He held high positions at home and abroad, being Ambassador to France, knowing Louis XV and Mme de Pompadour. He was also Lord Lieutenant in Ireland and Lord Chamberlain of England. He started the renowned 'Wallace Collection' that is now housed at Manchester Square in London.

The 2nd Marquess was also a great statesman, having been Ambassador in Berlin and Vienna, Master of the Horse and Lord Chamberlain in 1812. The Prince Regent became infatuated with his second wife, Isabella, visiting her virtually

et restant dîner pour ainsi dire tous les jours à Manchester House, la résidence londonienne des Hertford- ceci pendant quatorze ans. Sans doute n'y eut-il là guère plus qu'une affection platonique et le reflet d'une dévotion sans faille, mais les caricaturistes le virent d'un autre œil. Les Hertford furent cloués au pilori par les journaux humoristiques – très influents à l'époque. L'un d'entre eux représente la marquise comme une Dalila lascive, coupant des mèches au Prince Régent.

Ce fut le 3e marquis qui amorça le lien durable de la famille avec la France. A vingt-deux ans, le comte de Yarmouth (titre porté par le fils aîné dans la famille Hertford) était un bon à rien, fort dissipé, qui s'adonnait aux jeux et endetté de surcroît. Tandis que son père était encore en Irlande, retenu par les troubles locaux suscités par la propagande révolutionnaire venue de France, il partit à la sauvette pour Southampton, afin d'épouser une certaine Maria Fagnani. Ce départ précipité scandalisa la famille de Lord Yarmouth, car les Seymour étaient censés épouser des femmes de leur monde et dotées d'une fortune suffisante.

Marie Fagnani avait six ans de plus que Yarmouth, était sans beauté particulière et d'origine incertaine. Sa mère, la Marchesa Fagnani, était une danseuse italienne. Quant à son père, il y avait deux « prétendants » : c'était soit George Selwyn, soit Lord March, le futur Duc de Queensbury, connu plus tard sous le sobriquet de « Old Q ». Maria avait été élevée par l'un et par l'autre. Sa mère, qui la considérait comme une gêne, ne s'en était guère occupée et elle ne s'insurgea en rien quand Lord March suggéra que Selwyn, alors célibataire, prenne en main son éducation. Selwyn, connu pour son esprit brillant, étonna tout le monde par son dévouement envers la petite fille, lui attribuant le sobriquet de « Mie-Mie », nom qu'elle conserva toute sa vie. Lord March était le père naturel et en dépit de l'insistance passionnée de Selwyn pour l'élever lui-même, sa mère exigea finalement qu'elle regagne le domicile maternel. Selwyn mourut quand Mie-Mie avait vingt ans, lui laissant une fortune coquette, avec notamment un collier de diamants qui avait appartenu à Catherine Parr, la sixième femme d'Henry VIII.

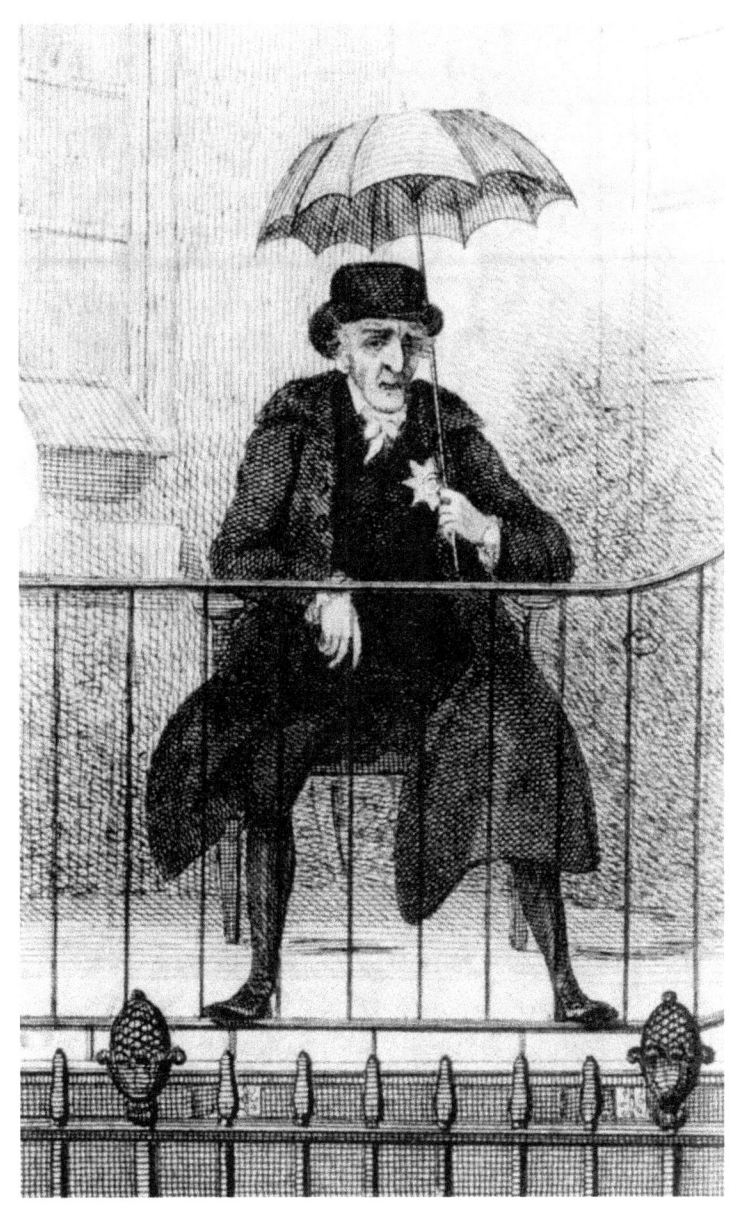

William 4th Duke of Queensbury
William 4e duc de Queensbury
(Hertford British Hospital)

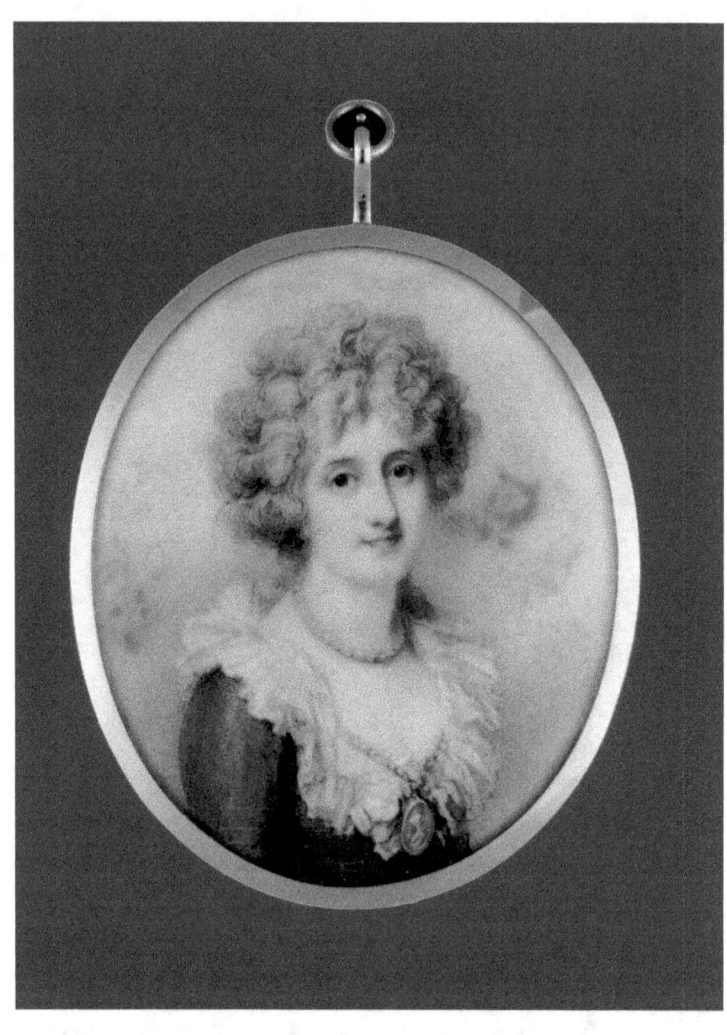

Maria Fagnani – Mie-Mie
(*by kind permission of the Trustees of the Wallace Collection, London*)

every day at Manchester House, the Hertford London home, for fourteen years, and often staying to dinner with her husband. There was probably never anything more than hand-holding and a great deal of expression of undying devotion, but the caricaturists didn't see it as such. The Hertfords were pilloried in the influential cartoons of the day. The Marchioness is pictured in one as a lascivious Delilah chopping off the Prince Regent's locks.

It was the 3rd Marquess who started the family's long association with France. At twenty-two, the Earl of Yarmouth (the family title of the Hertford eldest son) was a dissipated wastrel, already in debt through gambling. While his father was away in Ireland, absorbed by the unrest on his Irish estates, which had been inflamed by French revolutionary propaganda, he eloped to Southampton to marry one Maria Fagnani. The elopement shocked Lord Yarmouth's family, as the Seymours were expected to marry only women of their own background who possessed significant wealth.

Maria Fagnani was six years older than Yarmouth, no great beauty and of uncertain origin. Her Italian mother, the Marchesa Fagnani, was a dancer. As to her father, there were two claimants, George Selwyn and the libidinous Lord March, the future Duke of Queensbury, better known as 'Old Q'. Maria was brought up by both, as her carefree mother finding the child an embarrassment, showed no disapproval when Lord March suggested that the bachelor Selwyn should bring her up. Selwyn, the celebrated wit, astonished all by his devotion to the little girl, giving her the sobriquet 'Mie-Mie', a name she was to retain for the rest of her life. But Lord March was the natural father, and despite Selwyn's passionate requests to bring up the child himself, her mother made enormous efforts to get her back. Selwyn died when Mie-Mie was twenty, leaving her a handsome fortune including a necklace of diamonds once owned by Katherine Parr, the sixth wife of Henry VIII.

Ce fut un mariage de convenance. Le duc de Queensbury assurait avantageusement le mariage de Mie-Mie au sein de la famille Hertford, l'une des plus nobles du pays, et il faisait en sorte que Yarmouth puisse bénéficier d'une grande partie de sa fortune quand il disparaîtrait. Mais la famille Hertford ne l'entendit pas de cette oreille et refusa d'accepter Mie-Mie. Son époux ne pardonna jamais cet affront, pas plus que son fils, le 4e marquis. Comme nous le verrons plus tard, cet affront fut pris en compte dans un testament qui allait stupéfier et scandaliser la famille Hertford.

Mie-Mie et son mari vécurent dans une résidence appartenant à Queensbury, à Piccadilly, et ils eurent deux enfants. En 1810, le Duc de Queensbury mourut, toujours célibataire, et Mie-Mie reçut par testament un legs de £ 150 000, la résidence de Piccadilly et la villa de Richmond, avec leur riche contenu. Lord Yarmouth devint légataire universel du duc de Queensbury et, après un procès qui traîna en longueur, il se trouva à la tête d'environ un million de livres sterling. Cet héritage lui permit – à lui et à son fils après lui – de créer une superbe collection qui fut connue plus tard sous le nom de la Wallace Collection.

Lord Yarmouth était un joueur impénitent, jeux de cartes et autres, il passait même pour l'un des joueurs les plus audacieux et chanceux de Londres. Il avait ainsi obtenu l'indépendance financière vis-à-vis d'un père très parcimonieux, avec des coups réussis à la Bourse. Il prit son siège au Parlement. Mais Mie-Mie se sentit négligée par les Seymour et elle se mit en tête de démarrer une nouvelle vie à Paris. L'occasion se présenta avec le Traité d'Amiens et elle réussit à convaincre son mari de traverser la Manche. Mie-Mie ne devait jamais rentrer en Angleterre. Ce beau couple se fit une place dans la société parisienne, ayant été introduit par l'ambassadeur, Lord Whitworth, auprès de diverses personnalités du consulat. Ils rendirent visite à Cambacérès, le second consul, et bien qu'ils n'aient jamais été présentés à Napoléon, ils rencontrèrent Joséphine. A Paris, la vie parut merveilleuse à Mie-Mie, qui ne subissait plus la moindre raillerie et était entourée d'admirateurs. Lord Yarmouth, par

The marriage was one of convenience. Queensbury could marry Mie-Mie into the Hertford family, one of the noblest in the land, and Yarmouth would benefit from a large part of Queensbury's fortune on his death. But the Hertford family would never accept Mie-Mie and snubbed her, refusing to accept her as one of the family. This insult was never forgiven by her husband, or their son, the 4th Marquess. As we shall find later, the affront was confirmed in the will that was to astound and outrage the Hertford family

Mie-Mie and her husband lived in a Queensbury property in Piccadilly and two children were born. In 1810, the Duke of Queensbury had died unmarried and by his will Mie-Mie received a legacy of £150,000, his residence in Piccadilly and his villa at Richmond with all their valuable contents. Lord Yarmouth was the Duke of Queensbury's residuary legatee and after a protracted law suit benefited to the extent of around a million pounds. That was the fortune which enabled him and his son after him to create the Wallace Collection.

Lord Yarmouth was unconstrained in his gambling and card-playing, with a reputation of being one of the most audacious and lucky players in London. He had obtained financial independence from his parsimonious father through his success on the stock exchange, and took his seat in Parliament. But Mie-Mie felt neglected and spurned by the Seymours generally and craved to start a new life in Paris. The opportunity came in 1802, with the Treaty of Amiens, when she convinced her husband to cross the channel. Mie-Mie was never to return. The handsome couple became part of Paris society, having been introduced by the Ambassador, Lord Whitworth, to the personalities of the consulate. They called on Cambacérès, the Second Consul, and although never presented to Napoleon, they did meet Josephine. In Paris, life was exciting for Mie-Mie as society there did not deride her and admirers flirted with her. Lord Yarmouth, however, was

contre, s'ennuya bien vite et retourna à Londres pour retrouver ses amis et reprendre son siège à la Chambre des Communes.

Dès avril 1803, il s'avéra que le Traité d'Amiens était précaire, mais Mie-Mie repoussa les prières de son mari qui voulait la faire revenir en Angleterre. Furieux, il traversa la Manche pour l'y ramener avec les enfants, mais son départ tardif lui fut fatal. Bonaparte avait décrété que les citoyens britanniques devaient être emprisonnés à Verdun. Toutefois, Mie-Mie, toujours volage, reçut l'aide de son amant, le Général Junot, gouverneur de Paris, et put rester dans la capitale avec ses enfants. Lord Yarmouth passa plus de trois ans à Verdun. Il fut relâché durant une courte période quand sa femme tomba à nouveau enceinte, des œuvres, cette fois, du comte Casimir de Montrond. Cette libération opportune fut organisée par Mie-Mie, aidée de Talleyrand et de Fouquet, pour permettre à Hertford d'être considéré comme le père du bébé, né le 18 janvier 1805, le futur Lord Henry Seymour. Avec la mort de William Pitt et l'arrivée de Charles James Fox au Foreign Office, Lord Yarmouth fut libéré en 1806 et devint, sans succès, un émissaire de la paix pour le compte du gouvernement britannique. Il retourna à Londres sans Mie-Mie et ses trois enfants.

Lord Yarmouth rentra en Angleterre au moment même où le Prince de Galles s'entichait de sa mère, la marquise de Hertford. Le Prince, qui était un bon vivant, devint rapidement Prince Régent. Le goût des œuvres d'art le rapprocha de Yarmouth. L'un et l'autre avaient un jugement sûr et pénétrant et ils amassèrent des collections de tableaux, de mobilier et de porcelaine qu'ils laissèrent à leurs héritiers. Lord Yarmouth devint Vice Chamberlain, son père étant Chamberlain, et il fut plus tard Chevalier de l'Ordre de la Jarretière. Il fut aussi décoré de l'Ordre de Sainte Anne par le Tsar Nicholas Ier. La séparation entre Yarmouth et Mie-Mie était pratiquement totale, en dépit des ses tentatives pour obtenir son retour et celui des enfants à Londres.

Le second marquis étant mort en 1822, Yarmouth hérita du titre. Toutefois, devenant le 3e marquis, il refusa de consacrer le

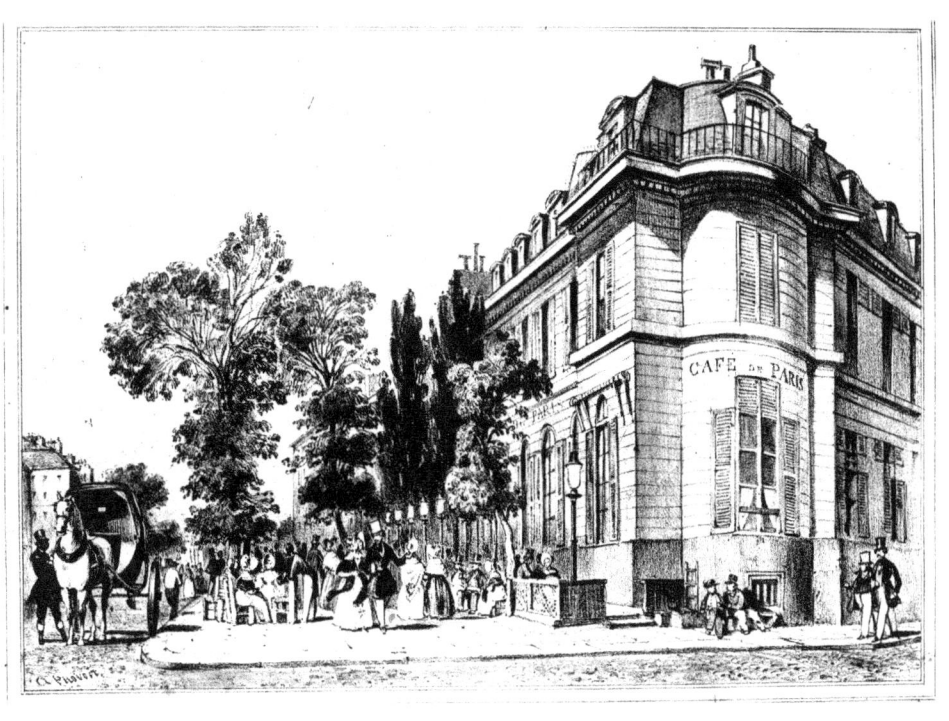

The Café de Paris, corner of boulevard des Italiens and rue Taitbout, Residence of Mie-Mie, Henry Seymour and Richard Wallace
Le café de Paris, à l'angle du boulevard des Italiens et de la rue Taitbout, Résidence de Mie-Mie, Henry Seymour et Richard Wallace.
(Musée Carnavalet)

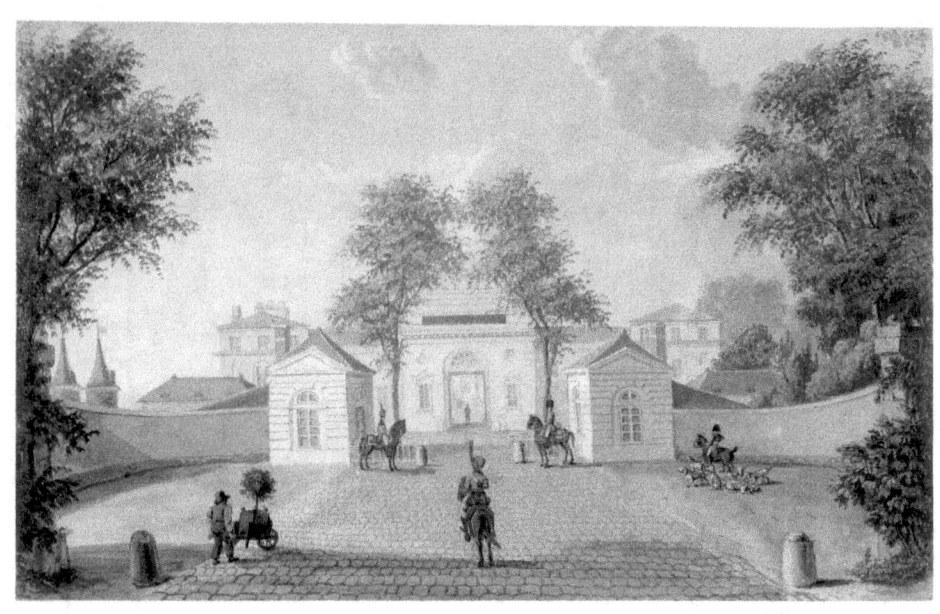

Entrance to Bagatelle in early 19th Century
Entrée du château de Bagatelle, début du 19ᵉ siècle
(Musée Carnavalet)

soon bored, and returned to London to join his friends and take up his seat in the House of Commons.

By April 1803, the precarious Treaty of Amiens was foundering and Mie-Mie refused her husband's entreaties to return to England. Infuriated, he crossed the Channel to bring her back with the children, but his tardy departure was fateful. Bonaparte had instructed that all English nationals should be imprisoned at Verdun. However the wily Mie-Mie, thanks to the help of her lover, General Junot, the Governor of Paris, managed to remain in the capital with her children. Lord Yarmouth spent more than three years at Verdun. He was released for a short period when his wife was pregnant again, this time by count Casimir de Montrond. The timely release was organised by Mie-Mie through Talleyrand and Fouquet, so that her husband would be recognised as the father of the baby born on the 18th January 1805, to be known as Lord Henry Seymour. With the death of William Pitt and the succession of Charles James Fox at the Foreign Office, Lord Yarmouth was released in 1806 and became an unsuccessful emissary of peace for the British Government. He returned to London without Mie-Mie and their three children.

Lord Yarmouth's arrival in England was concurrent with the Prince of Wales's infatuation with his mother the Marchioness of Hertford. The sybaritic Prince, soon to become Prince Regent, was linked to Yarmouth by a shared taste for works of art. They both had discerning judgement and amassed collections of pictures, furniture and china which they were to leave to their heirs. He to a great extent bought and sold pictures as speculations, as well as collecting them in their own right. Lord Yarmouth became Vice-Chamberlain, his father being Chamberlain, and was made a Knight of the Garter. He also received the Order of St Anne from Tsar Nicholas I. The separation between Yarmouth and Mie-Mie was virtually complete, despite requests for her to return with their children to London.

The 2nd Marquess having died in 1822, Yarmouth inherited the title. However on becoming the 3rd Marquess he

restant de sa vie à la politique ou aux affaires publiques et il ne visita même pas les propriétés irlandaises dont il tirait pourtant une large part de sa fortune. Séparé de sa femme pendant quarante ans, ses indubitables talents se dissipèrent en une vie de plaisirs que permettait sa fortune. Il fut qualifié de « Calife de Regent's Park », du nom de l'immense demeure qu'il y avait construite. C'était un débauché notoire, immortalisé en 1848 dans le "Vanity Fair" de Thackeray, sous le nom de l'exécrable Lord Steyne. Il voyagea à l'étranger, surtout en Italie, où il pouvait s'adonner à ses tendances épicuriennes et à ses habitudes licencieuses. Le chroniqueur Charles Greville a écrit : « Autant que je sache, il n'est pas d'exemple de débauche qui s'exhibe à la face du monde comme celle de Hertford ». Il mourut en 1842 et son héritage de deux millions de livres bénéficia plus à ses maîtresses, à ses domestiques dévoués et aux pique-assiettes qu'à son propre fils.

decided not to spend the rest of his life in politics or devotion to public service and he never visited his Irish estates from which he drew a large part of his fortune. Separated from his wife for forty years, his undoubted talents were dissipated on the pleasures that his vast fortune licensed. He was named 'the Caliph of Regent's Park' after the enormous villa he had built there. He was a notorious rake, immortalised in Thackeray's 'Vanity Fair' of 1848 as the villainous Lord Steyne. He travelled abroad, mainly in Italy, where he could find an epicurean ideal of existence and indulge in his licentious habits. The diarist Charles Greville wrote; 'There has been as far as I know no example of undisguised debauchery exhibited to the world like that of Lord Hertford'. He died in 1842 and his will of two million pounds benefited more his mistresses, favoured servants and hangers-on than his own son.

3. Le 4ᵉ marquis de Hertford

Le 4ᵉ marquis, auquel le Hertford British Hospital doit son nom, naquit en 1800. Il avait passé ses premières années à Paris avec sa sœur et son demi-frère, élevés par sa mère, Mie-Mie, autant dire sans contact avec son père. Pourtant ce dernier prit assez d'intérêt à son éducation pour l'envoyer à Eton, en dépit de Mie-Mie qui avait tenté d'y faire obstacle, en invoquant des raisons de santé. Ainsi, il fut souvent en Angleterre à compter de l'âge de 14 ans, et il fit un bref passage à Exeter College, à Oxford, en 1818. Il devint officier au 10ᵉ régiment de Hussards. Après avoir repris le titre de Lord Yarmouth, il entra au 22ᵉ Régiment des Dragons Légers et passa quatre années sous les drapeaux, malgré sa frêle santé. Il fut un temps membre du Parlement pour la circonscription d'Antrim et attaché à l'ambassade britannique de Constantinople. Mais Lord Yarmouth faisait des séjours fréquents à Paris pour voir sa mère, à laquelle il avait confié l'éducation de son fils présumé, Richard Jackson, qui, plus tard, prit le nom de Richard Wallace. En 1828, Yarmouth s'installa pour de bon dans la capitale française, faisant l'acquisition d'un appartement au 2, rue Laffitte. Il cherchait aussi une maison de campagne et apprit que Bagatelle, au bois de Boulogne, était à vendre.

Bagatelle et ses jardins, qu'aiment beaucoup les Parisiens, sera toujours associé au comte d'Artois, le futur Charles X. C'était le plus jeune frère de Louis XVI et, éloigné de la politique dès son jeune âge, il était destiné à la carrière militaire, ayant été nommé « Grand Maître de l'Artillerie » dès l'âge de 14 ans. A l'inverse de ses frères, Artois était beau, amateur de plaisirs et imaginatif, très attiré par les fêtes et la vie facile. Il était le Prince voué à suivre Mars et qui devint le héros sacrifié à Eros, car la première partie de sa vie fut consacrée à séduire le beau sexe. Il s'intéressait aussi à l'architecture et aux arts, et s'occupait des cérémonies et des fêtes à la cour de Versailles. En 1777, alors qu'il n'avait que 18 ans et Marie-Antoinette 22, il engagea pour 100 000 livres un « pari » - une nouveauté venue

3. The 4th Marquess of Hertford

The 4th Marquess, in whose memory the Hertford British Hospital was named, was born in 1800. He spent all his early years in Paris with his sister and half-brother, being brought up by his mother Mie-Mie, with virtually no contact with his father. Despite their separation his father and mother continued to correspond on business and family matters, including the vexed issue of Hertford's schooling, Lord Yarmouth demanding a formal education in England for his son and Mie-Mie resisting forcefully. He was however often in England from the age of 14, and went up briefly to Exeter College, Oxford in 1818. He was commissioned an officer in the 10th Hussars and after succeeding to the title of Lord Yarmouth joined the 22nd Light Dragoons spending four years in the army, often in poor health. For a short time he was M.P. for Antrim and attaché in the British Embassy in Constantinople. Lord Yarmouth was frequently in Paris visiting his mother to whom he had entrusted the upbringing of his putative son, Richard Jackson, who later changed his name to Richard Wallace. In 1828, Yarmouth established himself in the city, acquiring an apartment at 2 rue Lafitte. He was also looking for a country house and had heard that Bagatelle in the Bois de Boulogne was on the market.

Bagatelle and its gardens, so loved by the Parisians, will always be associated with the comte d'Artois, the future Charles X. He was the youngest brother of Louis XVI, and distanced from politics at an early age was destined for a military career, already 'Grand Maître de l'Artillerie' at the age of fourteen. Unlike his brothers Artois was handsome, sensual and enterprising, much attracted by party-going and loose-living. He was the prince who was destined to follow Mars to become the hero sacrificed to Eros, his early life being devoted to the seduction of the fair sex. He was also interested in architecture and the arts and was in charge of ceremony and festivities at the court of Versailles. In 1777, when he was only

d'Angleterre - tandis que la Cour était partie à Fontainebleau, il construirait en moins de soixante-dix jours un palais de conte de fées qui imiterait le « Petit Trianon » de Versailles qu'elle aimait tant. Avec l'architecte François Bélanger et un dessinateur de jardins écossais, Thomas Blakie, neuf cents ouvriers furent engagés et travaillèrent jour et nuit, avec des matériaux réquisitionnés sur des chantiers parisiens. Le bâtiment fut achevé en soixante-sept jours et le comte gagna son pari. Marie-Antoinette inaugura le pavillon de Bagatelle en mai 1788, en jouant devant ses invités « Rose et Colas », un opéra de Sedaine.

Par la suite, Louis-Philippe hérita de l'édifice et des jardins et, comme il était vide depuis des années, il décida de le vendre en 1833. En faisant l'acquisition du domaine pour 313 000 F, Lord Yarmouth avait très certainement sauvé Bagatelle de la démolition. Une société nommée « La Bande Noire » avait tenté d'abattre le château et de récupérer les matériaux, particulièrement le plomb des canalisations qui fournissaient l'eau depuis la Seine.

Yarmouth, qui restait un érudit et un collectionneur raffiné, fut ravi de posséder un château qui pouvait s'honorer d'un tel passé historique. Il entendait qu'il devienne sa propre résidence, pas seulement une simple « folie ». Sa principale préoccupation fut les chambres à coucher, qui étaient très petites et basses de plafond, équipées de lucarnes et non de fenêtres. Il n'hésita pas à rehausser les plafonds et à transformer complètement le plan d'origine de Bélanger. A grands frais, il fit d'autres aménagements dans la maison et les jardins. Les plafonds peints des appartements principaux furent restaurés, ainsi que les délicates fresques des chambres à coucher.

Thomas Raikes, banquier d'affaires, dandy et chroniqueur, était à Paris à l'époque. Invité par Yarmouth à visiter Bagatelle, il nota la construction des serres et les plantations d'arbres et il poursuivit :

'Une puissante machine à vapeur alimente en eau de la Seine la maison, les dépendances, le parc et les cascades ; et la propriété masque un tel réseau de tuyaux en plomb, ce métal (comme c'était le cas à l'époque) ayant été utilisé sans compter, et ayant aujourd'hui

eighteen and Marie-Antoinette twenty-two, he made a bet - a novelty imported from England - of 100,000 livres that while the court was away in Fontainebleau, he could build a fairy-tale palace in seventy days that would emulate her cherished 'Petit Trianon' at Versailles. Together with the architect, François Bélanger and the Scottish landscape gardener Thomas Blakie, nine hundred workmen were hired to work day and night, requisitioning materials from building sites in Paris. The project was finished in sixty-seven days and the comte won his bet. Marie-Antoinette inaugurated the pavilion of Bagatelle in May 1788, when she acted before the guests in Sedain's opera 'Rose and Collas'.

Louis Philippe subsequently inherited the house and gardens and as it had been empty for many years decided to sell it in 1833. In purchasing the estate for Fr 313,000, Lord Yarmouth had decidedly saved Bagatelle from demolition. A company called 'La Bande Noire' intended to knock down the château and recover the materials, particularly the lead in the pipe-work that supplied the water from the Seine.

Yarmouth, ever an erudite and refined collector, was delighted to own a château with such an enchanting historical background. He wanted to make it into a home and not just a 'Folie'. His main preoccupation was with the bedrooms, which were very small and low, with skylights instead of windows. He did not hesitate to raise the roof, and completely transformed Bélanger's original design. At great cost, he carried out other major alterations to the house and garden. The painted ceilings in the principal apartments were restored, as well as the delicate frescoes in the bedrooms.

Thomas Raikes, the British merchant banker, dandy and diarist, was in Paris at the time. Invited by Yarmouth to visit Bagatelle, and having noted the building of greenhouses and the planting of trees, he went on to write:

'There is a large steam-engine which supplies the house, the offices, the park, and the cascades with water from the Seine; and the whole premises are so undermined with arteries of leaden pipes, in which the metal (as in those times) was so prodigally used, and

tant de valeur, que cela explique dans une certaine mesure le désir d'une société dénommée « La Bande Noire » de les racheter.

Les termites, malheureusement, produisirent des ravages dans la maison et il a été nécessaire de refaire les planchers de toutes les pièces, sur les deux niveaux, ce qui est regrettable car cela a fait du tort aux belles peintures qui ornaient les plafonds des appartements principaux. Nous avons remarqué dans le boudoir des traces de fresques, qui furent faites selon les instructions du comte d'Artois, et contrastent fortement avec les tendances dévotes qui prévalent aujourd'hui, sous Charles X (Les fresques avaient été peintes en 1777, durant sa folle jeunesse, avant qu'il ne soit saisi par la piété, pour ne pas dire la bigoterie, après la mort de sa maîtresse favorite en 1805). Quand la restauration du propriétaire actuel sera terminée, ce sera la plus charmante maison de campagne en France, à un quart d'heure de la capitale.'

Hertford voulait accroître la taille de son domaine pour se prémunir de l'avancée progressive de la banlieue de Neuilly. Il fit donc l'acquisition du domaine Madrid-Maurepas, par l'entremise d'un intermédiaire nommé Doumerc et du directeur des Beaux-Arts, Cavé. Il put ainsi faire passer la surface des jardins et du parc de 14 à 24 hectares. La relation privilégiée qu'il avait avec la famille impériale facilita certainement la transaction. Le jardin fut conçu par un jardinier paysagiste, Varé, dans le style que l'on peut voir encore aujourd'hui. L'orangerie fut construite par Cagnard, dans un style néo-classique, similaire à celle des jardins du Luxembourg. Une grande écurie fut construite, comme on pouvait l'escompter chez une personne de son rang. Elle pouvait contenir trente chevaux avec les voitures, fiacres, barouches, traîneaux, et charrettes utilitaires pour le jardin. Il faut noter dans l'architecture de ce bâtiment aux allures de chalet, maintenant converti en restaurant, l'introduction de briques, la charpente métallique apparente et l'utilisation de fenêtres à pan coupé. Le pavillon du jardinier, toujours occupé par le jardinier chef, est construit dans le même style.

is now so valuable, that it in some measure accounts for the anxiety the company called the Bande Noire had to make the purchase.

The dry rot has unfortunately made its way into the house, and it has become necessary to lay down new floorings in all rooms, both below and above, which is more to be regretted as it must injure the beautiful painted ceilings of the principal apartments. We detected some remains of the fresco paintings in the boudoir, which were done by the order of the comte d'Artois, and form a great contrast to the present devout habits of Charles X. (The frescoes had been painted in 1777, in his gay youth, before he became pious to the extent of bigotry after the death of a favourite mistress in 1805). When completely restored by the present owner it will be the most fairy-tale retreat in France, at only a quarter of an hour's drive from the capital.'

Yarmouth wanted to increase the size of the property to avoid the encroaching suburb of Neuilly. He purchased, through the intermediary Doumerc and the Directeur des Beaux-Arts, Cavé, the Madrid-Maurepas site and was consequently able to increase the gardens and park from 14 to 24 hectares. His privileged relationship with the Imperial family must certainly have helped. The garden was developed by the landscape gardener Varé in the style we see today. The orangery was built in a neo-classic style by Cagnard, similar to the one in the Luxembourg gardens. A large stable, as befitted a gentleman of means, was built for thirty horses, the carriages, barouches, sledges and garden carts. This chalet-type building, which is now the restaurant, was remarkable for the introduction of brick and visible iron framework and the use of dormer windows. The gardener's cottage, which is still the home of the head gardener, was constructed in the same style.

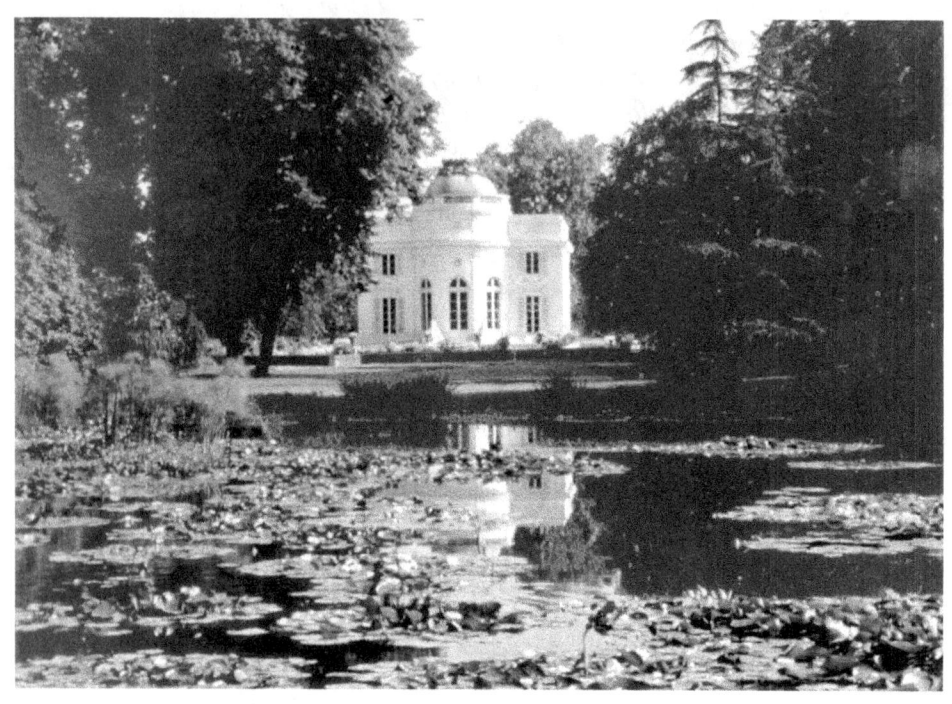

Bagatelle today
Château du Bagatelle aujourd'hui
(*Mairie de Paris Dany GG*)

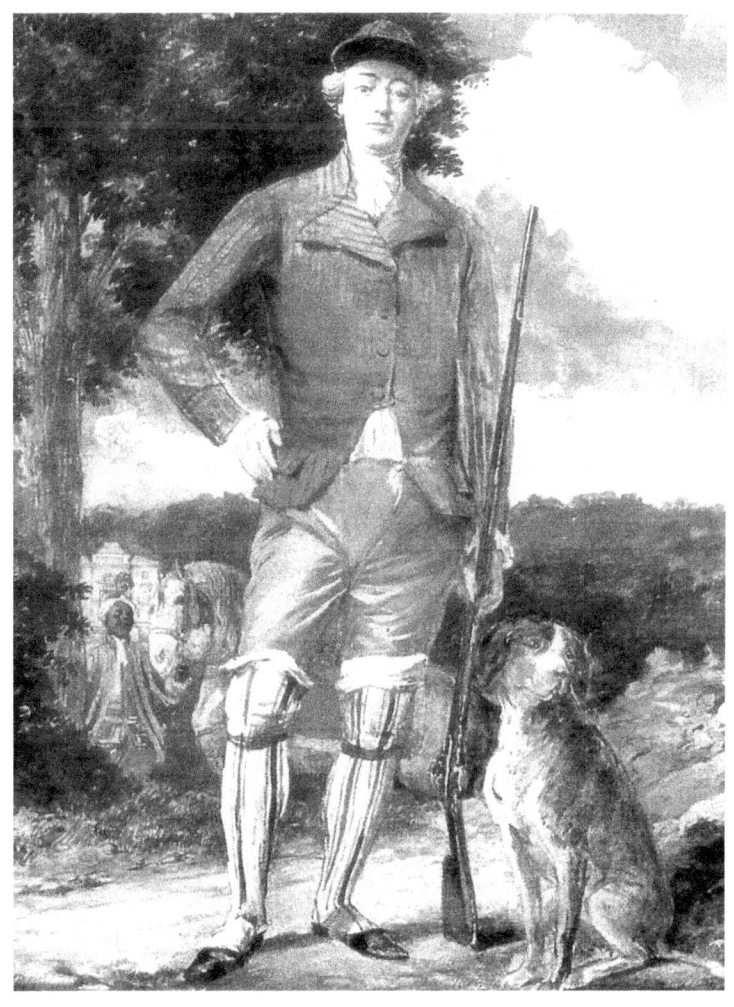

Le comte d'Artois
(*Musée de Picardie*)

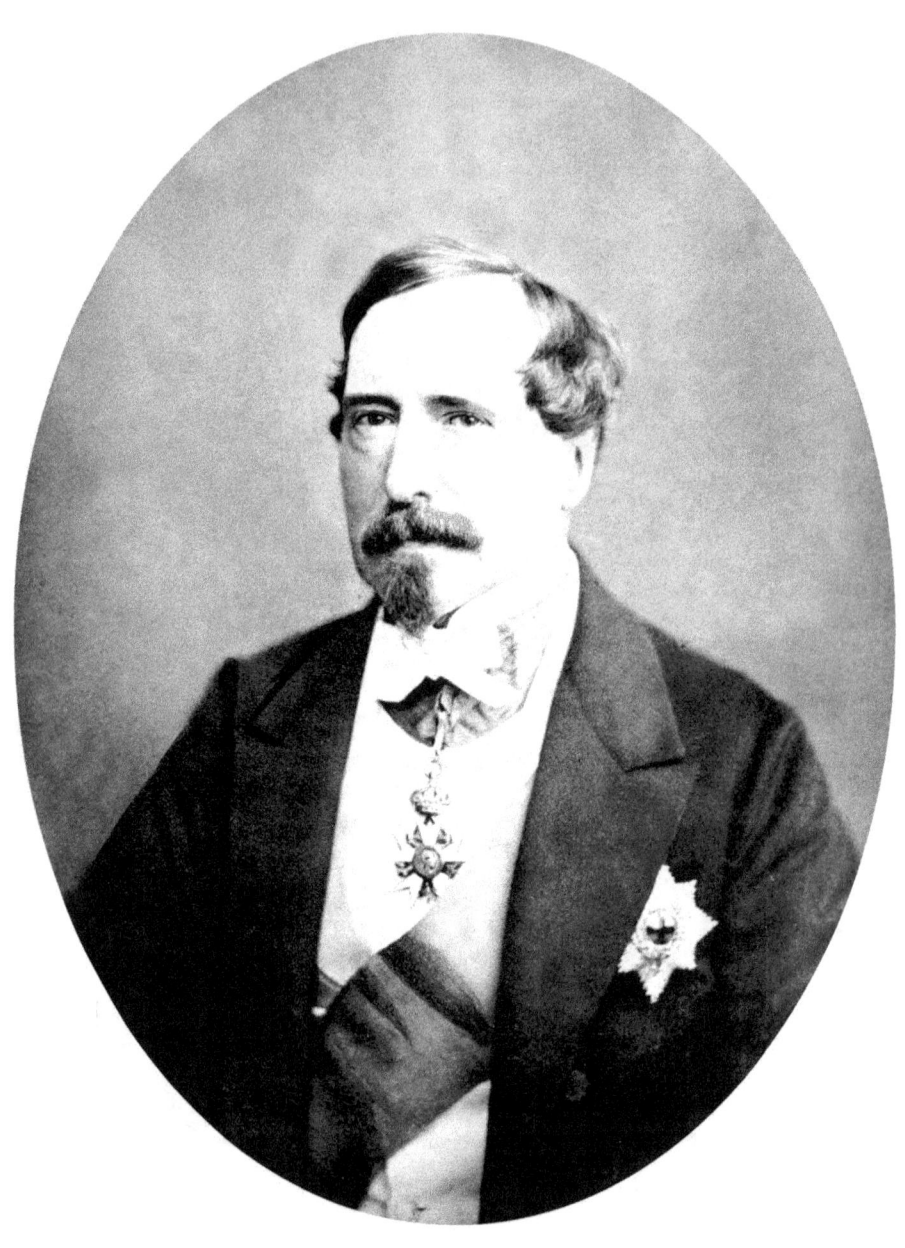

The 4th Marquess of Hertford
Le 4e marquis de Hertford
(*by kind permission of the Trustees of the Wallace Collection, London*)

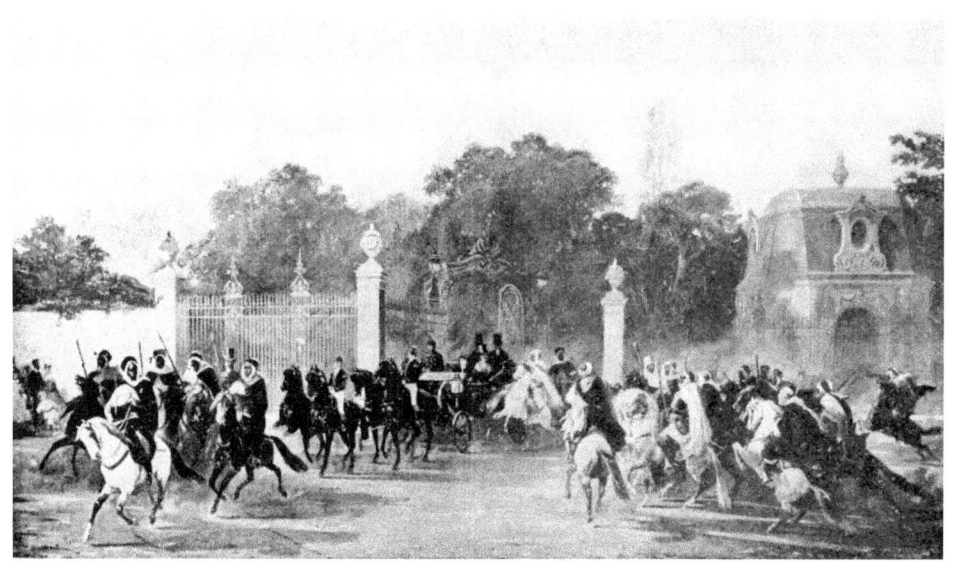

The Prince Imperial driving out of Bagatelle
Le Prince Impérial quittant Bagatelle
(*Bibliothèque Nationale Paris*)

Des photos prises par le photographe Marville en 1857 permettent de situer l'éclectisme de la décoration intérieure, si typique du Second Empire. Les choix de Hertford en matière de peinture sont particulièrement intéressants, dans la mesure où il choisit de vivre au milieu des œuvres les plus frivoles et osées du 18e siècle, confirmant son admiration et son attrait pour cette période. Boucher et son école furent les plus présents, avec environ quinze peintures, aux côtés d'œuvres romantiques de Lemoyne, Raoux, Jacques Charlier, Watteau et d'un groupe de portraits féminins de Lépicié, Danloux, Greuze, Nattier, Madame Vigée-Lebrun et d'un nu de Mlle Duthé, par Vesté. Les peintures décoratives de Coypel, Lancret et Desportes évoquent la lumière et l'esprit charmant du 18e siècle. Les scènes intimistes, mais moins osées, de Boilly, acquises en 1863, montrent que le marquis de Hertford s'était quelque peu assagi dans ses goûts vers la fin de sa vie.

Hertford resta un célibataire endurci, bien qu'il fût l'héritier d'un marquisat avec plus de £100 000 de revenus par an. Sans surprise, il fut le point de mire des mères les plus ambitieuses ayant des filles à marier. Mais il eut une maîtresse avec laquelle il passa sa vie entière, Louise Suzanne Bréart, française par son père, anglaise par sa mère. En 1834, Yarmouth lui fit miroiter le mariage et la convainquit de partir secrètement pour Londres en sa compagnie. Le « mariage » eut toutes les apparences d'un mariage légal de l'Eglise anglicane, mais, deux mois plus tard, Louise apprit que la cérémonie avait été une imposture, un valet de chambre s'étant déguisé en clergyman pour l'occasion. En dépit de cette odieuse tromperie, elle lui garda son affection et adopta le nom de Madame Oger, jouant le rôle d'hôtesse à Paris et à Bagatelle. Ils eurent une fille, Seymourina, qui s'avéra d'une grande beauté, comme le prouve son portrait par John Singer Sargent, maintenant présenté au Detroit Institute of Arts.

Lord Yarmouth devint le 4e marquis de Hertford à la mort de son père, en 1842, et sa vocation de collectionneur passionné d'œuvres d'art date de cette époque. Il avait un jugement très sûr et le flair nécessaire pour fonder une grande collection. Ses revenus importants lui permirent d'acheter nombre d'oeuvres, au moment où tant de belles collections furent dispersées,

Photos taken by the photographer Marville in 1857 highlight the eclectic nature of the interior decoration, so typical of the Second Empire. Hertford's choice of paintings was of particular interest as he surrounded himself with the most frivolous and risqué works of the 18th Century, confirming his admiration and fondness for that period. Boucher and his school were the most prominent with about fifteen paintings, together with the romantic works of Lemoyne, Raoux, Jacques Charlier, Watteau, and a group of female portraits by Lepicié, Danloux, Greuze, Nattier, Vigée-Lebrun and Vesté's naked Duthé. The decorative paintings of Coypel, Lancret and Desportes evoke the light and charming spirit of the 18th Century. The intimate but more serious scenes of Boilly indicate a certain quietening down in the taste of the Marquess at the end of his life as they were purchased in 1863.

Hertford remained a bachelor all his life, despite being the heir to the Marquisate with an income of over £100,000 a year. These figures can be multiplied by at least fifty for their modern equivalents. Not surprisingly he attracted all the ambitious mothers with daughters to marry. He did have one partner with whom he remained throughout his life. She was Louise Suzanne Bréart, who was French by her father and English by her mother. In 1834, promised marriage by Yarmouth, she was persuaded to run away secretly with him to London. The 'marriage' had all the appearances of a legal Church of England wedding, but two months later Louise learnt that the ceremony was a hoax, his valet having acted the role of the clergyman. Despite this outrageous deception, she retained her affection for him, and, adopting the name of Madame Oger, acted as his hostess in Paris and Bagatelle. They had a daughter, Seymourina, who was to become a great beauty, as can be perceived in her portrait by John Singer Sargent, now in the Detroit Institute of Arts.

Lord Yarmouth became the 4th Marquess of Hertford on the death of his father in 1842 and his vocation as a resolute collector of works of art dates from this time. He had admirable judgement and the flair needed to found a great art collection.

en particulier celles du 18ᵉ siècle français. Pendant toute sa vie, il travailla avec seize agents, à Paris et à Londres. Leur arrivée dans une salle des ventes mettait au désespoir les autres acheteurs. Vers la fin de sa vie, il s'appuya beaucoup sur Richard Wallace, mais pour toutes les acquisitions majeures, Hertford décidait lui-même.

En Irlande, il découvrit que, même au sein des terres soumises à la plus dure férule, le sentiment d'abandon et d'injustice peut provoquer la révolte contre les propriétaires. Une grande part de ses revenus provenait de grandes propriétés irlandaises, mais il négligeait ses régisseurs comme l'avait fait son père. Les vastes propriétés du Comté d'Antrim rapportaient à Hertford plus de £60 000 par an. Il y avait 3000 fermiers, dont 1000 étaient des métayers, cultivant près de 30 000 hectares. Le 3ᵉ marquis n'avait jamais visité ses domaines et ses fermiers n'ignoraient pas les bruits qui circulaient sur sa conduite, qu'ils pensaient bien caractéristiques de ces propriétaires terriens anglais que l'on ne voyait jamais.

En 1845, la récolte de pommes de terre fut désastreuse et entraîna dans les campagnes famine et détresse. Le gouvernement britannique mit sur pied la Devon Commission, qui émit des critiques sur ces propriétaires terriens toujours absents. Lord Hertford, espérant obtenir les bonnes grâces du Premier ministre, Robert Peel, crut alors bon de visiter ses propriétés. Les fermiers pas dupes découvrirent le motif de sa visite, mais :

> 'Quoique rien ne lui soit dû, en tant que fermiers,
> Nous devons le recevoir avec des sourires ;
> Pourtant désespérés nos cœurs
> Sont remplis de soucis qui ne l'affectent guère.'

Ces cinq semaines en Irlande lui parurent bien ennuyeuses, il n'avait qu'une envie : regagner Paris et les Grands Boulevards. Sa conduite durant la longue famine irlandaise fut méprisable. Lord Devonshire, propriétaire de terres voisines, fit don de £12 000 à des fonds de solidarité, tandis que Hertford, tout nouvellement intronisé Chevalier de la Jarretière, ne jugea pas

With his vast income he was able to purchase at a period when so many of the finest art collections were being dispersed, particularly those specialising in 18th Century French art. Throughout his life he worked with a small number of trusted agents in Paris and London. Their arrival in a salesroom would cast despondency over his competitors. In later years he relied considerably on Richard Wallace, but for all major acquisitions Hertford remained the decision maker.

Away in Ireland, he discovered that even the most downtrodden tenantry, if unreasonably abandoned, will revolt against their landlords. Much of his income came from his huge estates in Ireland although his tenants were as much neglected by him as they had been by his father. More than £60,000 a year was collected from the Hertford's vast estates in County Antrim. There were 3000 tenants, of whom 1000 were leaseholders farming 66,000 acres. The 3rd Marquess never visited the estates, and his tenants were very much conversant with the outrageous reports of his behaviour, which they saw as typical of English absentee landlords.

In 1845, the failure of the potato crop had caused widespread famine and distress. The British Government appointed the Devon Commission which criticised these absent landlords. Lord Hertford, hoping to be honoured by the Prime Minister, Robert Peel, felt obliged to visit his estates. The tenants discovered the motive for his visit but:

> *'Though nought is due, as tenants true,*
> *With smiles we must receive him;*
> *Yet all forlorn, our hearts are true*
> *With cares that do not grieve him.'*

During the five weeks he spent there he was totally bored by Ireland and his only wish was to return to the Paris boulevards. His conduct during the continued Irish famine was despicable. Lord Devonshire, the landlord of the neighbouring estates gave £12,000 to relief funds, while Hertford, the newly invested Knight of the Garter, did not feel it necessary to ease

nécessaire de faire quoi que ce soit pour améliorer la situation de ses fermiers irlandais. Il fut honteusement mesquin, un trait de caractère sans doute encouragé par sa mère Mie-Mie, qui était notoirement parcimonieuse.

Quoique Hertford fût intime de Napoléon III, invité aux grandes réceptions des Tuileries et du Château de Compiègne, il considérait que la cour de Napoléon III était encombrée de parvenus et il n'avait aucune confiance en l'Empereur. Mais il lui était impératif d'accepter les invitations impériales et il devint un habitué des réceptions de la Cour. Un soir, Prosper Mérimée, connu pour sa verve, se moqua ainsi de Lord Hertford :

'Pour avoir une énorme fortune et ne rien dépenser, de magnifiques maisons en Angleterre et ne jamais les visiter… il se contente d'une… bagatelle !…'

Toujours misanthrope, il passa la fin de sa vie cloîtré à Bagatelle. Il ne s'intéressait plus qu'à l'enrichissement de sa collection, et, dans le catalogue commémorant la seconde exposition universelle à Paris, en 1855, le critique d'art William Burger écrivit : « La plus grande collection d'Europe est sans conteste celle de Lord Hertford ».

Les dernières années de Lord Hertford et, plus particulièrement, le contenu de son testament allaient surprendre la famille Hertford, ses avocats et ses contemporains, soulevant parmi les historiens un débat qui n'est pas clos à ce jour. Son testament n'avait pas été modifié depuis 1838, mais six codicilles lui avaient été adjoints en 1850. En 1869, un an avant sa mort, alors qu'il était déjà malade, il envoya à Londres son fils, Richard Wallace, pour rapporter une petite table spécifiquement désignée, qui se trouvait dans sa maison du 13, Berkeley Square. Wallace ignorait que le testament de Hertford était caché dans un tiroir verrouillé de cette table.

Au printemps 1870, les nuages qui s'étaient accumulés entre la France et l'Allemagne conduisirent à la guerre, mais le médecin de Lord Hertford le dissuada de quitter Bagatelle. Il fut encouragé à rester par la présence de son fils, dont le propre fils, Edmond Wallace servait dans l'armée française sous les ordres du Général Vinoy. Le Prince Impérial, accompagné de

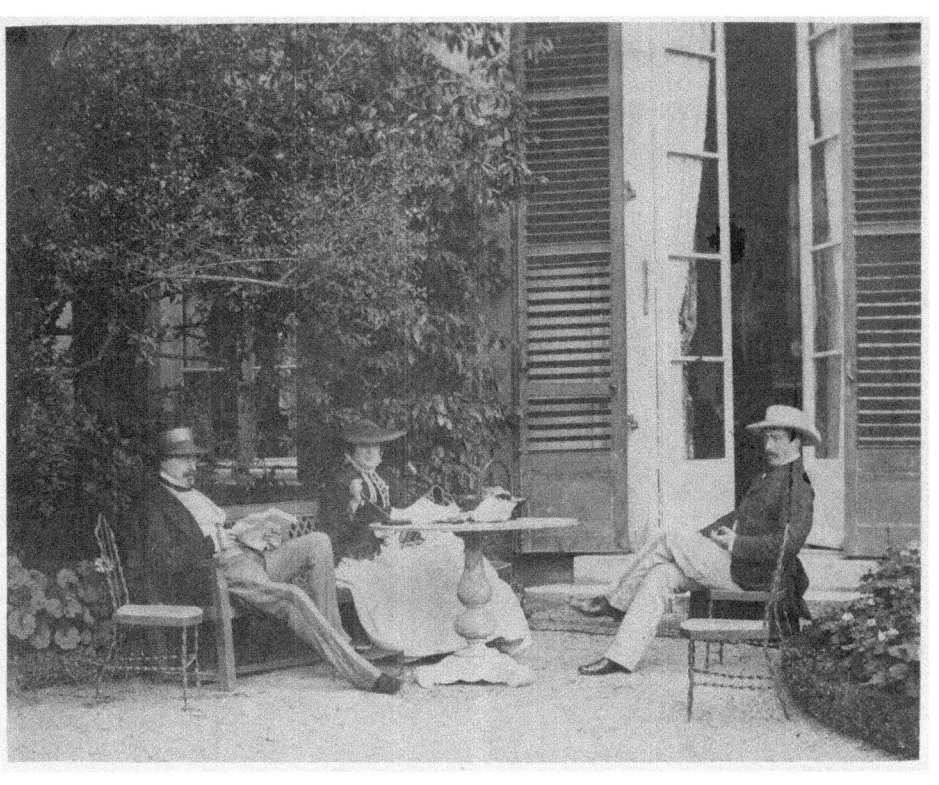

Lord Hertford, Madame Oger and Richard Wallace at Bagatelle
Lord Hertford, Madame Oger et Richard Wallace à Bagatelle
(*by kind permission of the Trustees of the Wallace Collection, London*)

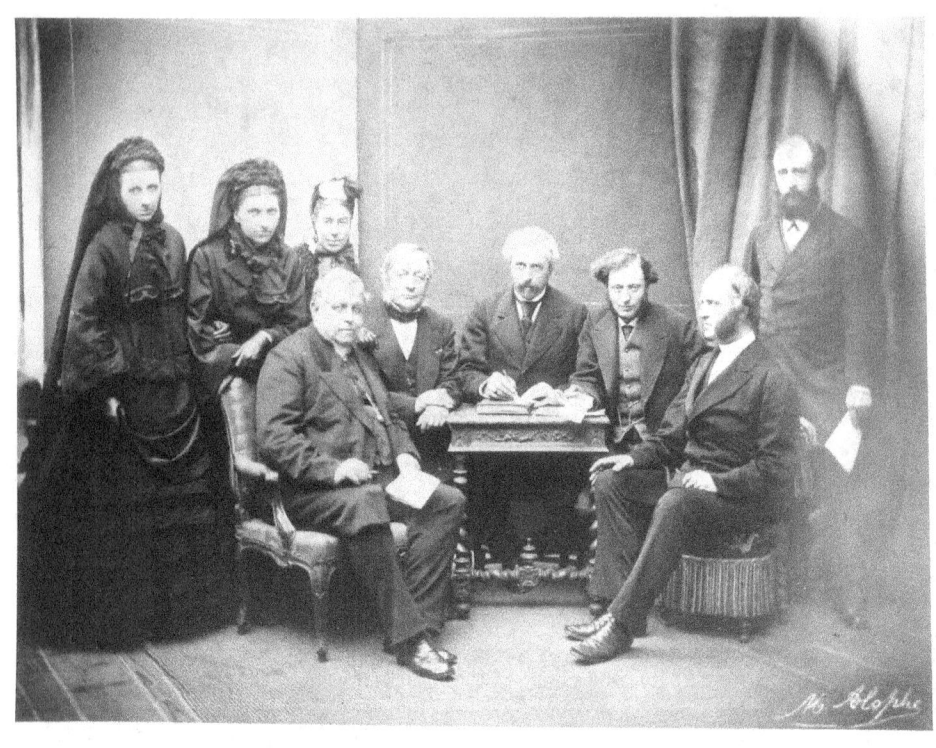

Richard Wallace chairs *The British Charitable Fund* during the
Siege of Paris
Richard Wallace préside le *British Charitable Fund* pendant le
siège de Paris
(*by kind permission of the Trustees of the Wallace Collection, London*)

the plight of his Irish tenants. He was appallingly mean, a trait no doubt encouraged by his notoriously parsimonious mother, Mie-Mie.

Although Hertford was an intimate of Napoleon III, being invited to formal Tuileries receptions and the Château de Compiègne, he discerned that there was a definite feeling in court that Napoleon was a parvenu and he had no confidence in the Emperor. But Imperial invitations were accepted as orders and he became an habitual member of the Court party. One night, Prosper Mérimée in one of his celebrated sketches mocked Lord Hertford for 'having a vast fortune and never spending it, beautiful houses in England and never visiting them: he is content with a Bagatelle' (The word Bagatelle is now used to describe a trifling object or sum of money).

With his continuing rejection of humanity, he spent the closing years of his life in seclusion at Bagatelle. His only interest was to make further purchases for his collection, and in a catalogue commemorating the second Paris Universal Exhibition of 1855, the art critic William Burger wrote: 'The greatest collector in Europe is no doubt Lord Hertford.'

Lord Hertford's last years and particularly the contents of his will greatly surprised the Hertford family, their lawyers and contemporaries, and have been a question of debate among historians to the present day. His will had not been altered since 1838 but there were a further six codicils added in 1850. In 1869, a year before he died, and already a sick man, he sent his son Richard Wallace to London to bring back a particular writing table from his house in 13 Berkeley Square. Unknown to Wallace, Hertford's will was hidden in a locked drawer of the bureau.

By the summer of 1870, the storm clouds that would bring war between France and Germany were breaking and Lord Hertford was prevented by his doctor from leaving Bagatelle. He was comforted by the presence of his son Richard, whose own son Edmond Wallace was serving in the French army under General Vinoy. The Prince Imperial, accompanied by his

sa mère, fit une visite d'adieu à Lord Hertford, avant de partir au Front. Cette année-là, le mois d'août fut chaud et étouffant et le marquis, maintenant sur la fin, était inquiet et accablé par une guerre à laquelle il avait été opposé dès l'origine. Quand son père fut aux dernières extrémités, Wallace contacta le banquier Edward Blount, l'un des seuls vrais amis parisiens de Lord Hertford. Ce dernier gagna Bagatelle avec l'Attaché militaire à l'ambassade de Grande-Bretagne, le Colonel Claremont. Dans ses mémoires, Blount raconte ainsi l'épisode :

« La voiture traversa à grands risques le Bois, plein de bétail de tout poil, que la faim rendait fou. Les animaux abandonnés à eux-mêmes, avaient dévoré toute la végétation à leur disposition, les feuilles des arbres, et même le lierre qui poussait sur les murs des fortifications, ils étaient devenus un danger public dès les débuts des hostilités.

Arrivant à Bagatelle, nous trouvâmes Mr. Richard Wallace, qui nous dit que l'espoir n'était plus permis pour l'honorable Lord. Je me dirigeai immédiatement vers la chambre où gisait Lord Hertford et je lui pris la main. Les seules personnes présentes étaient un médecin et une dame âgée. Il ne me reconnut pas et mourut sans prononcer un mot, tandis que je lui tenais la main. »

Wallace, malheureusement, n'était pas présent dans la chambre quand son père expira, comme il le confirma plus tard, et la « dame âgée » était sans nul doute Madame Oger.

Il faut savoir que la loi anglaise sur l'héritage, à l'époque, ne prenait pas en compte les volontés personnelles du défunt. Quand un Pair du Royaume mourait sans descendance mâle, sa fortune revenait à l'héritier suivant dans la ligne, auquel revenait également le titre. Une fille n'héritait pas des propriétés de son père, moins encore un enfant illégitime. Pourtant l'essentiel de l'immense fortune de Lord Hertford, estimée à £3 000 000 – provenant de terres en Angleterre et en Irlande, et réinvestie ensuite en propriétés, peintures et œuvres d'art -, échappa à la législation britannique.

Le marquis ne s'était jamais marié et n'avait donc pas d'enfant légitime. Le titre et les propriétés qui lui étaient attachées revinrent donc automatiquement au second cousin,

mother, paid a farewell visit to Lord Hertford prior to leaving for the Front. August that year was hot and asphyxiating, and the Marquess, now dying, was anxious and depressed by the war that he had opposed from the start. The moment when his father was 'in extremis', Wallace contacted the banker Edward Blount one of the few real friends Lord Hertford had in Paris, who drove to Bagatelle with the Military Attaché at the Embassy, Colonel Claremont. Blount in his memoirs recounts:

'We drove at considerable risk through the Bois which was full of cattle of every description, nearly starved and maddened by hunger. The park animals, left to take care of themselves, had devoured every species of green stuff, the leaves of the trees, and even the ivy on the walls of the fortification, and thus early in the campaign had become a public danger.

On reaching Bagatelle we found Mr. Richard Wallace, who said that his lordship was despaired of. I went directly to the room where Lord Hertford was lying and took his hand. The only persons present were a physician and an elderly lady. He did not know me and died without uttering a word while I was holding his hand.'

Wallace was, by unfortunate chance, not in the room when his father died, as he was to substantiate later, and the 'elderly lady' is certainly Madame Oger.

It must be remembered that English inheritance law at that time did not take into account personal wishes. When a Peer of the realm died without a male descendant all his possessions which were entailed were inherited by the next of kin, who inherited the title. A daughter could not inherit the estate of her father, and neither could an illegitimate child. But most of Lord Hertford's immense fortune, estimated to be £3,000,000, originating from estates in England and Ireland and subsequently invested in properties, paintings and works of art, escaped the English legislation.

The Marquess had never married and consequently had no legitimate children. The title and all the entailed property passed to a second cousin, Francis George Henry Seymour, a

Francis George Henry Seymour, un courtisan qui avait été écuyer d'Albert, le Prince Consort, et était alors Groom of the Robes. Il fut informé de la mort de Lord Hertford par un télégramme reçu à Hampton Court et partit immédiatement pour Paris, avec l'avocat de Lord Hertford, Frederick Capron.

Arrivant à Paris, tous deux furent informés par l'ambassadeur qu'aucun testament n'avait été trouvé et que le nouveau marquis serait donc l'héritier de la totalité du patrimoine. Mais Capron connaissait le testament – et l'endroit où il était conservé, à savoir la petite table que Richard Wallace avait rapportée de Londres. Il semblerait que Wallace en connaissait le contenu, car lors du procès qui s'ensuivit, il indiqua à l'avocat qu'il savait où le testament était gardé mais qu'il n'en connaissait pas la teneur. Le codicille qui faisait de Wallace l'héritier du marquis, daté de juin 1850, était ainsi rédigé :

Je soussigné révoque le legs contenu dans mon testament, par lequel tout ce qui subsisterait de mes biens de toute nature à ma mort reviendrait à mon frère Lord Henry Seymour, et pour remercier autant que je le peux Richard Wallace de tous les soins attentionnés qu'il a portés à ma Mère bien-aimée et également pour son dévouement envers moi, pendant la longue et douloureuse maladie que j'ai endurée en 1840 et en tant d'autres occasions, je fais don de tout ce qui subsistera de mes biens au susdit Richard Wallace, vivant actuellement à l'hôtel des Bains, à Boulogne-sur-Mer et dont le précédent domicile avant la Révolution de février 1848 était aussi celui de ma Mère, 3, rue Taitbout, Paris (précédemment au numéro 1) absolument.

Ce codicille autorisait donc Richard Wallace à hériter de tout, à l'exception des biens attachés au titre. L'héritage attribué à Richard Wallace comportait donc : les maisons de Paris et de Bagatelle, la grande collection d'objets d'art, et un revenu de plus de £100 000 par an. Les biens dont hérita le 5e marquis se composaient des propriétés du Warwickshire et du Suffolk, 20% des propriétés irlandaises, offrant un revenu de £20 000 par an au nouveau 5e marquis. La famille Hertford fut scandalisée par le testament, mais elle n'eut guère pu espérer meilleur traitement. Lord Hertford n'avait jamais pardonné le

courtier who had been equerry to Albert the Prince Consort and was currently Groom of the Robes. He was informed of the death of Lord Hertford by telegram while at Hampton Court and left immediately for Paris with Lord Hertford's solicitor, Frederick Capron.

On arrival in Paris they were informed by the Ambassador that as no will had been found, the new Marquess would inherit everything. But Capron knew of the will and where it was located, namely in the small table that Richard Wallace had bought from London. There is a little doubt that Wallace had no knowledge of its contents, as in a subsequent trial, he said it was the first time he had seen the will, when asked by the solicitor to confirm Lord Hertford's handwriting.

> *'I hereby revoke the bequest contained in my will of the residue of all my real and personal estate to my Brother Lord Henry Seymour and to reward as much as I can Richard Wallace for all his care and attention to my Dear Mother and likewise for his devotedness to me during a long and painful illness I had in 1840 and on all other occasions, I give such residue to the said Richard Wallace now living at the Hôtel des Bains, Boulogne-sur-Mer and whose domicile previous to the Revolution of February 1848 was my Mother's House, rue Taitbout no 3, Paris (formerly no 1) absolutely.'*

By this Codicil, the will entitled Richard Wallace to inherit an income of over £100,000 a year, the houses in Paris and Bagatelle and the great art collection. In all he inherited everything except the entailed property, namely the estates in Warwick and Suffolk plus twenty percent of the Irish Estates, giving an income of £20,000 a year to the new 5th Marquess. However infuriated were the Hertford family by the will, they could hardly have expected better treatment. Lord Hertford had never forgiven the spurning of his mother by the Seymours and he hated most of his relatives.

rejet méprisant dont sa mère avait été l'objet de la part des Seymour et il détestait toute sa famille.

La cérémonie funèbre en l'honneur du 4e marquis fut longue à mettre en place, car des barricades avaient été élevées pour la défense de Paris. La plupart des membres fortunés de la colonie britannique qui avaient connu Lord Hertford avaient quitté Paris et l'assistance à l'Eglise anglaise de la rue d'Aguesseau fut peu nombreuse. L'ambassadeur de Grande-Bretagne, Lord Lyons, était présent, mais seuls le 5e marquis, Richard Wallace, le banquier Edward Blount et le Colonel Claremont allèrent au cimetière du Père-Lachaise, où il fut enterré aux côtés de sa mère Mie-Mie, la première des membres de la famille, enterrée là en 1856.

Les notices nécrologiques dans la presse anglaise furent acerbes et condamnèrent sans ambages l'attitude du 4e Lord Hertford. Il fut considéré qu'il avait trahi les devoirs attachés à son rang. Le fait qu'il n'eût pas revu l'Angleterre ou l'Irlande au cours des quatorze années écoulées prouvait son manque d'attachement pour ce pays qui lui avait permis de vivre dans une luxueuse oisiveté. Le correspondant du *New York Irish Post* écrivit : « S'il y avait eu beaucoup d'hommes de son espèce en Angleterre, l'institution nobiliaire eût disparu depuis longtemps ». Le Journal des Goncourt contient la déclaration suivante de Hertford qui disait pour se justifier: « Les hommes sont mauvais et, quand je mourrai, j'aurai du moins la consolation de n'avoir jamais rendu le moindre service à quiconque ». Ces commentaires expliquent le titre, en 2007, d'un article du *Daily Telegraph* - dans lequel les Hertford sont présentés comme « des voyous, infâmes, pourris – et généreux ». Mais comme on va le voir, au chapitre de la générosité, il faut parler de Richard Wallace, non de la famille Hertford.

D'un autre point de vue – et à ce titre il ne pourra jamais être oublié -, le marquis était un connaisseur érudit en matière d'art et un grand collectionneur. Le testament si favorable à Richard Wallace a permis la fondation de deux institutions renommées : le Hertford British Hospital à Paris et la Wallace Collection à Londres.

The funeral procession of the 4th Marquess was long and protracted, because the barricades were being constructed for the defence of Paris. Most of the wealthy members of the British Colony who would have known Richard Wallace had left Paris and there were few mourners at the English church in the rue d'Aguesseau. The Ambassador, Lord Lyons, attended the ceremony but only the new 5th Marquess, Richard Wallace, the banker Edward Blount and Colonel Claremont went on to the cemetery at Père Lachaise, where the 4th Marquess was laid to rest next to his mother Mie-Mie, the first of the family to be buried there in 1856.

The obituaries in the English press were acerbic and condemnatory. It was considered that he had forsaken the duties due to his rank. The fact that he had not been seen in England or Ireland the last fourteen years showed a lack of devotion for the country that had kept him in such idle luxury. The correspondent of the *New York Irish Post* wrote: 'Had there been many like him in England, its peerage would long ago have been a thing of the past.' The Goncourt Diary mentions that Hertford, to justify himself, declared 'Men are evil, and when I die I shall at least have the consolation of never having rendered anyone a service'. These comments justify the headline in a recent article in the *Daily Telegraph* - in which the Hertfords are described as: 'Dirty, rotten, generous scoundrels', but as we shall see the generous side did not apply to the Hertford family but only to Richard Wallace.

On the other hand, and for which he will always be remembered, the Marquess was an erudite art connoisseur and a great collector, and the will that so favoured Richard Wallace resulted in the founding of two renowned institutions: the Wallace Collection in London and the Hertford British Hospital in Paris, the central theme of this book.

4. Les premières années de Richard Wallace

Richard Jackson, qui prit plus tard le nom de Richard Wallace, est le fondateur de l'Hôpital. Il est né en Angleterre en 1818, fils de Mrs Agnès Jackson, dont Wallace était le nom de jeune fille. Il y a eu beaucoup d'interrogations et de discussions quant à ses origines, mais il paraît raisonnable de penser qu'il était réellement le fils de Lord Beauchamp, le futur 4e marquis. Au moment de sa naissance, la très volage Mrs Jackson avait vingt-huit ans, dix de plus que Lord Yarmouth qui servait alors comme officier subalterne au 10e Hussards.

En 1824, Agnès Jackson gagna Paris avec ce bel enfant blond de six ans, elle le laissa chez Lord Yarmouth avec une nurse, puis elle retourna en Angleterre. Il est étonnant que Lord Yarmouth ait été disposé à accueillir le petit garçon, dans la mesure où il paraissait normal à l'époque qu'un enfant né en dehors des liens du mariage fût élevé discrètement par une mère nourricière. Comment pouvait-il savoir si Richard était vraiment de lui ? Il n'avait guère que dix-huit ans de plus que l'enfant. C'est la mère de Lord Yarmouth, Mie-Mie, qui accepta trois mois plus tard de prendre en charge l'éducation de Richard, l'appelant toujours "cher neveu". Rien ne parvint aux oreilles de Richard quant à sa vraie situation. Des bruits circulèrent selon lesquels Mie-Mie était sa mère - assez invraisemblables, puisque l'enfant serait alors né quand elle avait quarante-sept ans. Cependant, c'était l'opinion d'un célèbre critique d'art et écrivain britannique, Sir Walter Armstrong, et elle fut partagée par beaucoup de contemporains.

Les premières années de Richard doivent lui avoir laissé des souvenirs surprenants et déroutants. Sa mère était retournée en Angleterre. Il vivait dans un pays étrange dont il ne connaissait pas encore la langue. Il avait été laissé chez un homme qu'il n'appellerait jamais son père et chez une vieille dame qu'il appelait

4. Richard Wallace — the early years

Richard Jackson, who as we have said earlier, later changed his name to Richard Wallace, was the founder of the Hertford British Hospital. He was born in England in 1818, the son of Mrs Agnes Jackson, whose maiden name was Wallace. There has been considerable controversy as to his origins but it would appear beyond reasonable doubt that he was the son of Lord Beauchamp, the future 4th Marquess. At the time of his birth, the attractive Mrs Jackson was twenty-eight and ten years older than Lord Yarmouth, then a young subaltern in the 10th Hussars.

In 1824, Agnes Jackson brought her fair-haired six year old son, Richard, to Paris and left him and his nurse with Lord Yarmouth, returning to England. It is astonishing that Lord Yarmouth was prepared to accept the boy, as it was normal for children born out of wedlock to be raised discreetly by foster-mothers. How was he to know that Richard was truly his son? He was only eighteen years older than the boy. It was Lord Yarmouth's mother, Mie-Mie, who three months later accepted to bring up Richard, always calling him 'cher neveu'. No hint was made to Richard about his true relationship in the household. It was even rumoured that Mie-Mie was his mother, but this is unlikely as the child would have been born when she was already forty-seven. However it was the opinion of the British art critic and writer Sir Walter Armstrong and it was shared by many of his contemporaries.

Richard's early years must have been puzzling and daunting. His mother had returned to England. He lived in a strange country with a language he did not at first understand. He had been left with a man whom he would never call his father and with an old lady whom he called his aunt. But Mie-Mie was

sa tante. Mais Mie-Mie fut enchantée que Richard vive chez elle et lui donne le sentiment d'être aimée. Nous ne disposons pas de détails sur son éducation, mais on peut supposer qu'il apprit le français à la maison avec un précepteur et nous savons qu'il devint en grandissant un jeune homme plein de charme, tenu en grande affection par sa nouvelle famille.

Quand il eut douze ans, en 1830, la révolution éclata et Charles X fut contraint d'abdiquer. Il est probable que Richard vit les barricades et les fusillades dans les rues autour de sa maison, rue Taitbout. Mie-Mie se rendit compte que l'ère des Bourbons était révolue – comme son propre mode de vie - et elle quitta Paris pour Boulogne-sur-Mer. De là, elle gardait le contact avec son mari, le 3e marquis, et il est possible que le jeune Richard ait posé des questions sur son lien éventuel avec cette noble famille. Mais la révolution se tassa et tout le monde retourna à Paris sous Louis-Philippe.

Lord Henry, son oncle, surnommé « Milord L'Arsouille », pour son sens des réjouissances et sa vie de bohême, eut une grande influence sur Richard Wallace adolescent, bien qu'il eût treize ans de plus que lui. Il avait été intégralement élevé en France, mais il avait adopté la passion anglaise pour le sport et il apprit au jeune Wallace à manier l'épée et à monter à cheval. Possédant une maison de campagne à Neuilly, il aimait galoper dans le bois de Boulogne avec des aristocrates français, auxquels un long exil en Angleterre avait aussi donné le goût pour les activités de plein air. Le bois de Boulogne était à l'époque ceinturé d'un mur, on y entrait par la porte de l'Etoile, puis on parcourait une longue avenue bordée de terres non cultivées, qui s'appelle aujourd'hui l'avenue Foch. Lord Henry était un grand connaisseur en matière de courses et il organisait des rencontres dans un coin d'Auteuil appelé « Le mille de Drake », du nom de Stephen Drake, le marchand de chevaux. Ayant convaincu ses amis d'adopter les règles hippiques de Newmarket, il devint le premier président de la « Société d'encouragement pour l'amélioration des races de chevaux en France », dont la première manifestation eut lieu au Champ-de-Mars en 1834. La Société, à l'origine, loua des locaux au Café de Paris, puis elle s'installa dans des locaux plus

delighted to have Richard living with her, and made him feel he was loved. There are no details available of his education, but presumably he learnt French with tutors at home, and we do know he grew up to be a young man of considerable charm who was held in great affection by his new family.

When he was twelve, in 1830, the revolution broke out and Charles X was forced to abdicate. Richard must have seen the barricades and the shooting in the streets around their home in the rue Taitbout. Mie-Mie realised that this meant the end of the Bourbon regime and her life in Paris, and left for Boulogne. From there she was in contact with her husband, the 3rd Marquess, and it is possible that the young Richard may have questioned his own relationship with this noble family. But the revolution quietened down and they all returned to the Paris of Louis-Philippe.

Lord Henry, his uncle, nick-named 'Milord L'Arsouille', (Lord Crapulence or Ruffian) on account of his revel-making bohemian life, was an important influence on the adolescent Wallace, even though he was thirteen years his senior. Despite being brought up entirely in France, he had adopted the English passion for sport and taught Wallace to fence and ride. Owning a country house in Neuilly, he used to gallop in the Bois de Boulogne with his aristocratic friends, who from their long exile in England had also a mania for outdoor English recreations. The Bois in those days was enclosed by a wall with access by the Etoile gate, and then accessed through a long avenue surrounded by barren uncultivated land that is today the avenue Foch. Lord Henry was an authority on all racing matters and organised meetings in an area at Auteuil called 'Le mille de Drake' after the horse-dealer Stephen Drake. Convincing his friends to adopt Newmarket rules, he became the first President of the 'Société d'encouragement pour l'amélioration des races de chevaux en France', holding their first race meeting in the Champ-de-Mars in 1834. The Société initially rented rooms in the Café de Paris, and then in more salubrious premises in the boulevard. It was to become the elegant Jockey Club of today.

confortables sur les Boulevards, devenus aujourd'hui le très élégant Jockey Club.

Quoique Richard eût manifesté une grande attirance pour une carrière dans la marine, Lord Yarmouth considéra qu'il n'avait nul besoin de travailler. A l'âge de vingt ans, il commença à mener une vie dissolue, caractéristique des Seymour. A vingt-deux ans, il avait déjà un enfant d'une maîtresse, qu'il épousa en fin de compte bien des années plus tard. La future Lady Wallace, qui allait jouer un rôle essentiel dans le financement du Hertford British Hospital, était une demoiselle Castelnau, employée dans une parfumerie, qui vendait des gants et des savonnettes, située dans le Passage du Sauman, du côté de Belleville. Cet établissement était très fréquenté par la jeunesse bohême et fortunée.

En 1842, quand Richard Jackson eut vingt-quatre ans – après que son père eut pris la succession des Marquessate -, il décida de prendre le nom de Wallace, le patronyme sous lequel il allait être bien connu. Il est difficile de discerner ses vrais motifs, car il semble ne jamais en avoir parlé. Le fait que le changement ait été effectué à l'occasion d'un baptême anglican qui eut lieu dans l'église anglicane, en face de l'ambassade de Grande-Bretagne, incite à penser qu'il voulait officialiser le nom. Peut-être Julie Castelnau, qui était de confession protestante, voulait-elle l'inciter à l'épouser – ce qui impliquait qu'il reçoive le baptême protestant. La cérémonie fut menée dans le plus grand secret, sans témoins, ni mention de l'adresse de ses parents, et le ministre qui officia écrivit sur le registre : « Aucune information complémentaire n'a pu être obtenue. » Wallace était le nom de jeune fille de sa mère, originaire de Craigie Castle, dans le comté d'Ayrshire. Quoiqu'il eût probablement su que Lord Hertford était son père, l'existence d'un demi-frère, Lord Henry Seymour, faisait obstacle à l'attribution de ce nom : un Seymour d'origine équivoque, cela suffisait !

Pour la première fois en 1843, celui qui était maintenant le 4e marquis de Hertford, commença à se soucier de son fils Richard, car le « cher neveu » menait une vie de bohême, vivant au-dessus de ses moyens, conduisant aussi des opérations

Although Richard yearned for a career in the navy, Lord Yarmouth considered he did not need a profession. He seems in his early twenties to have led the typically rakish life of a Seymour, and at twenty-two had already a son by his mistress, whom he was eventually to marry many years later. The future Lady Wallace, who was to play a leading role in the financing of the Hertford British Hospital, was Mademoiselle Castelnau, an assistant in a perfumerie shop, selling gloves and toiletries in the Passage du Saumon near Belleville, an establishment popular with the young rich bohemians.

In 1842, when Richard Jackson was twenty-four, and after his father had succeeded to the Marquessate, he decided to change his name to Wallace, the surname under which he was to become so well-known. It is difficult to perceive his true motive, as in later life he never appears to have given a reason. The fact that he made the change through baptism in the Anglican Church opposite the British Embassy, would suggest that he wished to make the name official. Perhaps the Protestant Julie Castelnau was trying to persuade him to marry her, and for this he would have to be baptised as a Protestant. The ceremony was clouded in secrecy, with no witnesses, no address of his parents, and the officiating clergyman wrote in the register: 'No further information can be obtained'. The Wallaces of Craigie Castle in Ayrshire was the family name of his mother. Although Richard Wallace probably knew that Lord Hertford was his father, Lord Henry Seymour, his uncle was an obstacle to this name: one uncertain Seymour was sufficient.

In 1843, for the first time, the now 4th Marquess of Hertford started to concern himself with his son, Richard, as the 'cher neveu' was leading a bohemian life, living above his means, mainly through imprudent investments on the Bourse

boursières imprudentes à l'instigation de Mie-Mie. Ayant payé plus d'une fois ses dettes, Lord Hertford lui fit vendre en 1857, la collection qu'il avait lui aussi assemblée. Lord Hertford fit de Richard son secrétaire, lui versant une petite allocation régulière, ceci jusqu'à la fin de ses jours.

Le peintre Ernest Meissonier était devenu un ami de la famille et c'est par son intermédiaire, sans nul doute, que Richard Wallace fit la connaissance d'Apollonie Sabatier, surnommée « la présidente » par Théophile Gautier. Elle était amie de Baudelaire, qui écrivit pour elle trois poèmes, publiés dans « Les Fleurs du Mal ». Elle posa aussi pour le sculpteur Clésinger, dont la suggestive « Femme au Serpent », aujourd'hui exposée au musée d'Orsay, provoqua tant de scandale au Salon de 1847. Elle devint la maîtresse de Wallace, vivant à Neuilly – donc tout près de Bagatelle. La liaison, narrée dans le Journal des Goncourt, ne pouvait guère choquer Lord Hertford, qui espérait qu'elle contribuerait à lui faire oublier Julie Castelnau.

Wallace, ou "Monsieur Richard" comme il était aussi connu, fut désormais considéré comme une personne de confiance au sein de la maison. Il était responsable des comptes du marquis – l'excellente présentation des extraits que l'on peut voir à la Wallace Collection prouve sa compétence. Dans leur correspondance, rien n'évoque de quelque manière que ce soit un lien entre Lord Hertford et Wallace. Un indice pourrait être l'utilisation du prénom : « Richard fait ceci », « Richard est à Saint-Pétersbourg ». Mais quand Wallace parle de son père, il dit toujours : « Le marquis de Hertford me prie de dire », ou « Le marquis de Hertford ne souhaite pas acheter ».

C'est Disraeli qui tenait pour grande sagesse l'axiome adopté par les familles régnantes et l'aristocratie de ne jamais s'expliquer ou s'excuser quant aux actions ou conduites qui pouvaient surprendre leurs contemporains. Le 4e marquis eût considéré toute explication injustifiée et indigne de son rang. Il était « Mr Richard », et peut-être ne dévoila-t-il leur relation véritable qu'à ses notaires.

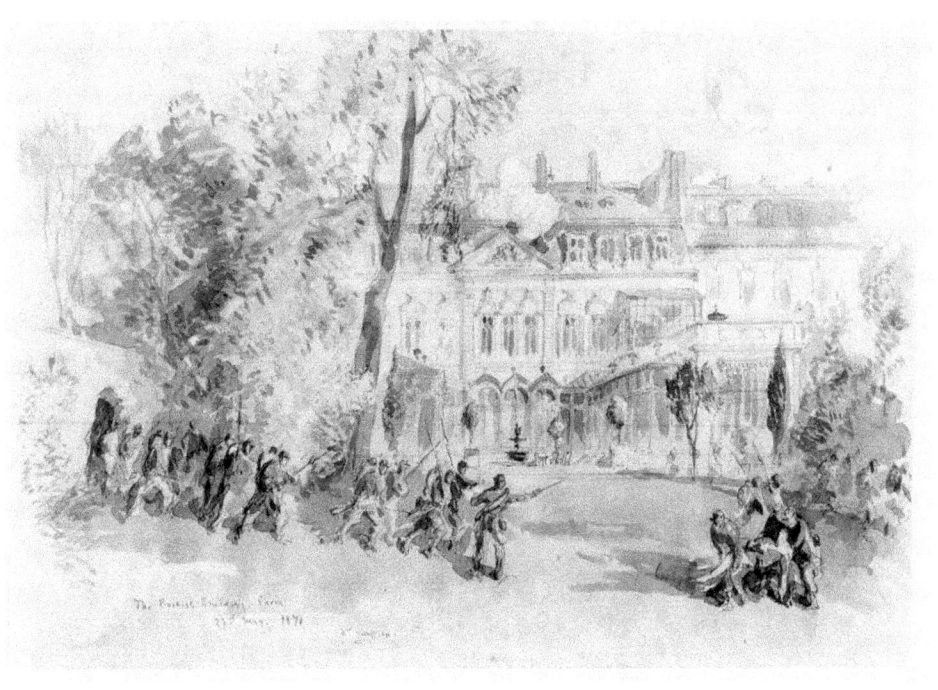

Fighting in the Embassy Gardens, May 1871
Affrontements dans les jardins de l'Ambassade, mai 1871
(U.K. Government Art Collection)

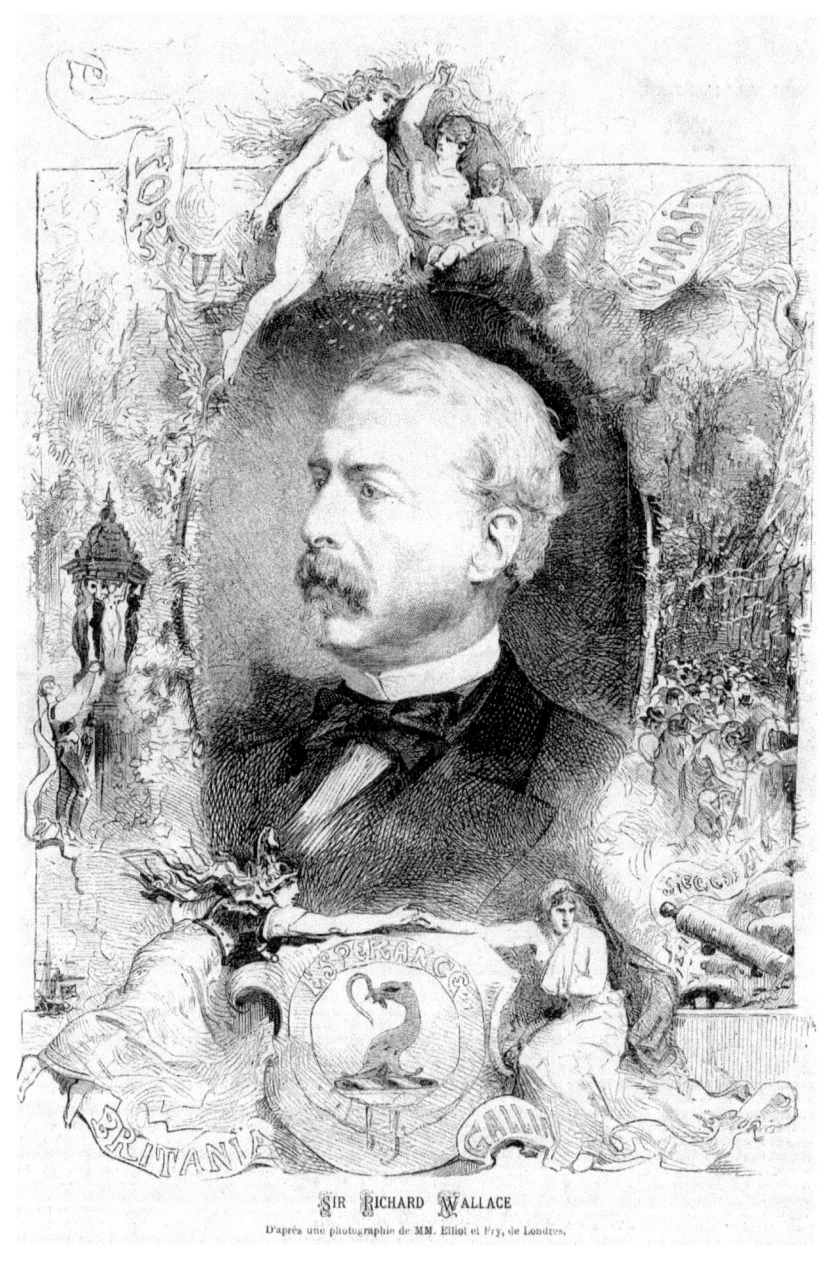

Sir Richard Wallace commemorated after the Siege of Paris
Paris honore Sir Richard Wallace après le siège de 1870
(Hertford British Hospital Collection)

that were encouraged by Mie-Mie. Having paid off his debts, and on the third occasion, in 1857, made to sell the collection he had put together, Lord Hertford appointed Richard as his secretary, and made him a small allowance, which would last until his father's death.

The painter Ernest Meissonier had been an acquaintance of the family for many years, and it was no doubt through him that Richard Wallace met Madame Apollonie Sabatier, who was nicknamed 'La Présidente' by Théophile Gautier. She was a friend of Baudelaire, who wrote three poems to her which were published in 'Les Fleurs du Mal'. She also posed for the sculptor Clésinger, whose seductive 'Femme au Serpent', now in the Musée d'Orsay, caused such a scandal at the Salon of 1847. She became Wallace's mistress, living in a house in Neuilly, conveniently near to Bagatelle. The circumstances, recounted in the Goncourt diaries, would not in any way have shocked Lord Hertford who hoped the relationship would help him forget Julie Castelnau.

Wallace, or 'Monsieur Richard' as he was known, became a trusted member of the Hertford household. He was responsible for the Marquess's accounts, copies of which in the Wallace Collection admirably show his excellent presentation and competence. In their correspondence, no trace of the relationship between Lord Hertford and Wallace can be found. A small clue could be the use of his Christian name: 'Richard is doing this', 'Richard is in St.Petersburg'. But every time Wallace refers to his father, it is always: 'The Marquess of Hertford asks me to say', or 'The Marquess of Hertford does not wish to buy'.

It was Disraeli who took to be extreme wisdom the axiom adopted by ruling families and aristocracy of never explaining and never apologising for actions or conduct that surprised their contemporaries. The 4th Marquess would have considered any clarification unwarranted and below his nobility. He always referred to Wallace as 'Mr Richard', and perhaps only to his solicitors did he ever divulge their true relationship.

Le contenu du testament de son père putatif, le 4e marquis, quand il fut ouvert en 1870, prit Wallace complètement par surprise. Le ouï-dire voulait qu'une grande partie de la fortune aille au Prince Impérial et l'attitude de Lord Hertford à son égard n'avait jamais laissé supposer que, à part les biens inéluctablement attachés au titre, le reste de la fortune lui reviendrait en totalité. Il avait même dû interroger le banquier du marquis, Edward Blount, sur le nom de son avocat et la localisation du testament.

Pourtant, en quatre mois à peine, le nom de Richard Wallace devint célèbre. A l'âge de cinquante-deux ans, il devenait immensément riche. Il allait devenir le premier membre de la famille à manifester un comportement altruiste et le premier également à assumer sérieusement les responsabilités attachées à cette fortune. Il allait manifester une générosité exemplaire dans les mois qui suivirent et durant sa vie entière. Ses actions philanthropiques furent si bien dirigées que le peuple de Paris lui attribua le nom de « La Providence du Pauvre ».

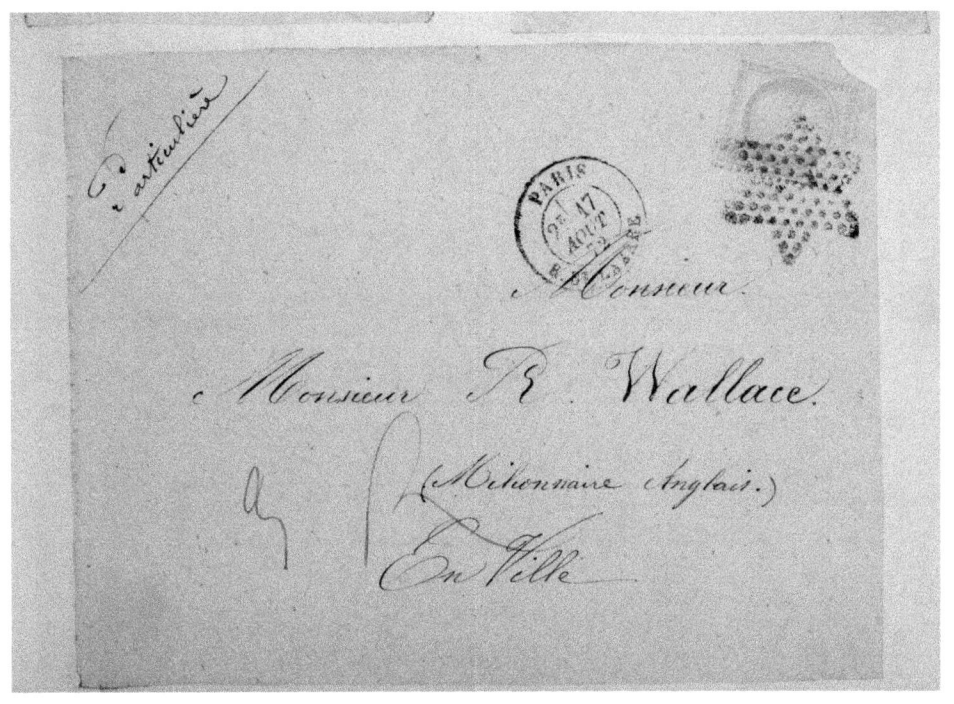

Letter to R. Wallace, English millionaire in town, 1872
Lettre adressée à R. Wallace, millionnaire "en ville", 1872
(*by kind permission of the Trustees of the Wallace Collection, London*)

Ministère
des
Affaires étrangères.

Versailles, le 7 juin 1871.

Monsieur, Votre noble et généreuse conduite, Durant le siège de Paris, a excité une émotion générale et le Gouvernement de la France, interprète de la population de la Capitale, se plaît à vous adresser ses félicitations et ses remerciements. Un élan de cœur si loyal appelait envers votre personne, une marque particulière de souvenir et d'estime. Le chef du pouvoir exécutif s'est plu à Vous associer à l'Ordre de la Légion d'honneur, et vient, sur ma proposition, de vous conférer, par arrêté en date de ce jour, la croix de Commandeur. Recevez cette distinction, si bien méritée, comme un gage de tous les sentiments que vous avez inspirés, et agréez, je vous prie, l'expression personnelle de ma considération la plus distinguée et la plus affectueuse.

Le Ministre des affaires étrangères,
Jules Favre

Monsieur Richard Wallace, à Paris.

Richard Wallace is awarded the Légion d'Honneur in 1871
Richard Wallace reçoit la Légion d'Honneur en 1871
(*by kind permission of the Trustees of the Wallace Collection, London*)

The will of his putative father, the 4th Marquess, when read in 1870 took Wallace completely by surprise. There was hearsay that a large part of the fortune would be for the Prince Imperial and Lord Hertford's conduct had never indicated that almost all his vast fortune would be left to him. He even had to ask Sir Edward Blount the name of the Marquess's solicitor and where the will was kept.

Yet, in hardly four months, Richard Wallace's name would become famous. At the age of fifty-two he was a multi-millionaire. He was the first member of the family to behave in an altruistic manner and the first to take seriously the responsibility associated with his wealth. He was to show exemplary generosity in the months ahead and throughout the rest of his life. His philanthropic and well-organised actions were such that the people of Paris called him 'The Providence of the Poor'.

5. Richard Wallace et le Siège de Paris

En une semaine, l'armée française avait été défaite à Sedan et le flamboyant Second Empire s'était écroulé. Napoléon III fut fait prisonnier par les Prussiens qui avançaient vers la capitale. Le Paris insouciant que Wallace avait connu se transforma en camp militaire. Il y eut des émeutes dans les rues et l'Impératrice Eugénie ne put s'enfuir que grâce à l'aide de son médecin américain, le Dr Thomas Evans. Wallace aurait très bien pu quitter le pays, mais il tint pour son devoir de rester dans la ville où il avait passé pratiquement toute sa vie. En outre, son fils était incorporé dans l'armée française et il lui fallait protéger la collection. Il transféra à Paris, rue Laffitte, les peintures et le mobilier, trop exposés à Bagatelle. A l'origine, les étrangers n'avaient pas senti la nécessité de partir, mais dès la mi-septembre, l'armée occupante avait traversé la Seine et encerclé la ville, le Siège de Paris avait commencé.

L'ambassadeur de Grande-Bretagne, Lord Lyons, partit pour Bordeaux, la seule décision discutable de sa longue carrière, qui l'amena à être tancé publiquement par Peel à la Chambre des Communes, pour une « fuite peu généreuse et lâche ». Le consul, Falconer Attlee fut aussi critiqué pour avoir cherché la sécurité à Dieppe. En fin de compte, Edward Blount, le riche banquier, fut désigné officiellement comme consul en titre le 24 janvier 1871, par une lettre de Lyons parvenue par pigeon voyageur. C'eût été un délicieux repas venu du ciel, mais il fallait résister à la tentation si l'on voulait envoyer une réponse ! Cette nomination inattendue était une charge difficile pour Edward Blount, mais répondre négativement par la même voie des airs eût été encore plus difficile ! D'autres résidents britanniques, tels les Maugham, hissèrent l'Union Jack sur leurs balcons et laissèrent leurs maisons aux bons soins des domestiques. Mais beaucoup d'autres restèrent sur place et le clergé anglican assura sans faille les offices durant la période 1870-1871. A l'Eglise Saint-Joseph, Les Pères de la Passion établirent un petit hôpital de campagne et un service d'ambulance à la demande de Mademoiselle de Mac-Mahon.

5. Richard Wallace and the Siege of Paris

It took only a week for the French army to be defeated at Sedan and the opulent Second Empire to be in ruins. Napoleon III was captured by the Prussians who were advancing on the capital. The nonchalant Paris to which Wallace was accustomed became an army camp. There was rioting in the streets and the Empress Eugénie only managed to escape through the assistance of her American doctor, Dr Thomas Evans. Wallace might well have left the country but he felt it his duty to remain in the city where he had lived for virtually all his life. Besides, his son was serving in the French army and he had the Collection to protect. He transferred the paintings and furniture from the now dangerously exposed Bagatelle to the rue Lafitte house in Paris. Initially, there was no need for foreigners to leave, but by the middle of September, the invading army had crossed the Seine, encircled the city and the siege of Paris had begun.

The Ambassador, Lord Lyons, left for Bordeaux, the only questionable action of his long career, which led to his being castigated by Peel in the House of Commons for having made an 'ungenerous and unmanly flight'. The Consul, Falconer Attlee, was also criticised for fleeing to the safety of Dieppe. Eventually the rich banker, Edward Blount was formally appointed Acting Consul in January 1871, by a letter from Lord Lyons sent by pigeon post. It would have been a good meal, literally out of the blue, but temptation had to be resisted if a reply were to be despatched! Other British residents, such as the Maughams placed a Union Jack on their balconies and left their homes in the care of the French servants. But many stayed and the Anglican clergy maintained services throughout. At St. Joseph's Church, the Passionist Fathers established a small emergency hospital and an ambulance service at the request of Mademoiselle de MacMahon.

Au début des restrictions, on mit des moutons à paître dans les jardins de l'ambassade et les caves humides furent parfaites pour faire pousser des champignons. Mais après Noël 1870, les deux chevaux et une vache – tout le bétail de l'ambassade - furent confisqués et la nourriture devint rare. Les Pères de la Passion mangèrent de la viande de cheval salée, des rats, des chats et des chiens, mais en contrepartie des privations qu'ils subissaient, ils reçurent une part du vin provenant du pillage des caves impériales, au Palais des Tuileries. Les communications avec l'Angleterre furent maintenues grâce aux ballons dirigeables. Les domestiques des Maugham interrogèrent leurs maîtres au moyen de pigeons voyageurs pour savoir… s'il convenait de mettre les housses de printemps sur le mobilier du salon !

Comme le siège continuait et que les conditions de vie se dégradaient un peu plus, les Parisiens, qu'ils fussent Français ou Anglais, ne purent que se louer d'avoir Richard Wallace avec eux. La détresse et la dureté des temps suscitèrent chez Wallace une générosité et une volonté de venir en aide aux nécessiteux, une attitude qui contrastait avec celle qu'aurait eue son père. Wallace devait avoir gardé des sommes considérables en liquide à sa banque, car il fit don de £12 000 pour un hôpital de campagne pour s'occuper des soldats malades et blessés de l'unité où servait son fils et un second hôpital destiné aux Anglais qui n'avaient pu quitter Paris et qui étaient victimes de la maladie ou de la misère. Le ravitaillement devint si rare qu'ils mangèrent eux aussi des chiens, des chats et des rats. Six mille chevaux appartenant à la compagnie parisienne des fiacres furent utilisés pour l'alimentation, de même que les animaux du zoo. Le bombardement de la capitale commença au début du mois de décembre 1870 et les mois rigoureux de janvier et février accrurent les privations, avec le bois de chauffage qui commençait à manquer et le gaz presque uniquement réservé aux ballons qui reliaient la capitale au monde extérieur.

Comme toujours, ce sont les plus démunis qui souffrirent le plus. Wallace fut élu président du British Charitable Fund, qui avait été fondé en 1823. Il passa en moyenne trois heures par jour à distribuer de la nourriture et de l'argent, facilitant

At first, sheep grazed in the Embassy gardens and the dank cellars proved a perfect source of mushrooms. But after Christmas 1871, the Embassy livestock of two horses and a cow were confiscated as food became scarce. The Passionist Fathers ate salted horseflesh, rats, cats and dogs, but as part compensation for their privations received their share of the Imperial wine cellar from the looted Tuileries Palace. Communication with England was maintained throughout by means of balloons. At the same time the Maugham servants sent carrier pigeons with messages asking if they should place the summer covers on the drawing room furniture.

As the siege continued and conditions worsened, Parisians be they French or English, were truly fortunate to have Richard Wallace among them. Their distress and hardship was to bring out in Wallace a generosity and eagerness to help that were in total contrast to his father. Wallace must have been left a considerable amount of cash in the bank, as he gave £12,000 for a field hospital to tend the sick and wounded soldiers of the unit where his son was serving and a second hospital for the sick and poverty-stricken English stranded in Paris. Food soon ran so short that even six thousand horses belonging to the Paris cab company and the animals in the zoo were consumed during the siege. The shelling of the capital started at the end of December and the cold months of January and February increased the deprivation as wood for heating ran out and gas was being used almost exclusively for the balloons that linked the besieged city with the outside world.

It was, as always, the deprived who suffered most. Wallace was elected Chairman of the British Charitable Fund which had been founded in 1823. He spent an average of three hours a day distributing food and money and helping to arrange

aussi la fuite vers l'Angleterre de beaucoup de familles affolées par la situation. Les archives disponibles nous apprennent que 871 personnes sollicitèrent et obtinrent le droit de partir pour l'Angleterre durant le Siège, 518 pendant la Commune, et qu'en janvier 1871, 1266 personnes dépendaient totalement ou partiellement du Charitable Fund pour « le charbon, la soupe, le riz, le pain et le Liebig » (une viande traitée et séchée). Il fait peu de doute que beaucoup de gens, qui n'auraient jamais envisagé la possibilité de requérir assistance, étaient aux dernières extrémités et auraient péri sans ces secours.

Au delà de généreux dons pécuniaires de plus de £30 000, Wallace fut extrêmement efficace et la gestion du Fund servit, dit-on, de modèle pour les autorités municipales. Wallace était toutefois sujet à la mauvaise humeur et aux colères, il acceptait mal la moindre intrusion dans ses projets. Il fit don de £4 000 pour engager une souscription en faveur des victimes des bombardements et £1 200 pour l'acquisition de 300 000 « bons de soupe » pour tous, quelle que fût la nationalité. Un journal, *L'Electeur de Paris* le nomma « Le Bienfaiteur de Paris » et il devint sans aucun doute la personnalité la plus populaire de la capitale. Pourtant, peu de gens reconnaissaient la grande silhouette distinguée de cet Anglais qui visitait telle ou telle mairie, distribuant son argent pour les pauvres.

Wallace avait bien évidemment attendu la mort de son père pour épouser Julie Castelnau, la mère de son fils de trente-sept ans, maintenant capitaine dans l'armée française. Edward Blount, alors consul britannique, célébra le mariage, mais le diplomate Lionel Sackville-West, dont la fille Vita hérita dans des conditions controversées d'une part de la fortune de Wallace quelque quarante ans plus tard, considéra que Blount n'avait aucun titre pour célébrer les mariages. Selon Wilfred Scawen Blount :

« Il déchira la page en disant que le mariage n'était pas juridiquement valable et qu'il n'aurait pas dû être là. Attlee le bibliothécaire qui s'occupait des archives, fut choqué de cette attitude et insista pour que Lionel remette la page en place et reconnaisse par écrit qu'elle avait été déchirée. »

passages to England for the many frightened families. From the records of the Fund we know that 871 persons applied for and obtained passages to England before the Siege, 518 during the Commune, and that in January 1871, 1266 persons were almost, if not altogether, dependent on the Charitable Fund for 'coal, soup, rice, bread and 'Liebig' (processed dried beef). Indeed many people who had never contemplated the possibility of needing assistance were in extremis and would have perished but for the British Fund.

Besides being the generous donor of over £30,000, Wallace was also extremely efficient and the management of the Fund was said to be a lesson for municipal authorities. He was, however, fractious and quick-tempered, and resented any interference with his plans. He gave a further £4,000 to start a subscription for those injured by the shelling and £1,200 to buy 300,000 soup tickets for all citizens irrespective of nationality. The newspaper, *Electeur de Paris* named him 'The Benefactor of Paris' and he was undoubtedly the most popular personality of the besieged city. Yet few recognised the tall distinguished English gentleman as he visited one Mairie after the other, distributing monies for the poor.

Wallace had evidently waited until his father died before marrying Julie Castelnau, the mother of his thirty-year old son, now a captain in the French army. Edward Blount, the acting British Consul, officiated at the marriage, but the diplomat, Lionel Sackville-West, whose daughter Victoria would controversially benefit from the Wallace fortune some forty years later, considered that Blount had no licence to carry out marriages. According to Wilfred Scawen Blunt:

'He tore out the page, saying the marriage was an irregular one and ought not to be there. Attlee, who was librarian in charge of the archives, was shocked at this and insisted that Lionel should restore the page and write an acknowledgement of it being torn out'.

Aussitôt après, une nouvelle cérémonie de mariage eut lieu sous le régime de la loi française, à la Mairie de la rue Drouot. Wallace s'attribua le titre de propriétaire terrien, mais n'indiqua pas le nom de ses parents.

Après l'armistice et la fin du Siège, l'approvisionnement en nourriture reprit – avec entre autres un fonds de secours mis en place par le Lord Maire de Londres. Wallace continua à alléger la misère et fut unanimement salué pour l'aide qu'il continua à apporter, jusqu'à ce que l'approvisionnement reprenne son cours normal.

Mais les Parisiens n'avaient pas encore retrouvé la paix. La guerre civile, qui éclata entre les Communards et le gouvernement qui s'était replié à Versailles, entraîna la mort dans les rues de beaucoup d'innocents, hommes, femmes et enfants. Au fur et à mesure que les troupes de Versailles avançaient dans Paris, écrasant les barricades, héroïquement défendues, les Communards mirent le feu à la ville, détruisant notamment les Tuileries. On estime que plus de 20 000 personnes moururent lors de cette répression sanglante et des exécutions sommaires qui suivirent.

Le fait que la colonne Vendôme ait été abattue suscita littéralement des frissons à l'ambassade de Grande-Bretagne, située juste en face d'une barricade, à l'angle de la rue d'Anjou et du Faubourg Saint-Honoré. En 1871, le jour même de St. George's Day, la résidence de l'ambassadeur fut touchée six fois, lors de l'enlèvement de la barricade par les troupes gouvernementales. Comme la grande salle à manger officielle avait été transformée pour l'occasion en salle d'hôpital, l'ambassadeur lui-même dut s'adapter aux circonstances en dînant dans la cave mais, selon la conception anglaise du « noblesse oblige », toujours en tenue de soirée, avec un service impeccable assuré par le maître d'hôtel et les valets de pied. Ce genre de scène a été merveilleusement représenté cent ans plus tard dans « Carry on up the Khyber » - un film qui dépeignait avec humour la manière britannique de faire face à des situations critiques, même au fin fond du Pendjab. L'Eglise Saint-Joseph fut bombardée pendant l'office et les Communards la fouillèrent sans succès espérant y trouver le Maréchal Mac-Mahon, qui s'était caché derrière le rideau de l'autel principal – et qui avait pourtant abandonné son bicorne sur l'autel même !

Immediately afterwards they were remarried according to French law at the Mairie in the rue Drouot. Wallace described himself as a landed proprietor but did not give the names of his parents.

Following the armistice and the end of the Siege, food arrived for the Parisians, including a relief fund, set up by the Lord Mayor of London. Wallace continued to alleviate the misery, and was universally acclaimed for the help he continued to give until the supplies came regularly.

But the Parisians were not yet to find peace. The civil war between the Communards and the government, which had retreated to Versailles, resulted in innocent men, women and children being shot down in the streets. As the Versailles troops advanced into Paris, crushing the valiantly held barricades, the Communards set fire to the city, notably destroying the Tuileries. It is estimated that more than 20,000 died in the bloody repression and the summary executions that followed.

The toppling of the column in the Place Vendôme literally sent a shudder through the British Embassy opposite the barricade at the corner of the rue d'Anjou and the Faubourg St Honoré. On St. George's Day in 1871, the Residence received six direct hits as the barricade was stormed by Government troops. With the State Dining Room transformed into an emergency ward for the wounded, the senior Embassy officer made concessions to circumstance and dined in the cellar in full evening dress, the dining table faultlessly laid and served by butler and footmen – a very British understanding of noblesse oblige. Such a scene was to be reproduced so wonderfully 100 years later in 'Carry on up the Khyber', a film that amusingly showed the indomitable spirit of the British during the Siege in the Punjab. St. Joseph's was shelled during Mass and the communards searched the Church unsuccessfully for Maréchal MacMahon, hiding behind the high Altar curtain, even though he had left his hat on the altar itself!

Avec le Traité de Paix de juin 1871, vint le temps des honneurs pour Richard Wallace. La reine Victoria le fit baronnet et il reçut la Légion d'Honneur. Une avenue de Paris reçut son nom et le 11e arrondissement lui remit une médaille d'or. Il était devenu sans aucun doute le philanthrope le plus connu et le plus honoré du moment.

Wallace allait vivre en Angleterre les quatorze années qui suivirent, mais, avant de quitter la France, il fit encore des dons à des institutions charitables. Il fit même l'acquisition de droits de chasse dans la forêt de Compiègne, pour que les pauvres puissent bénéficier des faisans qui étaient tirés sur le domaine. Il allait aussi doter Paris des fameuses fontaines d'eau potable accessibles à tous. Pour ne pas en rester aux ambulances de campagne, il avait décidé, en mémoire de son père, de construire pour les pauvres, un hôpital qui allait devenir le Hertford British Hospital, ouvert dans un bâtiment provisoire en novembre 1871.

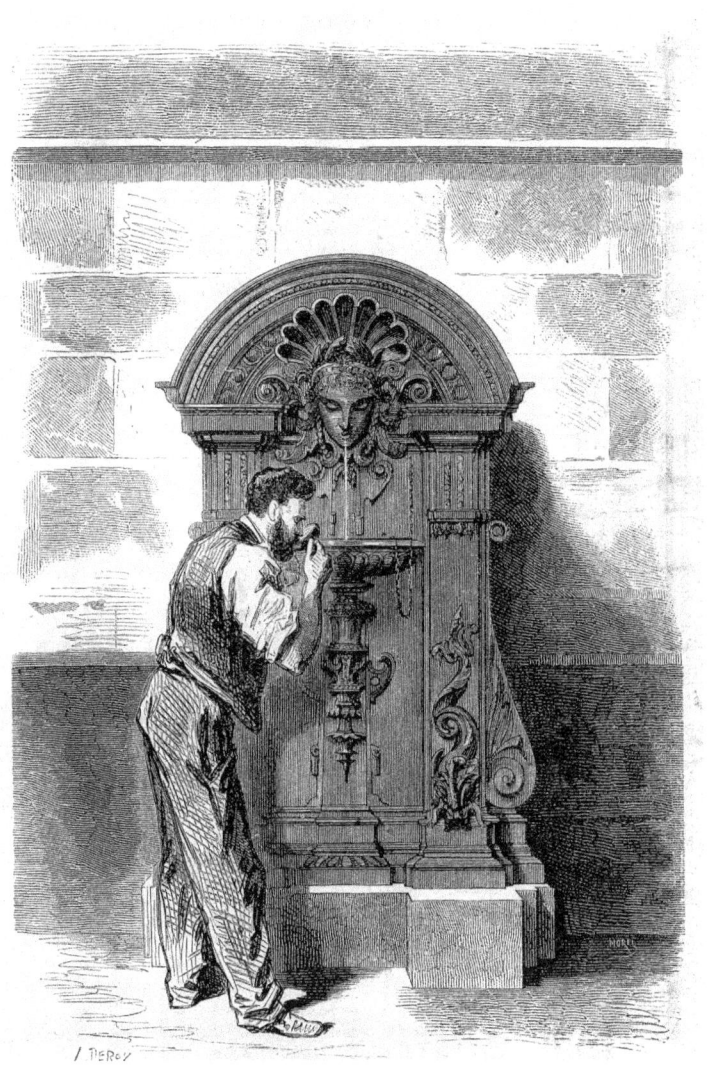

Wallace Fountains
Les fontaines Wallace
(Hertford British Hospital Collection)

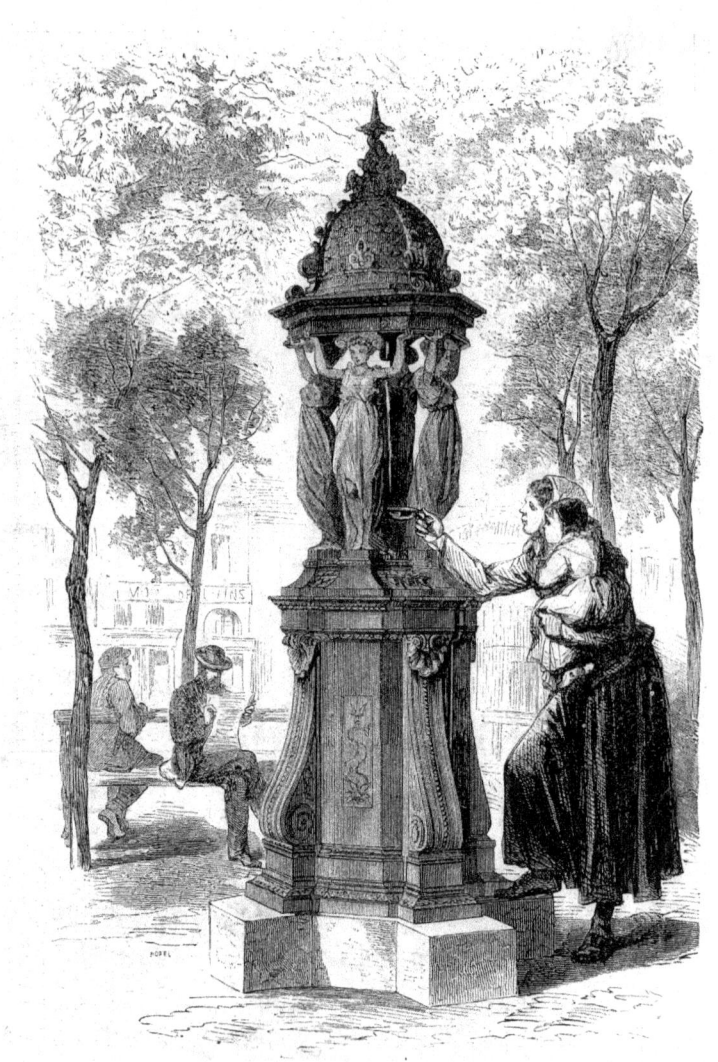

Wallace Fountains, Paris
Les fontaines Wallace, Paris
(*Roger-Viollet*)

With the Peace of June 1871, came honours for Richard Wallace. Queen Victoria created him a baronet and he was awarded the Légion d'Honneur. In Paris an avenue was named after him and the XIth Arrondissement presented Wallace with a gold medal. He was undoubtedly the most renowned and celebrated philanthropist of his day.

Wallace was to live in England for the next fourteen years, but prior to leaving France he was still making gifts to charities. He even bought the shooting rights of the forest of Compiègne so that the poor could receive the pheasants that were shot on the estate. He was to donate the much-loved drinking fountains to the citizens of Paris, and as a succession to the field ambulances he decided to build a hospital for poor British citizens in memory of his father. This was to become the Hertford British Hospital that opened in temporary quarters in November 1871.

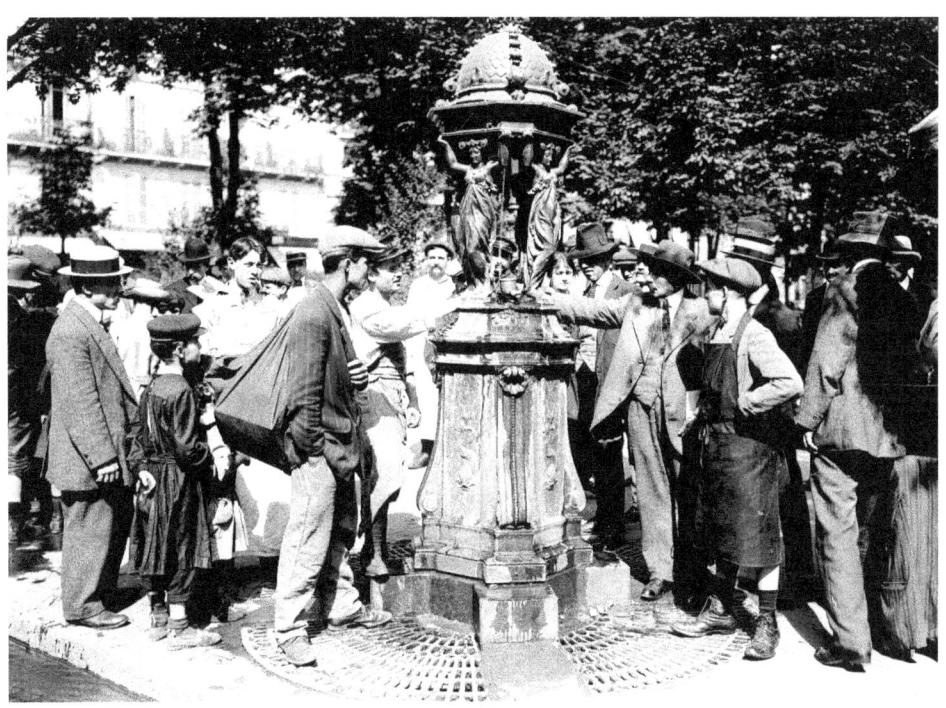

Wallace Fountains, Paris
Les fontaines Wallace, Paris
(Roger-Viollet)

6. Les fontaines Wallace

Pendant le Siège de Paris et la Commune, beaucoup d'aqueducs avaient été détruits et le prix de l'eau, déjà élevé, avait considérablement augmenté, en privant beaucoup de gens pour leur usage quotidien. D'où une tendance à remplacer l'eau potable par... du vin ! Les personnes plus sobres éprouvèrent l'obligation morale de prévenir l'alcoolisme ainsi répandu dans une large partie de la population.

On dit que les fontaines furent construites pour trois raisons :

'Un bassin pour désaltérer les chevaux
Un gobelet pour apaiser la soif des passants
Un bol d'eau pour rendre heureux les moineaux de Paris'

Richard Wallace conçut lui-même trois sortes de fontaines et il présenta ses dessins très précis au sculpteur Charles Auguste Lebourg. Le 4e marquis possédait une statue de terre cuite de Lebourg, lequel continua à travailler pour le compte de Richard Wallace, réalisant des bustes de lui-même et de Lady Wallace. Les trois statues restèrent à Bagatelle jusqu'à la mort de Lady Wallace. Il voulait que les fontaines soient à la fois esthétiques et fonctionnelles, qu'on les voie de loin et qu'elles soient en harmonie avec le style des rues. Il convenait aussi qu'elles soient faciles à entretenir et pas exagérément coûteuses. Le matériau utilisé fut le fer, qui était bon marché, facile à fondre, robuste et fréquemment utilisé à l'époque. Les fontaines furent peintes en vert foncé, comme le reste du mobilier urbain, leur conférant discrétion et harmonie avec les parcs et les élégantes avenues bordées d'arbres.

Les premières fontaines furent réalisées dans les « Fonderies du Val d'Isne », situées à Saint-Dizier et le poinçon de cette fonderie apparaît sur la base. Par la suite – et jusqu'à aujourd'hui - la production fut transférée à la « Compagnie Générale d'Hydraulique et de Mécanique » de Sommevoire (Haute-Marne).

6. The Wallace Fountains

During the siege of Paris and the Commune many aqueducts had been destroyed and the price of water, that was already costly, increased considerably, depriving many poor citizens of water for everyday use. The consequence was the tendency to replace drinking water with wine and more sober citizens felt a moral obligation to prevent drunkenness in a large proportion of the population.

The fountains were said to be constructed for three purposes:

'A basin to water the horses
A goblet to quench the thirst of passers-by
A bowl to give happiness to the sparrows of Paris'

Richard Wallace personally designed three different fountains and he submitted his very precise sketches to the sculptor Charles-Auguste Lebourg. He intended the fountains to be aesthetic and functional, easily seen from a distance but in harmony with the street layout. They should also be easy to maintain and reasonably priced. The material used was iron, which was cheap, easy to mould, robust, and was commonly used in the period. They were dark green, which like all the street furniture, would be discreet and in harmony with Paris's parks and elegant tree-lined streets.

The original fountains were cast in the 'Fonderies du Val d'Isne', situated in Saint Dizier in the Haute-Marne and the signature of the Foundry is marked on the base. Later production, which continues today, was transferred to the Compagnie Générale d'Hydraulique et de Mécanique de Sommevoire (Haute-Marne).

Il y eut trois modèles de fontaines :

Le grand modèle fut conçu par Richard Wallace d'après la « Fontaine des Innocents ». Sur un socle de pierre d'Hauteville, se tient un piédestal octogonal qui supporte la fontaine proprement dite, composé de quatre cariatides d'une finesse diaphane et très peu vêtues, qui supportent à leur tour le dôme, décoré de dauphins. Un mince filet d'eau émane du sommet du dôme et tombe dans une vasque, protégée par une grille. A l'origine, deux gobelets métalliques attachés par des chaînes étaient disponibles, mais ils furent interdits « pour raisons d'hygiène » en 1952. Chacune des quatre cariatides, représentant respectivement la Bonté, la Simplicité, la Charité et la Tempérance, diffère des autres par la position des genoux ou la façon dont leur tunique est nouée.

Le modèle mural – Au milieu d'un fronton semi-circulaire, l'eau sort de la tête d'une naïade dans une vasque, soutenue par deux piliers. Ce modèle moins onéreux devait être érigé dans des lieux de grand passage, comme les hôpitaux ou les casernes. Toutefois assez peu furent effectivement installées et aujourd'hui ne subsiste que celle de la rue Geoffroy-Saint-Hilaire.

Le petit modèle – On trouve ces simples fontaines, avec un bouton poussoir, marquées du sceau de la Ville de Paris, dans les squares et jardins. Aujourd'hui encore, les mamans qui promènent leurs enfants sont heureuses de les trouver dans divers jardins de la capitale.

La localisation de ces fontaines dans Paris fut décidée par Eugène Belgrand, le directeur des Eaux et Egouts de Paris, en accord avec le Baron Haussmann. Ces fontaines remportèrent un succès immédiat. Le magazine *L'Illustration* écrivit à l'occasion de la première installation :

L'eau avait à peine commencé à couler que la foule se battait pour obtenir un gobelet. Chacun voulait être le premier à goûter la bonne eau de la Dhuys qui coulait des fontaines aussi fraîche que la source. C'était un cadeau qui fut vraiment apprécié par toute la population.

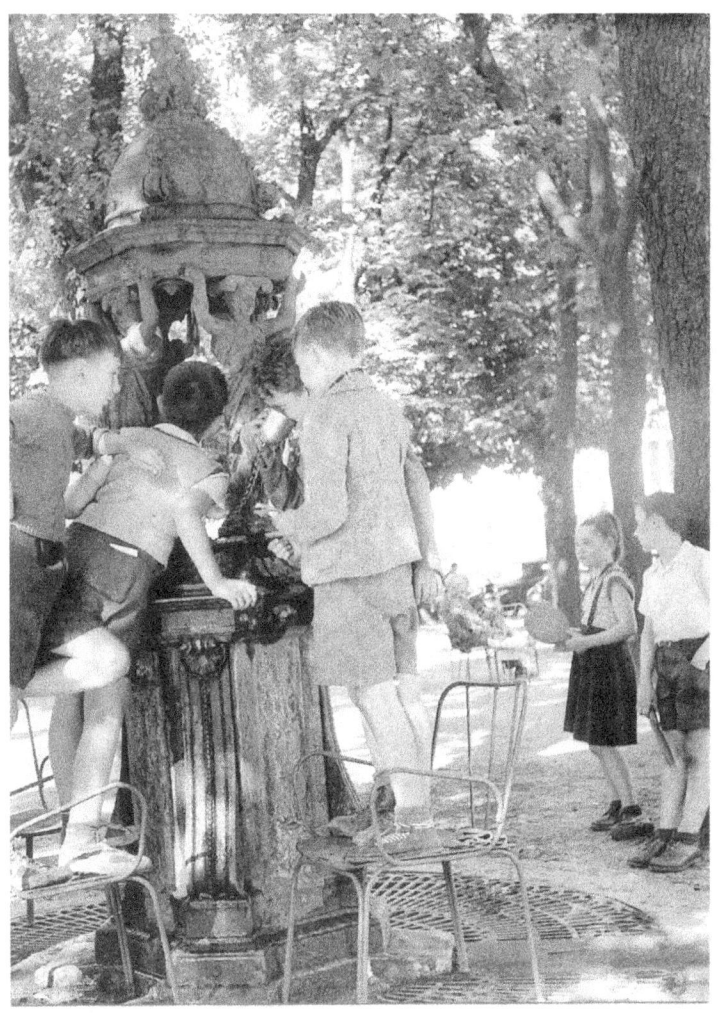

Wallace Fountains, Paris, 1951
Les fontaines Wallace. Paris, 1951
(*Keystone*)

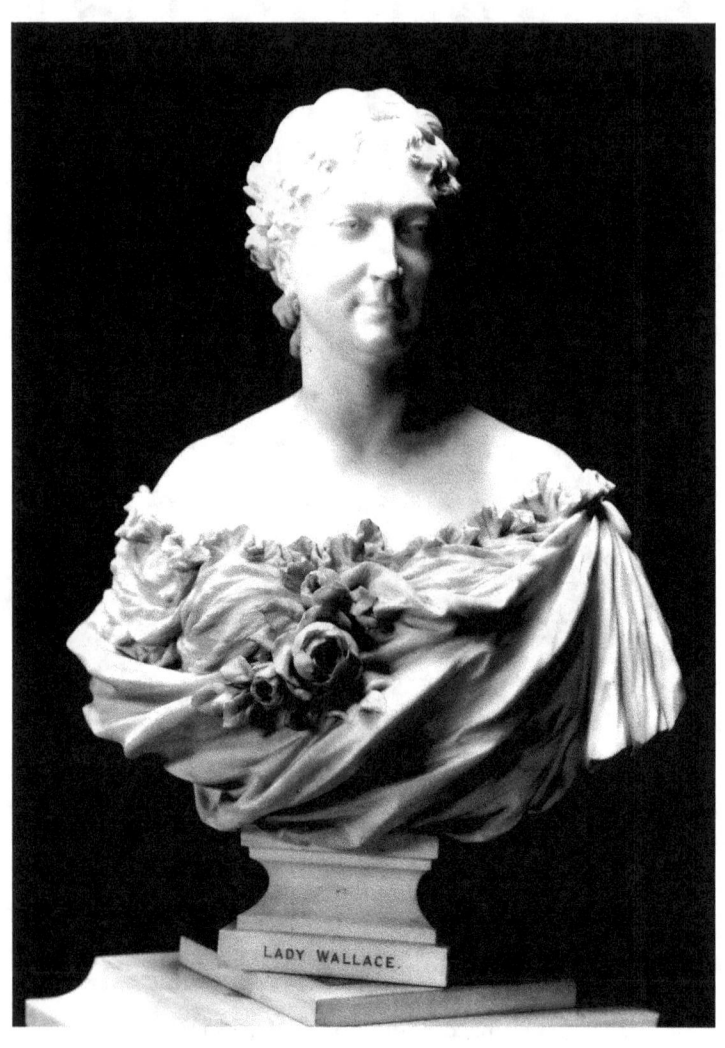

Lady Wallace
(*by kind permission of the Trustees of the Wallace Collection, London*)

There were three models:

The Large Model was designed by Richard Wallace after the 'Fontaine des Innocents'. On a base of Hauteville stone stands an octagonal pedestal which supports the fountain composed of four almost diaphanous scantily-clad caryatids, which in turn hold the dome, that is decorated with dolphins. A thin stream of water falls from the centre of the dome on to the bowl, which is protected by a grill. Initially, two metal goblets attached by chains were available, but were abolished 'for hygiene reasons' in 1952. Each of the four caryatids, representing Kindness, Simplicity, Charity and Temperance is different, either by the position of the knee or the manner in which the tunic is knotted.

The Wall Model - In the middle of a semi-circular fronton, water falls from the head of a naiad, on to a marine bowl which is held up by two pillars. This less expensive model was intended to be erected in places with a high concentration of pedestrians, such as hospitals and barracks. However few were commissioned and today only one remains in service at rue Geoffroy-Saint-Hilaire.

The Small Model - These are the simple push-button fountains, marked with the Paris shield, that are found in squares and gardens. They are particularly popular with mothers looking after their children in the various parks of the capital.

The choice of positioning the Fountains in Paris was made by Eugéne Belgrand, the director of the Water and Drainage systems of Paris, in collaboration with Baron Haussmann. The Fountains were an immediate success. 'L'Illustration' reported on the installation of the first fountain:

'Water had hardly began to flow when there was battle among the crowd to obtain one of the goblets. Everyone wanted to be the first to taste the good water from Dhuys, which flowed from the fountain as fresh as from the source. It was a gift that was truly appreciated by all the population.'

La Dhuys, une rivière à 13 km de Paris, était reliée par un aqueduc au réservoir de Ménilmontant. Construit en 1862, il avait été partiellement détruit pendant le Siège en 1870.

Les Fontaines Wallace font désormais partie du paysage de Paris. Sur les Grands Boulevards, il y en a soixante-huit du grand modèle, neuf du petit modèle et une du modèle mural – contrairement à une opinion répandue, elles fournissent toujours de l'eau potable. Elles font partie des rares fontaines qui fournissent de l'eau gratuitement dans la ville et elles sont en service du 15 mars au 15 novembre, étant régulièrement repeintes et vérifiées tous les deux ans. On trouve aussi des Fontaines Wallace dans beaucoup d'autres villes françaises, par exemple huit à Bordeaux, et dans des pays comme le Brésil, le Canada, les Etats-Unis et l'Espagne.

Une anecdote intéressante figure dans les mémoires de Sir Nicholas Henderson, qui, comme on le découvrira en détail dans un prochain chapitre, fut à l'origine de la reconstruction de l'Hôpital en 1979.

« Sabine Wyrouboff et Philippine de Ganay avaient organisé une fête d'adieu pour quelques-uns de nos amis français au cours de laquelle elles devaient nous remettre un cadeau. Le projet était de nous offrir une Fontaine Wallace, de celles qu'on voit dans les rues de Paris. J'avais toujours eu un penchant pour ces fontaines et je pense que beaucoup de gens à Paris le savaient. Chirac avait promis que la Ville de Paris prendrait à sa charge la moitié du prix – peut-être fallait-il y voir le paiement partiel de la dette envers Sir Richard Wallace qui avait fait don des fontaines à l'origine. Sans cette contribution, le prix eût dépassé les moyens de nos amis. Toutefois, au dernier moment, quelque fonctionnaire à l'Hôtel de Ville, chargé des responsabilités financières considérables de la ville de Paris et d'une non moins considérable animosité contre Chirac, déclara qu'il ne pouvait approuver le don. Si Chirac persistait dans son idée, il lancerait une campagne hostile à son sujet. Chirac dit alors qu'il était prêt à payer la somme de sa poche. J'appris cela très tardivement, car l'information ne m'avait pas été dévoilée dès l'origine. Je dis alors que, aussi touché que je fusse, je ne pouvais

The river Dhuys, which is 13km from Paris, was linked by an aqueduct to the reservoir at Ménilmontant. Built in 1862, it had been partially destroyed during the Siege in 1870.

The Wallace Fountains are very much part of the Paris scene of today. On the boulevards there are sixty-eight of the large model, nine of the small model and one wall model. Contrary to general opinion, they still provide drinkable water. They are among the rare fountains that provide free water in the city, operate from the 15th March to the 15th November and are regularly painted and serviced every two years. Wallace Fountains also are found in many in other towns in France; including eight in Bordeaux and in other countries including Brazil, Canada, USA and Spain.

There is an interesting anecdote from the Memoirs of Sir Nicholas Henderson, who, as will be narrated fully in a later Chapter, was the prime initiator of the rebuilding of the Hertford British Hospital in 1979.

'Sabine Wyrouboff and Philippine de Ganay organised a farewell party for some of our French friends at which they had intended to give us a present, a Fontaine Wallace such as seen in the streets of Paris. I had always had a penchant for these fountains and I suppose lots of people in Paris knew this. Chirac had promised that the City of Paris would meet half the price, perhaps to be seen as part repayment of the debt they owed to Sir Richard Wallace who had given the city the original fountains. Without this contribution a fountain would have been beyond the means of our friends. However, at the last moment, some official at the Hôtel de Ville with considerable financial responsibility and with no less considerable animus against Chirac, said that he could not approve the gift. If Chirac insisted on going ahead with the idea he would organise hostile publicity about it. Chirac said he was prepared to meet the cost out of his own pocket. When very belatedly I heard this, the whole story having been kept from me, I said that, touched as I was by the thought, I could not possibly accept. Apparently no second-hand fountain

raisonnablement accepter. Apparemment aucune fontaine ne pouvait être acquise d'occasion et une copie allait devoir être faite au prix énorme de cinquante mille francs, soit environ six mille livres. Donc, quand la réception eut lieu le dernier jeudi soir, tous nos amis étaient là – pas la fontaine. Chirac non plus, ce qui valait peut-être mieux, car beaucoup des personnes présentes étaient des Giscardiens, parmi lesquels des relations proches. Philippine fit un discours charmant, dévoilant une photo de la fontaine. Je répondis en disant combien j'étais touché et triste que l'événement ait illustré une nouvelle fable de La Fontaine qui commençait ainsi :

> Maître Corbeau sur son arbre perché
> Tenait en son bec un Wallace……… »

was available as they were having to have a copy made at the enormous cost of fifty thousand francs, which was equivalent to about six thousand pounds. When, therefore, the party took place on the last Thursday evening all our friends were there but not the fountain; nor Chirac, which was perhaps as well because many of those present were Giscardians, including close relations. Philippine made a nice speech in which she unveiled a photo of the fountain. I replied saying how touched and sad I was but the event had produced a new fable de la Fontaine which began:

> Maître Corbeau sur son arbre perché,
> Tenait en son bec un Wallace……..'

7. Sir Richard et Lady Wallace en Angleterre et en Irlande 1872-1885

La collection, rapatriée rue Laffitte, avait été stockée et protégée pendant le Siège, mais Wallace, angoissé et bouleversé par la violence de la Commune, décida d'aller vivre en Angleterre et de transférer près de la moitié de la collection à Londres. Son fils, Edmond Richard Wallace, décida également de quitter la France en compagnie de ses parents. Il avait été démobilisé de l'armée française, ayant reçu la Légion d'Honneur à titre militaire. Murray Scott, devenu l'indispensable secrétaire qui devait jouer un grand rôle dans la vie de l'Hôpital, les suivit également.

En cette seconde partie du règne de la Reine Victoria, la Grande-Bretagne était indubitablement la première puissance du monde. Une analyse rétrospective montrerait déjà certains signes révélateurs d'une érosion des bases économiques de la prospérité anglaise et d'un affaiblissement dans sa volonté de "leadership" mondial ; à l'époque, la population de l'île n'en avait pas conscience. La taille de son Empire, celle de sa Marine – deux fois plus puissante que toute autre au monde - un tiers du commerce mondial financé par les Britanniques et transporté par des bateaux anglais, rendait la Grande-Bretagne sûre d'elle-même et de sa domination sur toutes les mers. La population ne doutait pas de sa puissance et voyait le futur avec l'arrogance des vainqueurs.

La noblesse terrienne et l'aristocratie n'avaient plus l'exclusivité du pouvoir comme autrefois, mais elles jouissaient toujours d'une grande autorité. Elles manifestaient leur confiance en elles-mêmes et un sens inné de leur supériorité, qu'elles imposaient à tous ceux qui ne bénéficiaient pas des mêmes avantages. C'est dans cette société fermée que pénétrait Richard Wallace, dépourvu toutefois du titre de la vieille famille aristocratique – des Hertford.

Wallace n'avait pas encore pu visiter les propriétés considérables dont il avait hérité en Angleterre et en Irlande.

7. Sir Richard and Lady Wallace in England and Ireland 1872-1885

The Collection in the rue Lafitte house had been stored and protected during the Siege but Wallace, distressed and horrified by the violence of the Commune, decided to live in England and to transfer nearly half the Collection back to London. His son, Edmond Richard Wallace, also decided to leave France with his parents. He had retired from the French army after receiving the Légion d'Honneur for distinguished services. They left France with their secretary, John Murray Scott, who by this time had become indispensable to the family, and as we shall see later would play a major role in the future of the Hospital.

Great Britain in the second half of Queen Victoria's long reign was unequivocally the leading country of the world. Looking back, it is possible to detect that already the economic basis of Britain's prosperity was being eroded, the commitment to dominate was weakening; but no such doubt assailed the island people. Assured then by the size of their Empire that their navy was double the size of any other and a third of the world's trade was financed by Britain and carried in British boats. That Britannia ruled the waves, they saw the future with the arrogance of a master race.

The landed gentry and aristocracy had not retained the exclusive power they once enjoyed but they still exercised vast authority. They were self-confident, their inborn sense of superiority intimidating to all who did not share their advantages. It was to this elite circle of British society that the French-educated Richard Wallace was to enter, but not carrying the title of a long-established aristocratic family – the Hertfords.

Wallace had not, as yet, been able to visit the substantial properties that he had inherited in England and Ireland. The

Sans surprise, les familles Hertford et Seymour contestèrent le testament du 4ᵉ marquis. Mais, après d'interminables procès, les propriétés irlandaises furent conservées par Wallace, après paiement de £400 000 à Sir Hamilton Seymour.

Wallace était aussi en conflit avec Lord Hertford à propos de la fameuse "entailed property" – à savoir les biens attachés au titre nobiliaire, mais il récupéra le bail sur Manchester House, qui abrite aujourd'hui la Wallace Collection. En la rebaptisant Hertford House, il suscita l'indignation de Lord Hertford, à tel point que ce dernier jugea bon d'écrire au secrétaire privé de la Reine Victoria, Sir Henry Ponsonby. Cette lettre figure aujourd'hui dans les archives royales du Château de Windsor :

Sept. 2/71
Penrhyn Castle Bangor, N.W.
Mon cher Henry Ponsonby,
Loin de moi l'idée de remettre en question ou d'attribuer quelque anomalie aux honneurs conférés à l'un de ses sujets par Sa Gracieuse Majesté la Reine, aussi puis-je espérer que la présente lettre, évoquant l'attribution à Sir Richard Wallace de la « baronnie » attachée à son titre de baronnet, ne sera pas mal comprise ; mais ma famille considère que la dénomination qu'il lui attribue, à savoir « Hertford House Manchester Square », laisse entendre un lien de parenté avec le Titre de ma famille, qu'il eût été opportun d'éviter.

Pour commencer, cette maison a été longtemps connue comme « Manchester House », non « Hertford House ». Je l'ai reçue en même temps que mon Titre, elle ne lui a donc pas été léguée par Lord Hertford et je me suis contenté de la lui laisser un temps pour entreposer ses peintures jusqu'à la fête de l'Annonciation, date d'expiration du bail du locataire. Je conviens qu'il a renouvelé le bail sous son propre nom, auprès de Lord Portman, que donc cette maison sera à lui dans le futur. Il se trouve que je viens d'acheter une maison sur Connaught Place et j'aurais aimé qu'elle portât le nom de « Hertford House », mais désormais je puis difficilement le faire sans créer de confusion. Cependant, là n'est pas l'essentiel. J'ai de bonnes raisons de penser que Wallace, après avoir refusé de me laisser acheter l'argenterie, la vaisselle et le linge de famille, qui portaient les Armes de la Couronne, s'apprête à les faire siennes,

4th Marquess's will was not unsurprisingly being contested by the Hertford and Seymour families. But after protracted litigation, the Irish estates were retained by Wallace after a settlement payment of £400,000 to Sir Hamilton Seymour.

Wallace was also in conflict with Lord Hertford concerning the entailed property but did recover the lease of Manchester House in Manchester Square, where the Wallace Collection is housed today. In changing the name to Hertford House, he infuriated Lord Hertford in such a way that the latter found it necessary to write to Queen Victoria's private secretary, Sir Henry Ponsonby. The following letter is in the Royal Archives at Windsor:

Septr. 2/71
Penrhyn Castle Bangor, N.W.
'My dear Henry Ponsonby,
Far be it from me to impugn or find fault with honours conferred upon any individual by our gracious Queen, and therefore I hope my writing on the subject of Sir Richard Wallace having received a baronetcy will not be misunderstood; but my Family do feel that his description being of 'Hertford House Manchester Square' gives him a connection with the family Title which would better have been avoided.

To begin with that House has been for many years been known as 'Manchester' not 'Hertford' House and was entailed on me, not left to him by Lord Hertford and I have only given it up to him as a Warehouse for his Pictures until Lady Day next when my lease of it expires. It is true that he has renewed the Lease from Ld Portman in his own name, so it will be his from that time. I have just bought a house in Connaught Place which I should have liked to call Hertford House, but now can hardly do so without confusion. However this is a small matter, but I have reason to believe, from Wallace having refused to allow me to buy any of the Family Plate, China, Linen etc. at a valuation which had the Arms or Coronet upon them, that he is only preparing to adopt them as if he were one of the Family and to this I do object most strongly, having had the late Lord's most solemn assurance that he was not Mr.

comme s'il faisait partie de notre famille et je m'y oppose de la façon la plus formelle, ayant reçu du feu Lord, l'assurance la plus solennelle qu'il n'était pas le père de Mr Wallace. Une relation ne pourrait exister que par la Mère de Lord H, mais il y a maintenant de bonnes raisons d'émettre des doutes sur l'existence même de cet apparentement et Wallace pourrait bien n'être que le fils illégitime de Lady Hertford, née Fagniani, et d'un inconnu, lui ôtant ainsi toute prétention aux noms et armes des Conway ou des Seymour. C'est sur ce dernier point que vous pourriez encore me rendre un service. Si vous aviez vent d'une quelconque demande visant à lui permettre d'utiliser l'un ou l'autre de ces noms, auriez vous l'obligeance de m'en informer. Je comprends que l'accord de la Reine serait en tout état de cause nécessaire et que vous en auriez nécessairement connaissance, quoiqu'une telle demande puisse peut-être être formulée auprès du College of Arms. Si c'était le cas, je vous prie de m'aviser quant à la façon d'agir. Nous avons déjà un baronnet qui utilise les noms et armes de la famille de façon illégitime, nous n'en souhaitons pas un autre. D'autant plus que subsistent encore nombre de questions et de recours entre Wallace et moi-même au sujet des propriétés irlandaises. Il revendique par exemple, une propriété considérable au sein même de mes terres du Warwickshire. Il a conservé des portraits de famille qui nous revenaient comme sujets aux conditions imposées par le testateur, et il y a beaucoup d'objets à Manchester House, dont il reconnaît qu'ils m'appartiennent et qui restent à régler, des documents de valeur à me rendre, etc.

Je laisse à Sir Hamilton Seymour le soin de dire son sentiment sur les honneurs qui ont été concédés à son adversaire avant que la question des terres irlandaises ne soit réglée, mais je sais d'ores et déjà pour ce qui me concerne, que je ne toucherai pas un shilling de loyer sur le domaine d'Antrim qui m'appartient toujours, pour peu que de nouvelles concessions accordées à Sir Richard laissent entendre qu'il est membre de notre famille....

   Believe me
   Yours always sincerely
   HERTFORD

Wallace's Father. The relationship therefore can only be thro' Lord H's Mother, but there are now reasons to doubt the existence of even this connection and after all he could only be the illegitimate son of Lady Hertford, née Fagniani by some unknown man and can have no possible claim to the name or arms of Conway or Seymour. It is on this point that you may still be able to do me a service. If you hear of his applying for permission to use either the one or the other will you have the kindness to give me notice. I conclude the Queen's sanction must be obtained and you would therefore know it, tho' it may perhaps be done only thro' the College of Arms. If so, please advise me how to act. We have already one illegitimate Baronet using the family name and Arms and we do not want another. Especially as there are all sorts of claims & questions still unsettled between Wallace and myself besides the Irish Estates. He claims for instance a considerable property in the heart of my Warwickshire Estate. He retains some valuable Family Pictures which were marked as entailed & there are many Articles not forthcoming from Manchester House, acknowledged by him to belong to me which have to be settled. Valuable Papers & Patents to be given up &c.

I leave it to Sir Hamilton Seymour to say what he feels about honours being given to his opponent before the Irish Estate question is settled, but I know that I myself shall not get a shilling of Rent paid me on the Antrim property still belonging to me if further concessions are made to Sir Richard as one of the family....'

Believe me
Yours always sincerely
HERTFORD

Cette lettre de Lord Hertford traduit sans aucun doute une réaction due au fait que, Wallace ayant hérité de la fortune du 4e marquis, largement supérieure à ce que représentait l'entailed property, ceci semblait entériner le fait qu'il était bien son fils. En outre, il avait été fait baronnet sur recommandation du Premier ministre, Gladstone, et il était maintenant accepté dans le cercle des riches et talentueux amis du Prince de Galles. On notera avec intérêt que la Reine Victoria nota dans son Journal, le 24 février 1871 :

« Me suis rendue à Manchester House, à Manchester Square, la maison de feu Lord Hertford, qui appartient maintenant à Mr Wallace (fils naturel présumé du feu Lord). »

Wallace allait consacrer plusieurs années à agrandir la maison, pour lui donner le style qu'on lui connaît aujourd'hui. Il avait l'intention d'y vivre avec Lady Wallace et dut revoir l'aménagement des collections pour y adjoindre celles qui venaient de Paris. Un élément nouveau fut l'escalier monumental, dont l'élégance fut rehaussée par une remarquable balustrade Louis XV, en fer forgé et en bronze

Pendant la longue période de la transformation de sa résidence londonienne, Wallace finança personnellement une exposition de ses collections dans l'East End de Londres, à Bethnal Green. Elle fut organisée par le South Kensington Museum, l'ancêtre du Victoria and Albert. Inauguré par le Prince et la Princesse de Galles qui, jamais auparavant, ne s'étaient aventurés dans cette partie de Londres, elle obtint un succès remarquable, attirant 25 000 personnes dès le premier jour, pour la plupart d'origine modeste.

Une fois encore, la presse fit la louange de Richard Wallace, ce généreux mécène, devenu une légende en France et en Angleterre. Le 29 juin 1872, *The Graphic* écrivit :

« Sir Richard Wallace est l'exemple parfait de ce que devrait être un homme fortuné, et nous espérons qu'il fera école auprès d'autres millionaires. Il y a en Angleterre un bon nombre d'hommes qui sont incapables de dépenser la totalité de leurs revenus annuels (à moins qu'ils ne soient assez fous pour jouer aux courses). Et les lois de la nature, qu'aucun acte

Lord Hertford's letter is no doubt a reaction to the fact that, because Wallace had inherited the 4th Marquess's fortune, which was hugely in excess of the entailed property, he was generally considered to be his son. Besides, he had been made a Baronet on the recommendation of the Prime Minister, Gladstone, and was now being accepted in the Prince of Wales's circle of rich and talented friends. It is interesting that in Queen Victoria's diary of the 24th Febuary 1871, she wrote:

'Drove to Manchester House in Manchester Square, the late Ld. Hertford's house, now belonging to Mr Wallace (supposed to be the late Lord's natural son.)'

Wallace was to spend several years enlarging his London house to the size and style it is today. He had intended to live there with Lady Wallace, and was obliged to reorganise the housing of the Collections to include those he was bringing from Paris. A new feature was the monumental staircase that was beautifully enhanced to include the unique forged-iron and bronze Louis XV balustrade.

During the long transformation of his London home, Wallace personally financed an exhibition of his Collections in the East End of London at Bethnal Green organised by the South Kensington Museum, the forerunner of the Victoria and Albert. Opened by the Prince and Princess of Wales who had never before ventured into this part of London, it was an outstanding success, attracting more than 25,000 the first day, mainly from poor and destitute members of the population.

Once again the press was in praise of Richard Wallace this extraordinarily generous benefactor who was a legend in France and England. On the 29th June 1872, the *Graphic* wrote:

'Sir Richard Wallace is the very type and model of what a rich man ought to be and we hope some other millionaires will profit by his example. There are a good many men in England who cannot possibly spend their annual incomes (unless they are fools enough to go on the turf), while regulations which no Act of Parliament can repeal prevent them from carrying any of their money into the next

du Parlement ne pourra changer, les empêcheront d'emporter leur argent dans l'autre monde. La solution évidente serait de le dépenser ici-bas en faisant le bien, et les œuvres charitables mises en place par Sir Richard Wallace, constituent un noble exemple, car elles n'humilient jamais celui qui reçoit. »

Il y avait une différence considérable entre le très charismatique Sir Richard Wallace et son épouse, Lady Wallace. Cette dernière semble ne s'être jamais vraiment accoutumée à la vie en Angleterre et fit mine de ne pas parler la langue, quoique, selon certains indices, elle lût le *Morning Post*. Il est probable qu'elle éprouva quelque difficulté d'adaptation, quand elle devint l'une des hôtesses les plus en vue de la société de l'époque. Elle était sans réelle éducation, venant d'un milieu très simple. Etant d'un naturel effacé, elle avait tendance à laisser son époux prendre les décisions – ce qu'elle fit pendant le reste de son existence.

Un gentleman ne pouvait assumer correctement son rang dans la société anglaise s'il ne possédait pas une résidence à la campagne. Le 4e marquis avait laissé deux demeures sur des terres liées au titre des Hertford : Ragley, où habite l'actuel Lord Hertford, et Sudbourne, dans le Suffolk. Le 5e marquis trouva trop lourde la charge de ces deux domaines, il accepta de vendre Sudbourne à Wallace, pour £200 000, une somme qui d'ailleurs excédait sa valeur réelle. Sudbourne n' existe plus. Lord Clark, dont le père avait racheté la propriété, fut surpris que Wallace fût si attaché à cette maison carrée, d'allure lugubre, située dans la campagne peu accueillante de l'East Anglia :

Je n'aurais jamais imaginé que Sir Richard, le cas-type de la personne qui ne se refusait rien, ait trouvé quoi que ce soit d'attirant dans cette maison sans caractère, sise dans cette campagne si froide de l'East Anglia. C'était une œuvre typique de Wyatt, une grosse boîte carrée en briques, avec un intérieur néo-classique réfrigérant.

La raison est sûrement sentimentale, car elle avait appartenu à son père. Il allait faire d'importants aménagements dans la maison et les jardins. Il reprit les parties de chasse qui y avaient été si réputées au temps du 3e marquis, employant jusqu'à

world. The obvious alternative is to spend it here in doing good, and the charity of which Sir Richard Wallace has set such a noble example is of a sort which never degrades the recipient.'

There were many differences between the charismatic Sir Richard Wallace and his wife, Lady Wallace. She never appeared to become accustomed to her life in England, and pretended not to speak the language, although apparently she read the *Morning Post*. It must have been difficult for her to adjust to becoming one of society's leading hostesses, with the limited education and upbringing of her simple background. Being of a retiring nature, her role was to let all decisions be taken by her husband, a position she was to adopt for the rest of his life.

A gentleman could not satisfactorily fulfil his role in English Society unless he owned a country estate. The 4th Marquess had left two entailed estates: Ragley, the seat of the present Lord Hertford, in Warwickshire and Sudbourne in Suffolk. The 5th Marquess found the burden of running two estates too high, and agreed to sell Sudbourne to Wallace for £200,000, a price above market value. Sudbourne no longer exists and Lord Clark, whose father had bought the property, was surprised that Wallace was so attached to this square, bleak house in the uninviting East Anglian countryside:

'I should not have supposed that so great an exponent of self-indulgence as Sir Richard could have found much to attract him in this featureless house, set in the cold East Anglian countryside. It was one of Wyatt's typical East Anglian jobs, a large square brick box, with a frigid, neo-classical interior.'

The reason is surely that it had belonged to his father, and he was to make important alterations to the house and gardens. He revived the shooting parties that were so renowned during the 3rd Marquess's time, employing twenty-three permanent

vingt-trois gardes-chasses en permanence. Parmi les invités, figurait le Prince de Galles, qui y vint plus d'une fois, bien qu'il fût obligé – ses carnets l'indiquent – de parler français à Lady Wallace pendant tout le dîner.

En plus des travaux à Hertford House, Wallace avait dû se préoccuper de Bagatelle, qui était dans un triste état, ravagé par la Commune et l'armée d'occupation. Le « Pavillon des Pages », qui avait subi beaucoup de dégâts, fut remplacé en 1873 par le Trianon. Wallace le destinait à son fils, qui ne l'habita jamais. Conçu par l'architecte De Sages, il était de style classique, une agréable transition entre le style Louis XVI et le style contemporain, utilisant pour la construction le fer et l'asphalte. A l'extrémité de la cour d'honneur, il avait construit deux maisons de gardiens et, le long de la nouvelle cour, des bâtiments voûtés pour loger le personnel qui, malheureusement, ôtaient la cohérence du plan original de Bélanger. Pourtant, Wallace était très fier des modifications et considérait qu'elles maintenaient le charme du 18e siècle que ses ancêtres avaient connu.

Wallace n'avait nullement l'intention de se comporter en Irlande comme le propriétaire qu'on ne voit jamais et, doté d'un caractère généreux et d'un fort sens du devoir, il ne négligeait pas ses fermiers. Pendant le procès, né des litiges sur le testament du 4e Lord, il avait fait une excellente impression sur les gens de Lisburn, qui lui demandèrent de les représenter au Parlement britannique, ce qu'il fit comme membre du parti Conservateur de 1873 à 1885. Il participait régulièrement aux sessions, mais selon Hansard, il prit rarement la parole, si ce n'est pour évoquer des questions purement irlandaises.

Toutefois il honora l'engagement pris par son père, de construire une maison à Lisburn. Dénommée Castle House, elle reprenait le style de Hertford House à Londres et fut conçue par l'architecte Thomas Ambler. C'est aujourd'hui un collège technique. Wallace créa aussi un jardin public de six hectares, appelé aujourd'hui Wallace Park.

Sir Richard Wallace avait maintenant fait pleinement sa place dans la bonne société britannique. Comment était-il considéré par les membres du Parlement qu'il côtoyait ?

gamekeepers. Among the guests was the Prince of Wales, who came on more than one occasion, mentioning in his diaries being forced to speak French to Lady Wallace throughout the dinner.

As well as the work at Hertford House, Wallace had to turn his mind to Bagatelle, which was in an appalling state, ravaged by the Commune and army occupation. The badly damaged 'Pavillon des Pages' was replaced by the Trianon in 1873, intended for the use of his son, who in fact never lived there. Designed by the architect De Sages , it was classical in style, 'a pleasant transition between Louis XVI and the contemporary style, using iron and asphalt in the construction.' At the end of the courtyard, he had built two lodges for the guardians and vaulted staff-quarters alongside the new courtyard, which, unfortunately, took away the homogeneity of the original plan of Bélanger. Wallace, however, was very proud of the alterations and considered them in keeping with the charm of the eighteenth century.

Unlike his ancestors, Wallace had no intention of being an absentee landlord in Ireland and, with his generous and dutiful character did not neglect his tenants. During the court case over the Will, he had made an excellent impression on the people of Lisburn, who asked him to represent them in the English Parliament, which he did as a Conservative from 1873 to 1885.

He did, however, carry out the pledge made by his father to build a house in Lisburn. Named Castle House, it was modelled on Hertford House in London by the architect Thomas Ambler, and is today a technical college. Wallace also created a twenty-five acre public park, now called 'the Wallace Park'.

Although Sir Richard Wallace was fully established in British society, how was he considered by his fellow members of Parliament? Coming from Napoleon III's France, he

Arrivant de la France de Napoléon III, il faisait très français avec sa barbiche et sa moustache. Avait-il de l'accent, ayant été élevé entièrement en France ? Le registre officiel Hansard ne donne aucune indication – il n'enregistrait pas mot à mot le texte des discours à cette époque, mais un membre du Parlement représentant Chelsea, Sir Charles Dilke, déclara qu'il avait un accent, le présentant comme un 'gentilhomme charmant, gai et raffiné', mais ajoutant: 'Il était Français, pas Anglais, son anglais était imparfait.'

Wallace fut très déçu par son fils Edmond car, comme sa mère, il ne s'adapta pas à l'Angleterre. Ses voyages en France furent de plus en plus fréquents, et le désir de Wallace de le voir épouser une Anglaise fut déçu. Le fait qu'Edmond fût un enfant illégitime, né avant le mariage de ses parents, l'empêchait d'hériter du titre. La Reine fut approchée par l'entremise du Premier ministre, Disraeli, dont Wallace était ami. La réponse de la Reine fut consignée dans un mémorandum :

« La Reine a porté la plus haute attention à la question qui lui a été soumise par Sir Richard Wallace et elle est arrivée à la conclusion qu'il ne serait pas souhaitable de s'en remettre à sa proposition, à savoir de créer une nouvelle baronnie en faveur de Mr Edmond Richard Wallace ».

Le mémorandum disait pour terminer « que ne pouvait être retenu l'argument selon lequel Mr Wallace s'installerait en France s'il n'était pas fait baron, car beaucoup de personnes fortunées étaient barons et que le Souverain britannique ne saurait conférer cet honneur pour de telles raisons ».

Wallace perdit presque tout contact avec son fils, qui ne semblait s'intéresser ni aux collections, ni aux domaines dont il hériterait, en Angleterre ou en France. En outre, il vivait à Paris avec une actrice, dont il avait quatre enfants sans être marié, ce qui faisait dire à Wallace : 'Mon Dieu, est-ce que nous n'aurons jamais fini d'avoir des bâtards?'

Conséquence directe de ce qu'il considérait comme une trahison de la part de son fils, la santé de Wallace se dégrada. Il souffrait de la goutte et de graves accès de dépression. On ne le voyait plus que rarement dans le monde et, alors qu'au

must have looked very French with his imperial beard and moustache. Did he have an accent, having been brought up entirely in France? We can obtain no indication from Hansard, which did not record verbatim in those days, but the member for Chelsea, Sir Charles Dilke said he had an accent, being a 'kind, cheery, polished gentleman', but 'He was French, not English, speaking English imperfectly.'

Wallace's great disappointment was that his son Edmond, like his mother, did not settle down easily in England. His visits back to France became more and more frequent, and Wallace's desire that he should find a wife in English Society was never realised. The fact that Edmond was illegitimate, being born before they were married, meant that he could not inherit the title. It was through his friendship with Prime Minister Disraeli that the Queen was approached. The Queen in a memorandum replied:

'The Queen has given the case of Sir R(ichard) Wallace the fullest consideration and has come to the conclusion that it would not be advisable to do what is proposed, viz., to create a new Baronetcy with remainder to Mr Edmond Richard Wallace'.

It ended by saying 'it does not follow however that this Mr Wallace would settle in France if he were not a Baronet, for many wealthy people are not Baronets and it would not do for the sovereign to confer such an honour on such an understanding.'

Wallace soon became completely separated from his son, who seemed to have no interest in the Collection or the Estates he would inherit either in England or in France. Moreover he was living in Paris with an actress, and had four children out of wedlock, causing Wallace to exclaim; 'Mon Dieu, est-ce que nous n'aurons jamais fini d'avoir des bâtards?'

Mainly as a result of what he considered to be his son's betrayal, Wallace's health deteriorated. He suffered from gout and from serious bouts of depression. He was seldom seen in society and whereas in the early 1870's he decided he could not

111

début des années 1870, il avait décidé qu'il ne pouvait plus vivre en France, il pensait maintenant l'inverse. Confiant à son secrétaire John Murray Scott le soin de s'occuper de Lady Wallace, il repartit vivre à Paris, comme son père, seul et reclus derrière les murs de Bagatelle.

La terrible nouvelle de la mort de son fils, le 14 mars 1887, à l'âge de quarante-sept ans, à cause d'un accident cardiaque, fut une tragédie pour Wallace. Edmond ne voyait plus son père et n'avait jamais vécu à Bagatelle. Il est mort dans son appartement de l'avenue Marceau et, comme en disgrâce, ne fut pas enterré dans le caveau de la famille Hertford-Wallace au Père-Lachaise, mais dans une tombe toute proche appartenant à sa tante, la marquise de Chevigné, qui était née Frances-Maria Seymour-Conway, fille de Mie-Mie.

Richard Wallace resta actif durant cette période et s'occupa de la reconstruction de l'église St. George à un nouvel emplacement, rue des Bassins, aujourd'hui rue Auguste Vacquerie, et il devint en 1885 président du comité de reconstruction de l'église. Parmi les autres membres figuraient l'avocat Robert Maugham et le "Hon." Dr Alan Herbert, qui avait aidé Wallace pendant le Siège de Paris et exerçait maintenant au Hertford British Hospital.

Wallace demanda à l'architecte de l'hôpital, Ernest Sanson, de construire la nouvelle église. Elle était de style français byzantin, très élevée, avec une galerie dans le triforium et deux rosaces symétriques aux extrémités est et ouest. Elle pouvait contenir sept à huit cents personnes. Wallace y assista à un office pour la première fois à l'occasion de Noël 1888. Il avait demandé à la Reine Victoria l'autorisation d'appeler l'église Victoria Chapel et il avait reçu une réponse positive du Château de Windsor, mais le nom ne resta en quelque sorte qu'un nom subsidiaire et l'église fut consacrée sous le nom de St. George.

Wallace aurait pu trouver une consolation auprès de sa demi-sœur, Seymourina, mais ils avaient eu des mots et ne se parlaient plus. Il retourna en Angleterre en 1888, pour les noces d'argent du Prince et de la Princesse de Galles. Il assista

live in France, he now felt he could no longer live in England. Leaving Lady Wallace in the capable hands of his secretary John Murray Scott, he left for Paris to live, like his father, alone behind the secluded walls of Bagatelle.

The news of his son's death in 1887 from a heart disease at the age of forty-seven was a terrible shock. Edmond had remained estranged from his father and had never lived at Bagatelle, dying in his apartment in Avenue Marceau. He was not even buried in the Hertford-Wallace Mausoleum at Père-Lachaise. The remains, as if in disgrace, were buried in the same cemetery but in a nearby tomb belonging to his aunt, la marquise de Chevigné, who had been born Seymour-Conway, the daughter of Mie-Mie.

Richard Wallace was still active during this period and in 1886 became Chairman of the committee formed to rebuild St. George's Church on its new site in the rue des Bassins, now Auguste Vacquerie. Other committee members were the solicitor Robert Maugham, father of the author Somerset Maugham, and the Hon. Dr Alan Herbert, who had assisted Wallace during the siege of Paris and was now a physician at the Hertford British Hospital.

Wallace appointed the Hospital architect, Ernest Sanson, to build the new church. It was French Byzantine in style, very lofty with a gallery in the triforium and matching rose windows at the east and west ends and able to seat seven to eight hundred. The first service attended by Wallace was on Christmas Day 1888. Wallace had petitioned Queen Victoria that the church be called Victoria Chapel and had received a favourable response from Windsor Castle, but the name continued as a sort of subtitle and it was consecrated as St. George's.

Wallace might have found solace with his half-sister, Seymourina, but they had quarrelled and were no longer on speaking terms. He returned to England in 1888 on the occasion of the Silver Wedding of the Prince and Princess

aussi à l'exposition des Old Masters, à Burlington House, et ses contemporains furent surpris de le voir si frêle et fatigué. Dans ses dernières années, cette vie extraordinaire, si largement consacrée à alléger les souffrances et les épreuves des autres, sembla assombrie par un désenchantement et un sentiment d'échec. Sa femme était restée à Londres, il avait perdu son fils unique et il semblait n'avoir plus guère de contact avec ses petits-enfants.

On a raconté que Sir Richard détestait trois choses : poser pour un peintre ou être photographié, écrire aux journaux pour réfuter telle ou telle rumeur fantaisiste colportée à son sujet, enfin écrire son testament. En fait, quand il tomba malade, il avait seulement noté les grandes lignes de ses intentions, comptant les mettre définitivement en forme avec un homme de loi.

La vie de ce grand philanthrope trouva son terme le 20 juillet 1890. Il mourut à Bagatelle dans la chambre de Charles X, celle-là même où son père était mort vingt ans plus tôt. C'était un dimanche, la nouvelle fut vite connue au sein de la communauté britannique de l'église St. George que Wallace avait aidé à construire. Selon ses volontés, la cérémonie de l'enterrement fut simple ; le cortège, comprenant Lady Wallace et le 6e marquis, traversa Paris pour un service religieux à l'Eglise anglaise, puis il fut inhumé dans le caveau familial au Père-Lachaise. Le Prince de Galles avait envoyé une lettre de condoléances à Lady Wallace, et l'ambassade de Grande-Bretagne fit déposer une couronne de roses rouges et blanches sur la tombe. Le faire-part de décès envoyé par Lady Wallace ne se conforma pas à l'usage : il ne mentionnait même pas les quatre petits-enfants du défunt et se contentait d'une épitaphe appropriée, tirée de saint Paul :

Trois choses demeurent :
La Foi, l'Espérance et La Charité
Mais la meilleure est la Charité

La mort de Wallace fut à beaucoup d'égards la triste fin d'une vie remarquable. Il fut le plus grand philanthrope de son temps. Le testament de Lord Hertford lui avait donné

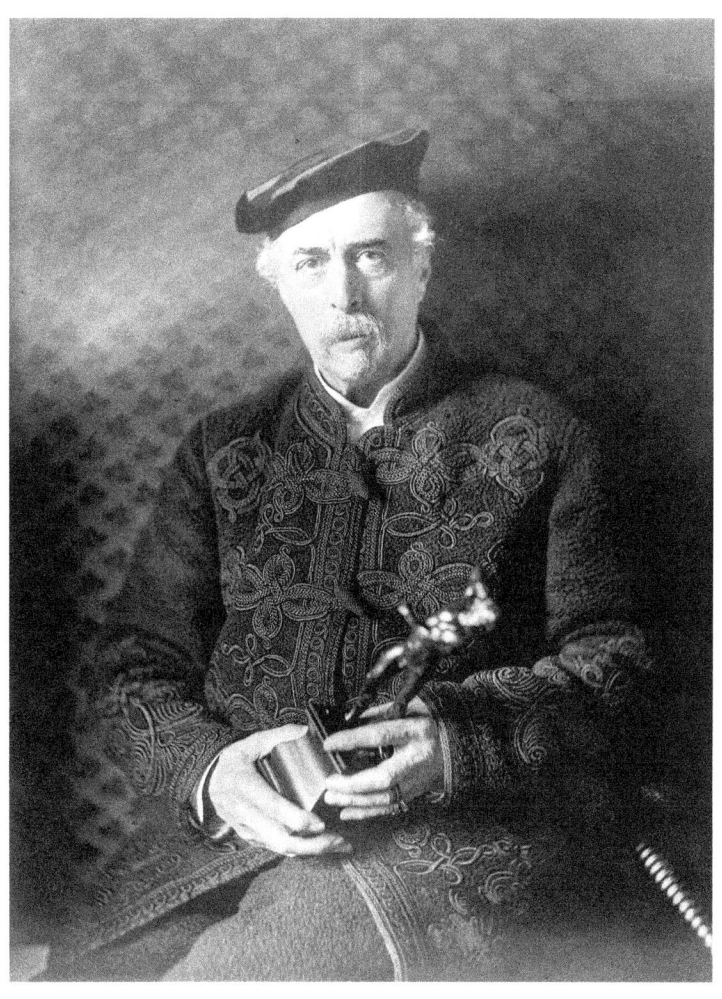

Sir Richard Wallace, his last years
Sir Richard Wallace à la fin de sa vie
(*by kind permission of the Trustees of the Wallace Collection, London*)

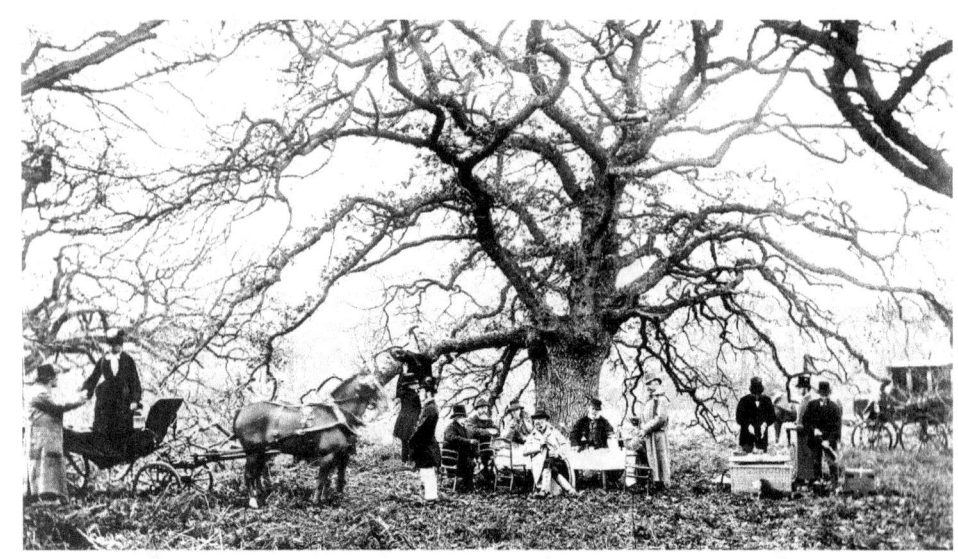

Shooting at Sudbourne
La chasse à Sudbourne
(*Musée Carnavalet*)

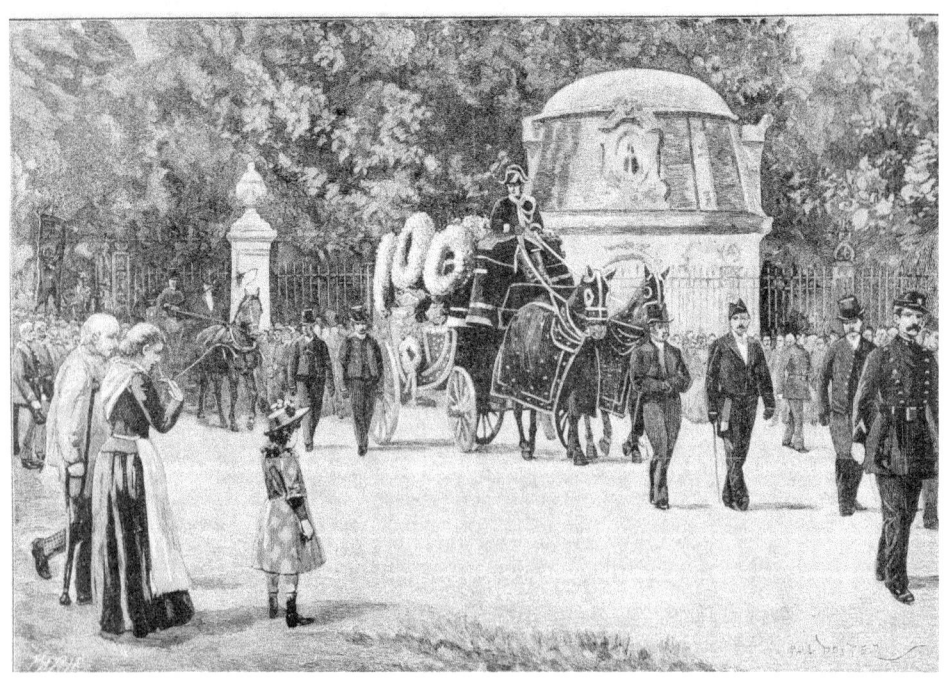

The funeral of Sir Richard Wallace
Les funérailles de Sir Richard Wallace
(*Musée Carnavalet*)

of Wales. He also attended the Old Masters' Exhibition at Burlington House, and his contemporaries were surprised by his frail and tired condition. For such an extraordinary life, devoted so considerably to alleviate the suffering and hardship of others, his last years seemed to be clouded in disillusionment and sense of failure. His wife remained in London; he had lost his only son, and seemed to have virtually no contact with his grandchildren.

It was said that there were three things that Sir Richard disliked: to be painted or photographed, to write to the press to refute the extravagant rumours that circulated about him and to write his will. In fact, he had only briefly indicated the intentions of his will before he became seriously ill, intending eventually to finalise them with a lawyer.

It was on the 20th July 1890 that the life of this great philanthropist came to a close. He died at Bagatelle in Charles X's bedroom, the same room and the same bed in which his father had died. Being Sunday, the news reached the British Community at St. George's Church that Wallace had helped to rebuild. The funeral, following the wishes of Wallace, was simple; the cortège, including Lady Wallace and the 6th Marquess, crossed Paris to a service at the English Church and he was then laid to rest in the family vault at Père-Lachaise. The Prince of Wales had sent a letter of condolence to Lady Wallace and the Embassy had laid a wreath of red and white roses on the tomb. The notice of his death sent out by Lady Wallace was unusual. Contrary to the tradition, it did not even mention their four grandchildren, she only quoted the fitting epitaph from St. Paul:

Trois choses demeurent :
La Foi, l'Espérance et La Charité
Mais la meilleure est la Charité

Wallace's death was in many ways a sad end to a remarkable life. He was the greatest philanthropist of his day and Lord Hertford's will had given him the means to be accepted in

les moyens d'être accepté dans la bonne société anglaise. Il avait fait tout ce qu'il avait pu pour faire honneur au nom de son père, mais il ne fut jamais considéré comme un Hertford. Avec un fils disparu et des petits-enfants illégitimes, il n'y avait personne pour reprendre le flambeau. Il était retourné à Bagatelle pour vivre ses dernières années, là où son père, tout aussi désenchanté, était mort vingt ans plus tôt.

English society. He had done everything to honour his father's name but he was never a Hertford, and with his son dead and his grandchildren illegitimate, there would be no true succession. He had returned to Bagatelle to spend his last years in the place where his equally disillusioned father had died.

M

LADY WALLACE

A l'honneur de vous faire part de la perte douloureuse qu'elle vient d'éprouver en la personne de

Sir Richard WALLACE, Bar* K. C. B.

son Époux, décédé le 20 Juillet 1890, en son Château de Bagatelle (Bois-de-Boulogne), à l'âge de 72 ans.

> Trois choses demeurent :
> La Foi, l'Espérance et la Charité;
> Mais la meilleure est la Charité.
> *Saint Paul.*

Notice of the death of Sir Richard Wallace
Faire-part de décès de Richard Wallace
(*Hertford British Hospital*)

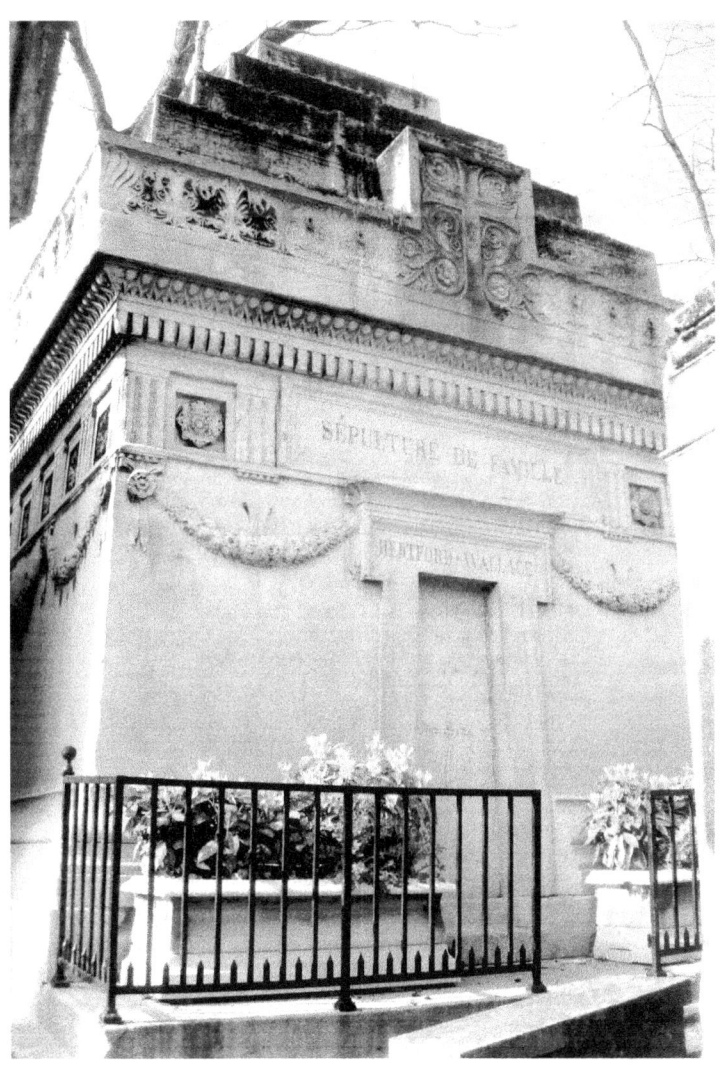

The Hertford-Wallace mausoleum at Père-Lachaise
Le caveau de la famille Hertford-Wallace au cimetière du Père-Lachaise
(*photo Howard*)

FUNERAL OF SIR RICHARD WALLACE.

(FROM OUR CORRESPONDENT.)

PARIS, WEDNESDAY NIGHT.

The funeral of Sir Richard Wallace this afternoon was marked by the simplicity and good taste for which he had been conspicuous through life. At one o'clock the body was removed in a plain hearse, drawn by two horses, from the Château Bagatelle to the Victoria Church, in the Rue des Bassins, where the choral service was impressively performed by the Rev. G. Washington, and his curate, the Rev. Mr. Bradford. Lady Wallace, who seemed overwhelmed with grief, was present in church, and followed her husband's remains to the cemetery, and among the large crowd which assembled to pay the great philanthropist a last tribute of respect, were the Marquess of Hertford, Lady Lytton, Colonel the Hon. R. Talbot, the Marquess De Valterre, Mr. J. H. FitzHenry, Mr. Cadogan, Mr. Falconer, Mr. Atlee, Mr. Austin Lee, M. De Bunsen, and Mr. Condie Stephen, representing the Embassy, the Hon. Alan Herbert, Dr. Faure Miller, Mr. I. J. B. Sewell, Mr. Maugham, Captain Gye, R.N., M. Levasseur, Mr. Scott, and all the members of the British colony still in town, and a Deputation from the Paris Town Council.

A body of stalwart *gardes-chasses* walked after the hearse to the cemetery. The most impressive feature in this unostentatious funeral was the spontaneous tribute paid to the deceased by the population of the poorer quarters of Paris through which the *cortége* had to pass on its way to Père-la-Chaise. They turned out in thousands, and exhibited a reverent attitude very unusual

Articles in the Press on the death of Sir Richard Wallace
Extraits de la presse après le décès de Sir Richard Wallace
(Royal Archives, Windsor)

DEATH OF SIR RICHARD WALLACE.

(FROM OUR CORRESPONDENT.)

PARIS, SUNDAY NIGHT.

Both England and France have sustained a serious loss by the death of Sir Richard Wallace, which took place somewhat unexpectedly this morning at his country seat at Bagatelle, in the Bois de Boulogne. Though he had been in indifferent health for a long time, there was no expectation that the end was near, and when the news was first made known at the morning service in the church in the Rue des Bassins, the erection of which was in a great measure due to his liberality, it caused a keen feeling of regret.

The deceased Baronet was a natural son of the fourth Marquess of Hertford, and was born in London in July, 1818, when his father was eighteen years of age. Removed at an early age to Paris, where the Marquess resided, that city became the home and principal residence of father and son all their lives. When the Marquess died in 1870 his title descended to General Seymour, his cousin, who was Equerry to the Prince Consort and the father of the present Peer; and his great fortune, estates, and pictures were bequeathed to Richard Wallace. The pictures form a famous collection. Lord Hertford lent them to the Art Treasures Exhibition at Manchester in 1857, on condition that one saloon should be set apart for them. They included Sir Joshua Reynolds's "Strawberry Girl," and choice specimens of the best Dutch masters of *genre*. After Sir Richard Wallace became the owner of these priceless works of art he lent them for a considerable time to the Bethnal-green Museum. Among the estates bequeathed to him was an extensive one in the North of Ireland, in the county Antrim, which led to Sir Richard, who had been created a Baronet in 1871, being elected M.P. for Lisburn in 1873, a seat which he held up to 1885. He was a Magistrate in the counties of Suffolk and Antrim, and a trustee of the National Galleries in London and Dublin, and of the National Portrait Gallery. Sir Richard married the daughter of a French officer, and has left a son, Edmond Richard, who served under General Vinoy through the Franco-German campaign.

8. Lady Wallace et Sir John Murray Scott

Lady Wallace avait soixante-dix ans quand son mari mourut et elle en était seule héritière. La mort de Richard Wallace avait suscité un intérêt accru pour sa collection et les sollicitations pour la voir perturbèrent sa vie recluse. Assez curieusement, elle avait décidé de rester en Angleterre pendant les dernières années de la vie de Wallace, revenu entre-temps à Bagatelle. Lady Wallace y resta encore après sa mort, bien qu'elle eût quatre petits-enfants en France. Elle s'était toujours appuyée sur son époux pour les décisions. Maintenant les responsabilités concernant l'avenir de la collection et son vaste patrimoine lui incombaient totalement.

Elle ne put que se tourner vers John Murray Scott, secrétaire à l'origine, il remplit alors un rôle bien différent. Dans une lettre de 1911, il écrivait :

Pendant les vingt-six années que j'ai passées au service de feu Sir Richard et de Lady Wallace, je fus submergé par les tâches les plus variées : vie sociale et parlementaire, activités agricoles - d'un mot j'étais le factotum. J'avais plus de responsabilités que saint Paul avec toutes ses églises.

Scott était célibataire, il avait trois frères et deux sœurs. C'est la famille entière qui semble avoir été presque adoptée par Richard Wallace et Lady Wallace : ils étaient même présents lors des visites du Prince de Galles à Sudbourne. Pourtant, le fils de Richard Wallace, Edmond, n'appréciait pas le rôle important joué par Scott au sein de la famille. Ceci apparut en diverses occasions, faisant véritablement de Scott l'ennemi d'Edmond. Après la mort de Richard Wallace, la famille Scott s'installa littéralement chez Lady Wallace, lui laissant peu d'intimité. Selon un rythme adopté, l'un des membres de la famille Scott dînait en sa compagnie tous les soirs à Hertford House. Quand elle allait à Brighton ou en Ecosse pour changer d'air, elle était toujours accompagnée de Murray Scott.

Hormis le 29, boulevard des Italiens, destiné à son fils, Richard Wallace avait légué à sa femme tout ce qu'il possédait,

8. Lady Wallace and Sir John Murray Scott

Lady Wallace was seventy when her husband died and she was the sole beneficiary of his will. Richard Wallace's death had resulted in increased interest and demands to visit the Collection which greatly disturbed her reclusive life. She had, rather surprisingly, decided to stay in England during Wallace's last years at Bagatelle, and was to remain there despite the fact that their four grandchildren lived in France. She had always depended on her husband for every decision. Now the responsibility for the future of the Collection and the vast patrimony was hers.

She could only turn to John Murray Scott who, although employed initially as a secretary, filled an altogether different role. In a letter in 1911 he wrote:

'During the 26 years I was with the late Sir Richard and Lady Wallace I was overwhelmed with the occupation of all kinds, social, parliamentary, agricultural, in short I was a factotum. I had more responsibility than St. Paul with all his churches.'

Scott was a bachelor with three brothers and two sisters, and the whole family seems to have been almost adopted by Richard and Lady Wallace, even being present when the Prince of Wales visited Sudbourne. Richard Wallace's son Edmond, however, did not appreciate the important role that Scott played in the family. This was demonstrated on various occasions, making Scott very much his enemy. After Richard Wallace's death, the Scott family virtually lived with Lady Wallace and she was seldom left alone. It was arranged that one of the Scott family would dine with her every night at Hertford House. When she went to Brighton or Scotland for a change of air she was always accompanied by Murray Scott.

With the exception of 29 boulevard des Italiens which had been destined for his son, Richard Wallace bequeathed

à la seule condition du paiement par ses soins de diverses pensions. Plus important, quant au devenir du Hertford British Hospital, comme nous le verrons, le baronnet n'avait arrêté aucune mesure précise pour son financement futur. Depuis son ouverture, onze ans plus tôt, les frais de fonctionnement avaient été financés par Wallace sur sa fortune personnelle, sans laisser aucune disposition écrite pour l'avenir. Conseillée sans doute par Murray Scott, Lady Wallace décida de remettre l'Hôpital au gouvernement britannique. Le 31 juillet 1891, elle fit don, par acte notarié établi en France, de l'Hôpital, avec le terrain et les bâtiments, accompagnés d'une dotation « suffisante pour faire fonctionner sans limite de temps le Hertford British Hospital de Levallois-Perret et assurer son bon entretien sur les bases actuelles ». Le gouvernement britannique, représenté par le commissaire aux Travaux Publics, accepta le don en capacité d'administrateur, aux côtés de Sir Philip Wodehouse Currie, de John Murray Scott et de Lucas Capron. Les administrateurs, de leur côté, s'engagèrent par écrit à maintenir l'Hôpital dans la vocation qui lui avait été attribuée au moment de la fondation par Sir Richard Wallace, précisant que la direction et le contrôle de l'établissement seraient dévolus au Comité de direction et que ni l'Hôpital, ni les fonds qui lui étaient alloués, ne seraient soumis au contrôle de l'Assistance Publique ou de quelque organisme français. La dotation d'origine s'élevait à £141 000, sous la forme de titres fonciers irlandais 2 ¾ garantis.

Nous ignorons comment fut fait le calcul conduisant à cette somme, mais il semble que ce fut le chiffre conseillé par Murray Scott. Il s'avéra bien vite qu'il était totalement insuffisant pour couvrir les frais de l'Hôpital, et en tous cas produisant un revenu très inférieur aux £40 000 par an générés par le domaine dont Murray Scott allait hériter à titre personnel. Aucune dotation ne fut concédée au gouvernement britannique quand la Wallace Collection fut léguée à la nation.

En mai 1894, quatre ans après la mort de son mari, Lady Wallace fit son testament. Richard Wallace n'avait rien écrit quant au devenir de sa collection, mais, connaissant ses intentions, elle léguait à la nation britannique tous les biens

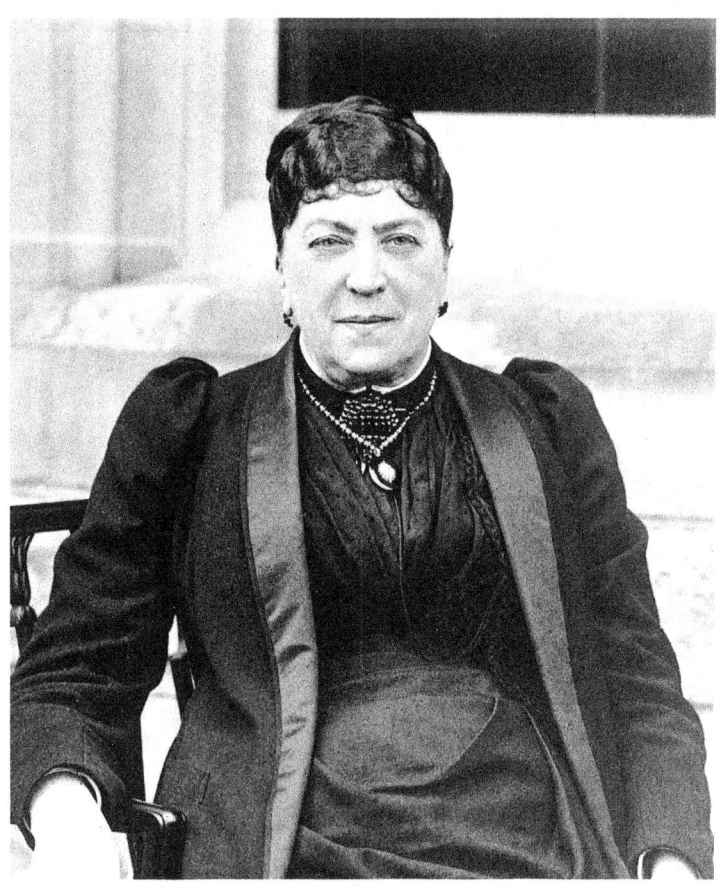

Lady Wallace
(*by kind permission of the Trustees of the Wallace Collection, London*)

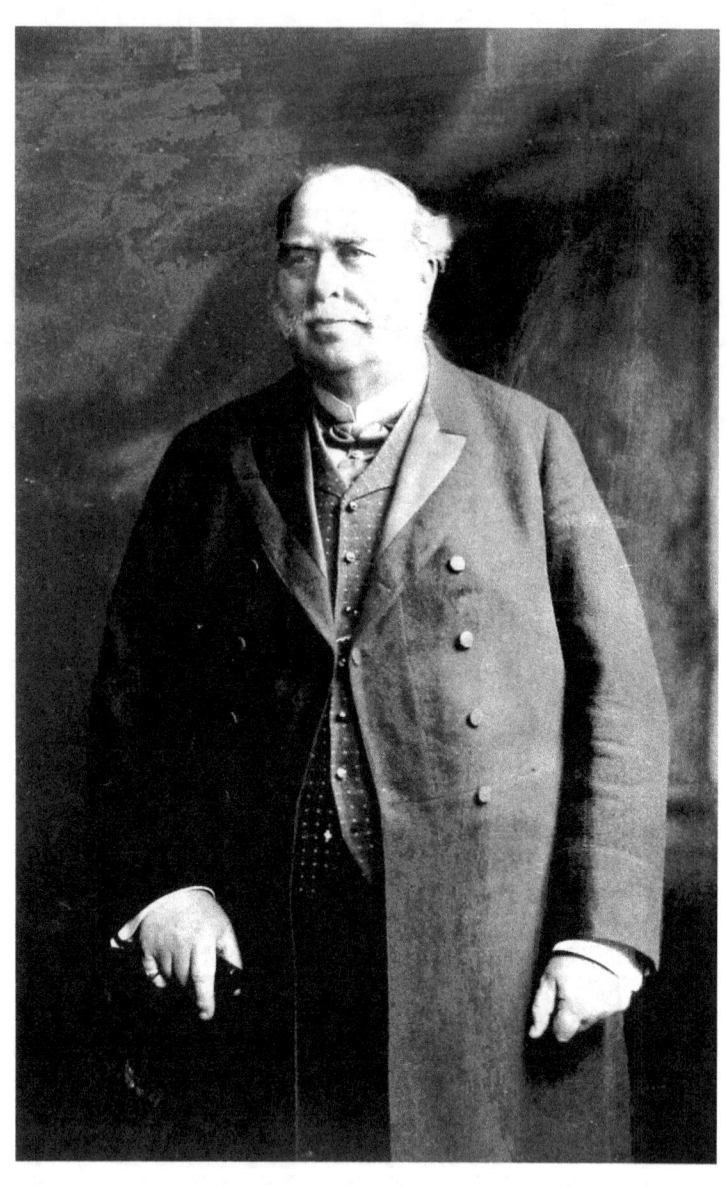

Sir John Murray Scott
(*by kind permission of the Trustees of the Wallace Collection, London*)

all his possessions, subject to the payment of several pensions, to his wife. Most importantly, as we shall see for the future of the Hertford British Hospital, the baronet had not made any official arrangement for its funding. Since its opening eleven years earlier, its running costs had been financed from Wallace's personal fortune, and there were no written instructions. No doubt advised by Murray Scott, Lady Wallace decided to hand over the Hospital to the British Government. Consequently on the 31st July 1891 she executed a gift in front of a French notary, making over the land and buildings of the Hospital, together with an endowment 'sufficient to provide for the perpetual endowment of the Hertford British Hospital at Levallois-Perret as will ensure its maintenance on its present footing'. The British Government was represented by the Commissioners for Works and Public Buildings and accepted the gift in the capacity of trustee, together with Sir Philip Wodehouse Currie, John Murray Scott and Lucas Capron. The Trustees on their side made a declaration: undertaking to carry on the Hospital for the same purpose for which it was founded by Sir Richard Wallace, but that the sole management and control thereof should be invested in the Committee of Management and that neither the Hospital nor its funds should be subject to the control of the 'Assistance Publique' or anybody in France. The Endowment Fund amounted to £141,000 nominal Irish 2¾ Guaranteed Land Stock.

We have no indication of how the endowment sum was calculated, but it would appear to have been the recommended figure made by Murray Scott. It soon proved to be totally insufficient to cover the running of the Hospital, and very much less than the considerable income from the estate that Murray Scott was personally to inherit. There was, in fact, no endowment made to the British Government when the Wallace Collection was bequeathed to the nation.

In May 1894, four years after the death of her husband Lady Wallace made her will. Richard Wallace had made no written provision for the Collection either, but knowing of his intentions, she bequeathed to the British nation everything

« situés dans les galeries de Hertford House, au rez-de-chaussée et au premier étage ». La collection porterait le nom de 'The Wallace Collection', une revanche après que Lord Hertford eût refusé leur mariage.

Le reste du testament est extraordinaire, dans la mesure où Lady Wallace ne laissait à ses quatre petits-enfants que l'immeuble du 29, boulevard des Italiens, originellement destiné à leur père, Edmond Wallace. Elle ne leur laissait pas d'argent, mais elle laissait £16 000 à la fille de Seymourina, Richardine. Quelques institutions charitables reçurent des donations en liquide : £5 000 pour le chapelain de St. George, £40 000 pour le Royal Cambridge Asylum for Soldiers Widows (maison des veuves de soldats), £10 000 à la National Lifeboat Institution (association de secours en mer), £5 000 au Artist's General Benevolent Fund (fonds de soutien en faveur des artistes), £10 000 à l'Assistance Publique à Paris, et £10 000 à la Société Hospitalité de Nuit à Paris. Le reste revint à son légataire résiduel, John Murray Scott, qui avait déjà reçu £20 000 sur le testament de Richard Wallace.

Après avoir fait son testament, elle passa les quelques années qui lui restaient à vivre à Hertford House. Elle ne se mit jamais à l'anglais et se faisait souvent accompagner par un des membres de la famille Scott qui servait d'interprète. Murray Scott continua à vivre à Hertford House, occupant au second étage une chambre contiguë à celle de Lady Wallace. Il avait connu la famille par son père, un médecin de Boulogne sur Seine, qui avait soigné à l'époque Lord Hertford à Bagatelle, quand il souffrait de pénibles crises d'asthme, et ils étaient devenus amis. C'est Richard Wallace qui décida d'engager John Murray Scott comme secrétaire pour l'aider dans la gestion des collections et des propriétés, en France et en Angleterre. Murray Scott était bilingue, il avait alors vingt-quatre ans et Lady Wallace en avait cinquante-trois. C'était un géant de près de deux mètres, avec, disait-on un tour de taille de 4,50 mètres (!) et un poids de 160 kilos. Quoiqu'il fût passé par Marlborough College et la Sorbonne, les personnes qui le connaissaient ne le tenaient pas pour une lumière et il ignorait tout en matière d'art, excepté

'placed on the ground and first floors in the galleries at Hertford House'. The collection was to be called 'The Wallace Collection', a revenge on Lord Hertford for his refusal to accept their marriage.

The rest of the will is extraordinary, in that she only left to her four grandchildren the house at 29 boulevard des Italiens, which had been intended for their father, Edmund Wallace. She did not leave them any money. But she did leave £16,000 to Seymourina's daughter Richardine. Various charities received money: £5,000 to the chaplain of St. George's church, £40,000 to the Royal Cambridge Asylum for Soldiers Widows, £10,000 to the National Lifeboat Institution, £5,000 to the Artist's General Benevolent Fund, £10,000 to the Assistance Publique, Paris, and £10,000 to La Societé Hospitalité de Nuit in Paris. The remainder she left to her residuary legatee, John Murray Scott, who had already inherited £20,000 under the will of Richard Wallace.

Having made her will, she spent the remaining years of her life at Hertford House. She never attempted to speak English and was often accompanied by one of the Scott family to help as interpreter. Murray Scott continued to live at Hertford House, having a room on the second floor next to Lady Wallace. He had come to know the family through his father, a doctor living in Boulogne-sur-Seine, who used to treat Lord Hertford at Bagatelle who suffered from bad attacks of asthma and they had become friends. It was Richard Wallace who decided to employ John Murray Scott as a secretary to help him with the Collection and the properties in France and England. The bilingual Murray Scott was then twenty-four and Lady Wallace would have been fifty-three. He was a giant of six foot four, reputed to have a waist of five yards and weighed 25 stone. Although educated at Marlborough College and the Sorbonne, he was considered by his contemporaries to be rather stupid, knowing nothing about art, except the little he had learnt from Wallace. Is it possible that Lady Wallace,

le peu que Wallace lui avait appris. Il est possible que Lady Wallace, vivant souvent séparée de son mari, ait manifesté une passion sénile pour son secrétaire.

Lady Wallace avait près de quatre-vingts ans quand elle mourut à Londres, le 16 février 1897, et elle fut la dernière de la famille à être enterrée dans la concession Hertford-Wallace du Père-Lachaise. A l'instar de Wallace, Murray Scott se trouva instantanément richissime, mais on peut penser qu'il avait influencé Lady Wallace dans la préparation de son testament. En tant que légataire résiduel, il avait les droits sur les propriétés de Lisburn et Sudbourne, la pleine propriété sur deux édifices parisiens valant £250 000, Bagatelle, qui fut vendue par la suite pour une somme équivalente, et le droit au bail résiduel sur Hertford House, que le gouvernement racheta pour £35 000. Une somme équivalente fut payée à Lord Portman au titre des murs. Le revenu annuel de Murray Scott quand il fit cet héritage considérable était de £40 000. Certains de ses amis parisiens avaient suggéré à Murray Scott que les petits-enfants de Wallace pourraient avoir des droits sur la moitié de la fortune sise en France. C'eût été vrai par application d'une jurisprudence concernant Mrs Trelawny, comtesse de Beauregard, dont le fils avait hérité bien que ses parents n'aient jamais été mariés. Scott fit valoir qu'il se contentait de respecter les intentions de Sir Richard et de Lady Wallace. Mal informés et mal conseillés, les petits-enfants signèrent les papiers qui faisaient de Scott le seul héritier d'une fortune que Sir Richard ne lui aurait sûrement pas attribuée. L'un des petits-enfants, le Capitaine Georges Richard Wallace envoya au New York Times, en 1912, une lettre accusant Scott d'avoir tout fait pour empêcher un rapprochement entre Lady Wallace et ses petits-enfants. Il indiqua en outre qu'Edmond Wallace, son père, avait pris la nationalité britannique à la demande de Sir Richard. Sans résultat.

La collection léguée à la nation fut par la suite installée à Hertford House, à l'encontre du testament de Lady Wallace. Murray Scott avait accepté de renoncer au loyer de Hertford House ; avec un évident rapport de cause à effet, il fut fait baronnet en 1899.

often living separated from her husband, developed a senile passion for her secretary?

Lady Wallace was nearly eighty when she died in London on the 16th February 1897 and was the last of the family to be buried in the Hertford-Wallace vault at Père-Lachaise. Like Wallace, Murray Scott found himself a millionaire overnight, but it would have come as no surprise as he must surely have influenced Lady Wallace in the preparation of her will. As the residuary legatee he had became entitled to the Lisburn and Sudbourne estates, two freehold properties in Paris worth £250,000, Bagatelle, which was eventually sold for a similar sum, and the remainder of the lease of Hertford House, which the government bought for £35,000. The same amount was also paid to Lord Portman for the freehold. Murray Scott's income when he realised his substantial inheritance, was £40,000 a year. Some of his friends in Paris had suggested to Murrray Scott that the Wallace grandchildren should be entitled to half the French possessions. This would have been a result of the ruling that was applied to Mrs Trelawny, comtesse de Beauregard, whose son inherited her fortune despite the fact that their parents had never married. The unscrupulous Scott argued that he was only applying the intentions of Sir Richard and Lady Wallace. The badly-informed and ill-advised grandchildren signed the necessary papers allowing Scott to inherit a fortune that Sir Richard would never have intended. One of the grandchildren, Captain Georges Richard Wallace wrote a letter to the *New York Times* in 1912 in which he accused Scott of having done everything possible to prevent a 'rapprochement' between Lady Wallace and her grandchildren. He further indicated that his father Edmond had, at the request of Sir Richard, taken up British nationality. It was all to no avail.

The Collection that had been bequeathed to the nation was eventually housed in Hertford House, which had not been the condition set out in Lady Wallace's will. Murray Scott had agreed to relinquish the lease of Hertford House, and it was mainly for this reason that he was made a baronet in 1899.

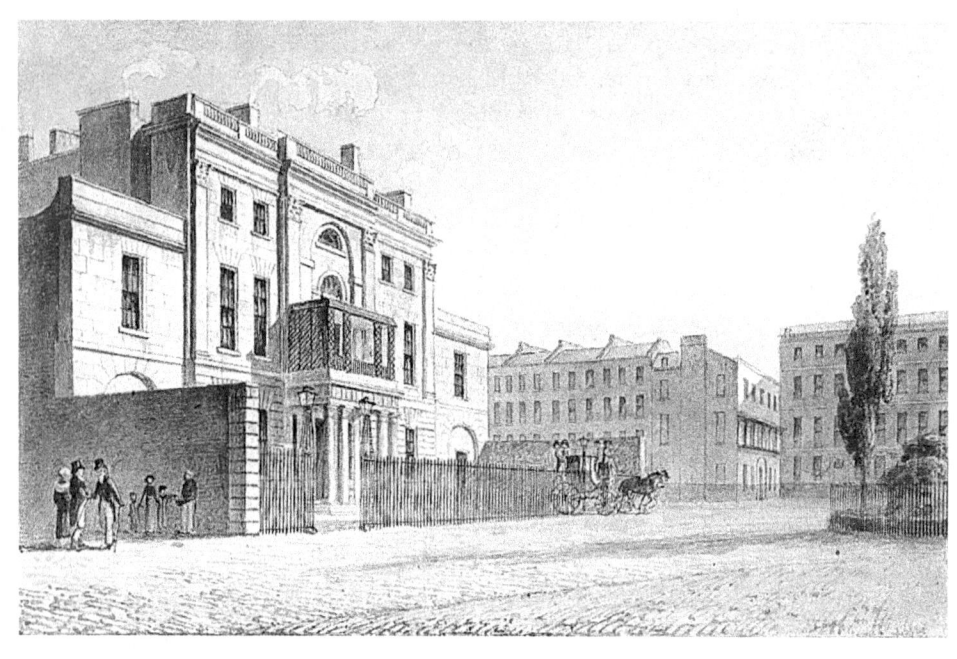

Old Manchester House, home today of the Wallace Collection
Manchester House, qui abrite aujourd'hui la Wallace Collection
(*by kind permission of the Trustees of the Wallace Collection, London*)

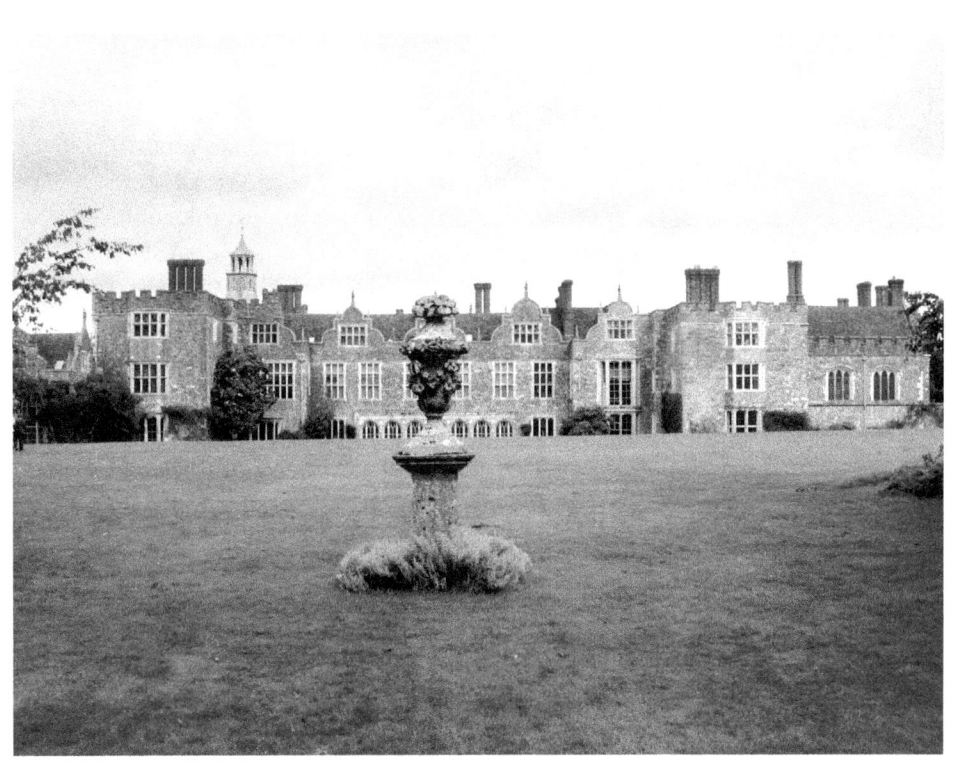

Knole in Kent
Knole dans le Kent
(photo Howard)

Bien qu'il fût Trustee de la Wallace Collection, prenant la présidence après Lord Roseberry, un certain nombre d'objets de la Collection, en particulier des souvenirs de la famille Hertford, de grande valeur historique et sentimentale, furent transférés vers la propre résidence de Murray Scott, 5, Connaught Place, à Londres, notamment un portrait du 3e marquis par Thomas Lawrence, une miniature de Mie-Mie, que Lord Henry Seymour avait laissée à Richard Wallace, et le collier de diamants de Catherine Parr.

Il semble que l'enregistrement des actes concernant le Hertford British Hospital fut fait avec beaucoup de retard. Lady Wallace était morte avant que « The Office of Works » ait pris les dispositions nécessaires pour obtenir du gouvernement français la prise de possession de l'Hôpital. Le don de 1891 fut donc déclaré nul et inexistant, et Sir John Murray Scott, en tant que légataire résiduel de Lady Wallace, fit savoir que l'Hôpital :

« dans l'état où il était, devrait rester à perpétuité au service des malades de nationalité britannique ; qu'il devrait recevoir et prendre soin gratuitement des malades indigents de nationalité britannique. Si ces conditions n'étaient pas remplies, Sir John Murray Scott ou ses héritiers ou successeurs pourraient invoquer la révocation du don ».

Par décret du président de la République d'août 1898, la mise en œuvre du don fut autorisée par la France et en janvier 1899 The Office of Works accepta formellement le don.

Toute la question de la dotation, les fameux £141 000 donnés à l'origine, avait été mise en cause par le ministre de la Justice britannique en décembre 1898 :

« La dotation de £150 000 n'est pas complètement inadaptée, mais elle ne saurait être considérée comme particulièrement généreuse au vu des obligations de qualité. Supposant résolues les difficultés concernant la mise en œuvre de l'acte de donation, le ministre de la Justice peut estimer de son devoir, du fait de la responsabilité qu'il exerce sur les œuvres charitables, de critiquer les dispositions de l'Acte Officiel et il est en droit de considérer que l'accord du tribunal devrait comporter certaines

Although he was a trustee of the Wallace Collection, following Lord Roseberry as Chairman, a number of objects from the Collection, particularly certain Hertford family possessions, of great historical and sentimental value, were transferred to Murray Scott's own house in 5 Connaught Place in London. There were notably the Lawrence portrait of the 3rd Marquess, a miniature of Mie-Mie that Lord Henry Seymour had left to Richard Wallace and Katherine Parr's diamond necklace.

There seems to have been a considerable delay in registering the legal arrangement for the Hertford British Hospital in France. Lady Wallace had died before the Office of Works had taken steps to obtain the necessary authority from the French Government to take possession of the Hospital. The gift of 1891 was accordingly declared null and void and Sir John Murray Scott, as residuary legatee of Lady Wallace, conveyed the Hospital:

'As it then stood and that it should be maintained in perpetuity for sick British subjects; and that it should receive and care for indigent patients of British nationality free of charge. Should these conditions not be fulfilled, Sir John Murray Scott or his heirs or successors could claim revocation of the gift.'

By decree of the President of the Republic in August 1898, the execution of this gift was authorised by France and in January, 1899, the Office of Works formally accepted the gift.

The whole question of the £ 141,000 endowment had been questioned by the Attorney-General in December 1898:

'The endowment sum of £150,000 though not altogether inadequate can hardly be called ample in view of the appreciation of first class securities. Assuming the difficulty of giving effect to the deed of gift overcome, the Attorney- General may think it his duty as guardian of charities to criticise the provisions of the Deed of Covenant and he may consider that the sanction of the Court to it should be made subject to certain restrictions and in this connection Counsel has called attention to the

réserves, sur lesquelles le Conseil a appelé l'attention, quant au niveau inadéquat de la dotation du fonds, à savoir £150 000. »

Le secrétaire de la commission écrivit :

La somme de £150 000 avait effectivement donné lieu à un accord et la transaction avait été approuvée par le tribunal, selon le document ci-joint. Le testament de Sir Richard Wallace imposait à Lady Wallace le devoir d'assurer la vie de l'hôpital, mais ni elle, ni son légataire résiduel, Sir J. Murray Scott, n'avaient quelque obligation que ce soit de le remettre entre les mains du gouvernement britannique, ce qui veut dire que la somme reçue par le gouvernement, provenant du fonds de dotation, relevait en fait d'un accord entre les parties.

Je ne pense pas, si vous écrivez à Sir John Murray Scott comme il le désire, qu'il soit opportun de déclarer que la dotation reflète les stipulations du testament de Sir Richard Wallace, dans la mesure où je doute, dans les conditions financières actuelles, que l'investissement produise les £4 069 qui représentaient le coût annuel du fonctionnement à l'époque de sa mort. Il me paraît suffisant d'envoyer à Sir Murray Scott une copie de l'Ordre et de dire que le montant de £150 000 est conforme à l'entente conclue et aux termes de l'Accord.

Le secrétaire critiquait aussi la clause qui prévoyait, pour Murray Scott ou ses héritiers, la faculté de révocation de la donation si certaines conditions n'étaient pas remplies. Ce pourrait bien être la raison pour laquelle Murray Scott établit un nouvel acte en juillet 1899, par lequel il déclarait que la donation faite l'année précédente devait être désormais considérée comme « absolue et irrévocable ».

Il est indubitable que Lady Wallace, sous l'influence de Murray Scott, n'avait pas doté l'Hôpital de fonds suffisants pour faire face aux frais de fonctionnement. Jusqu'à sa mort, Richard Wallace les avait financés personnellement en piochant dans sa fortune personnelle et Lady Wallace avait fait de même jusqu'à sa propre mort, sept ans plus tard. Murray Scott avait joué le rôle de Trustee de l'Hôpital pendant cette dernière période et il ne pouvait ignorer le niveau des besoins. Mais Scott, dont les biens acquis par l'héritage de la famille Wallace

adequacy of the proposed endowment fund of £150,000.'

The Secretary to the Commissioners wrote:
'The sum of £150,000 was really an agreed sum and the transaction has been approved by the Court copy of whose Order I enclose. Sir Richard Wallace by his will imposed on Lady Wallace the duty of maintaining the hospital, but neither she not her residuary legatee, Sir J. Murray Scott, were under any obligation to make over the hospital to the British Government, and consequently the amount the Government is to receive as an endowment fund was a matter of agreement between the parties.

I do not think if you write to Sir John Murray Scott as he desires that you should make any statement that the endowment carries out the provision of Sir Richard Wallace's will, as I believe under existing financial conditions the investment will not produce the £4069 which was the cost of maintenance at the time of his death. It seems to me sufficient to send Sir Murray Scott a copy of the Order and to say that the sum of £150,000 paid is in accordance with the arrangement made and the terms of the Trust Deed.'

The Secretary further criticised the clause whereby John Murray Scott or his heirs could claim revocation of the gift if the conditions were not fulfilled. This may well be the reason why Murray Scott executed a further deed in July 1899, declaring that the gift made the previous year should henceforth be considered 'absolute and irrevocable'.

There is no doubt that Lady Wallace, through the influence of Murray Scott, failed to endow the Hospital with sufficient funds to meet its running costs. Richard Wallace had financed the Hospital himself from his considerable fortune until he died and Lady Wallace had continued to do so until she in turn died seven years later. Murray Scott had been Patron of the hospital during Lady Wallace's lifetime and obviously knew its requirements. But Scott, whose inheritance from the Wallace family produced an annual income that was ten times

produisaient un revenu annuel dix fois supérieur aux frais de fonctionnement de l'Hôpital, n'avait pas l'intention d'y faire face, à l'encontre de la volonté même de Richard Wallace et, par voie de conséquence, l'Hôpital, dès l'origine, fut incapable d'assumer normalement ses frais de fonctionnement. Il semble que, à cette époque, les autorités britanniques savaient que la dotation était, de ce point de vue, totalement insuffisante et n'auraient jamais dû accepter la donation. Mais elles furent liées par l'accord sur la dotation de £150 000, signé par Lady Wallace six ans plus tôt. Beaucoup des problèmes financiers ultérieurs allaient en découler.

Murray Scott s'installa au 5, Connaught Place, avec ses deux sœurs, et put jouir de son immense fortune. Il expliqua à ses frères et sœurs, sans les convaincre, que Lady Wallace souhaitait bien que toute la famille profitât du testament, mais que seul son nom avait été cité, car elle ne voulait pas l'alourdir d'une liste des Scott bénéficiaires.

En 1889, Lady Sackville visita Hertford House avec un groupe que guidait Murray Scott. Elle avait 36 ans, elle était d'une beauté éclatante, fille de la danseuse espagnole « Pepita » et mère du poète et écrivain Vita Sackville West. Elle vivait dans le noble domaine de Knole, dans le Kent, un des plus beaux édifices d'Angleterre, aussi grand, dit-on, que Hampton Court. Murray Scott s'enticha de Lady Sackville, au point d'en être obsédé, bien qu'elle eût par ailleurs une multitude d'amants, dont Rudyard Kipling, Lord Kitchener, W.W. Astor, Sir Edward Lutyens, Henry Ford et Auguste Rodin.

Leur relation semble avoir été platonique. Le caractère de Lady Sackville, irritable, violent et dominateur, occasionnait des disputes continuelles. Elle vivait à Paris en sa compagnie, faisait des pique-niques à Bagatelle et séjournait chez lui en Ecosse. Vita Sackville-West a écrit dans son autobiographie :

« Ma mère lui apportait toute la lumière et l'air de sa vie. Elle le taquinait et le charmait, elle se battait avec lui, l'ensorcelait, au point qu'il ne put plus vivre sans elle. S'il l'avait perdue, je crois vraiment qu'il aurait langui à en mourir – ou tout au moins maigri, aussi difficile à imaginer que ce fût. Je ne sais s'il

the running costs of the Hospital, had no intention to fund the Hospital as Richard Wallace would have intended, and it was consequently short of funds from its earliest days. It seems that the British authorities knew at the time that the endowment was totally insufficient to cover the costs of the Hospital and they should not have accepted. But they were tied by the fact that an endowment of £150,000 had been agreed with Lady Wallace six years before. Many of the ensuing financial problems stem from this.

With his two sisters, Murray Scott moved into 5 Connaught Place and was able to enjoy his immense fortune. He disingenuously explained to his brothers and sisters that Lady Wallace intended all the family to profit from the will but that only his name was mentioned, as she did not intend to write so many Scotts in her will.

In 1889, Lady Sackville visited Hertford House with a party that Murray Scott was showing round. She was 36 years old, the strikingly beautiful daughter of the Spanish dancer 'Pepita', and mother of the poet and author Vita Sackville-West. Their noble domain was Knole in Kent, one of the finest houses in England, said to be as large as Hampton Court. Murray Scott became completely infatuated and obsessed by Lady Sackville, whose series of lovers is said to have included Rudyard Kipling, Lord Kitchener, W.W.Astor, Sir Edward Lutyens, Henry Ford and Auguste Rodin.

They appear to have had only a platonic relationship! There were continual disputes with the fractious Lady Sackville who was domineering and had a violent temper. She stayed with him in Paris, went for picnics at Bagatelle and stayed in his home in Scotland. Vita Sackville-West wrote in her autobiography:

'Mother became absolutely the light and air of his life. She bullied and charmed him, fought with him, bewitched him, until he simply could not exist without her. If he had lost her, I really believe he would have pined away and died - or at any rate got thin, which seems more difficult to believe. I do not

faut parler d'amour dans ce cas précis. D'une certaine manière l'idée aurait paru grotesque – quelqu'un d'aussi énorme tombant amoureux, au sens habituel du terme. »

Murray Scott, bien qu'issu de la classe moyenne, vivait dans le luxe. A Paris, il avait un maître d'hôtel, six valets de pied, un cuisinier, une lingère et, dans les écuries, nombre de voitures et de chevaux. Par contre, il manifesta peu d'intérêt pour les collections dont il avait hérité. Il n'avait aucune conscience du prodigieux héritage qui lui venait des Hertford et de Richard Wallace. Il ne vécut jamais à Bagatelle, la maison restant fermée. Pire, en 1904, il envisagea de vendre vingt hectares de terre à un agent immobilier, vouant le parc à être partiellement loti. Heureusement, les autorités municipales de Paris décidèrent d'exproprier Bagatelle et obligèrent Murray Scott à vendre la propriété pour la somme de 6,5 millions de francs. Auparavant, Murray Scott, indifférent au passé attaché à ce lieu, y avait fait démonter nombre de cheminées Louis XVI, il avait vendu le bel ensemble de statues françaises que Lord Hertford avait mises dans les jardins et ainsi détruit une partie du charme de l'un des plus beaux parcs parisiens.

Murray Scott continua d'aider Lady Sackville pour l'onéreux entretien de Knole. Il le faisait sous forme de prêts, puis les prêts étaient convertis en dons, enfin il lui promit que son testament lui enlèverait tout souci financier. Il mourut soudainement en 1912. Dans son testament, il laissait £150 000 à Lady Sackville « en signe de gratitude pour votre bonté et votre affection envers moi », avec en outre tout le contenu des appartements de la rue Laffitte, évalués à £350 000. Ceci suscita une déception en France. Comme Lady Wallace était Française, l'espoir était né de voir la collection londonienne revenir à Paris. Et maintenant une collection Hertford non moins importante, installée au 2, rue Laffitte, allait être vendue par un marchand parisien, Jacques Seligmann. Malheureusement les inventaires furent détruits en 1940, et nous n'avons pas de précisions sur ce que contenait la maison. Du moins savons-nous qu'elle comportait toutes les tapisseries de Lord Hertford, l'essentiel des sculptures et un mobilier aussi important que celui de la

know whether one ought to call that being in love. Somehow it seems too grotesque, the idea of anyone so fat being in love in the ordinary sense of the word.'

Murray Scott, although born into the middle-class, lived a life of aristocratic luxury. In Paris, there were a butler, six footmen, cook and 'lingère' and numerous carriages and horses in the stables. But he showed little interest in the collections he had inherited. He was insensitive to the outstanding heritage that the Hertfords and Richard Wallace had inadvertently left to him. He never lived at Bagatelle, the house remaining closed. Worse still, in 1904, he planned to sell fifty acres of land to a developer, dividing the park up into a housing estate. Fortunately, the Paris municipal authorities decided to expropriate Bagatelle and forced Murray Scott to sell for Fr 6,5 million. This was not before the uncaring and heartless man had stripped Bagatelle of a number of Louis XVI chimney-pieces and, in selling the fine collection of French statues that Lord Hertford had placed in the gardens, destroyed much of the charm of one of Paris's most beautiful parks.

Murray Scott continued to support Lady Sackville with the heavy upkeep of Knole. He helped with loans, converted loans into gifts and promised that his will would free her of financial worry. He died suddenly in 1912. In his will he left £150,000 to Lady Sackville 'in gratitude for all your kindness and affection to me' and the contents of the apartment in rue Laffitte, worth £270,000. These figures can be multiplied by at least fifty for their modern equivalents. Many in France were saddened. There had been a hope that Lady Wallace being French, the London Collection would have come back to France. Now a similarly important Hertford collection at 2 rue Laffitte would be sold off by the Paris dealer Jacques Seligmann. Unfortunately, their records were destroyed in 1940, and we have no precise details of the contents of the house. We do know that there were all Lord Hertford's tapestries, most of the sculpture and as much furniture as in the Wallace Collection in London. There was also a library of 3000 volumes, sufficient table silver for a

Wallace Collection à Londres. Il y avait aussi une bibliothèque avec 3000 volumes, de l'argenterie pour un régiment, 150 bouteilles de Mouton-Rothschild, 150 bouteilles de Château Malescot et 600 bouteilles de Saint-Emilion.

Les frères et soeurs de Scott contestèrent le testament lors d'un procès dont on parla énormément, mais Lady Sackville et sa fille brillèrent à la barre des témoins et gagnèrent le procès et l'argent de Wallace.

regiment and 150 bottles of Mouton Rothschild, 150 bottles of Château Malescot and 600 hundred bottles of Saint Emilion.

The Scott brothers and sisters disputed the will in a court case that attracted considerable publicity, but Lady Sackville and her daughter excelled in the witness box and they won the case over what was, in fact, Wallace's money.

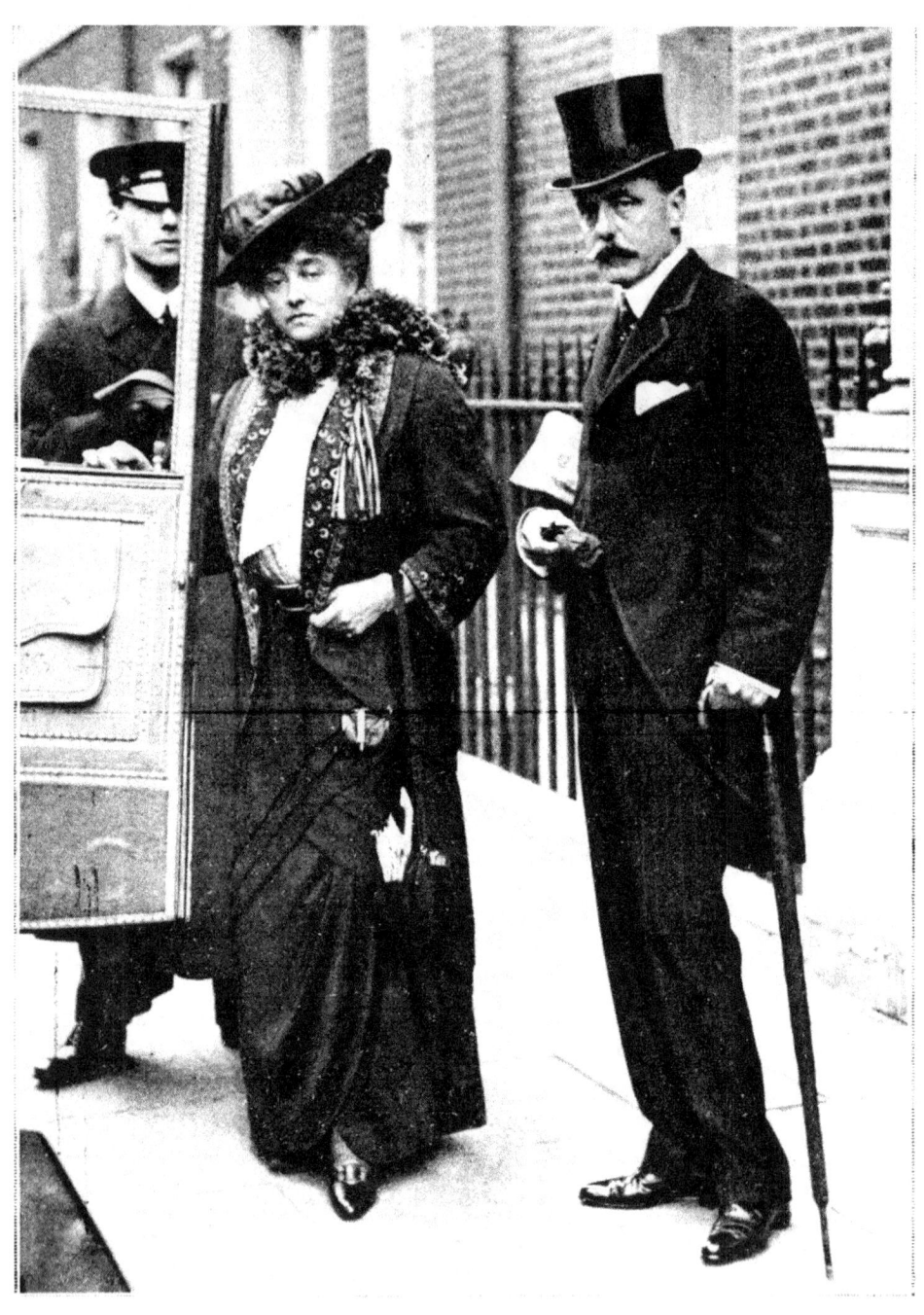

Lord and Lady Sackville West
(*by kind permission of the Trustees of the Wallace Collection, London*)

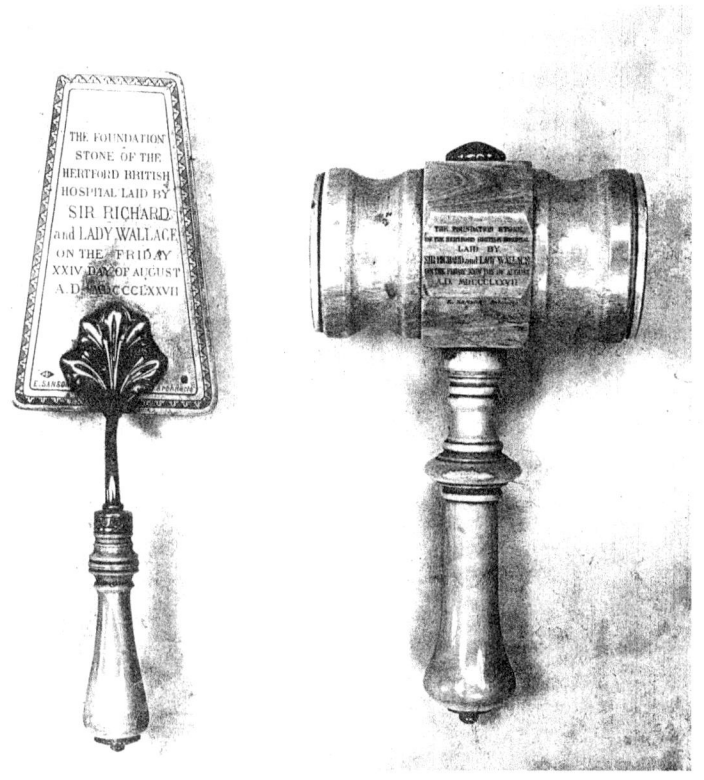

Tools used for the foundation stone, 1877
Outils utilisés pour la pose de la première pierre 1877
(*by kind permission of the Trustees of the Wallace Collection, London*)

9. La Fondation de l'Hôpital

Remontons le temps, la paix et l'ordre étaient revenus à Paris en juin 1871, après la Commune. C'est le 2 octobre de cette année que Sir Richard Wallace fonda le Hertford British Hospital, en souvenir de son père. Il réunit Falconer Attlee, le Consul Britannique, Sir John Rose Cormack et l'Honorable Alan Herbert, et leur annonça sa ferme intention de construire un hôpital à Paris, pour lequel il s'engageait à couvrir les frais à venir, dans le but de fournir des soins médicaux et chirurgicaux en faveur des citoyens britanniques démunis. Cormack et Herbert étaient médecins, et Britanniques de surcroît ; ils avaient œuvré pendant le Siège de Paris et la Commune. Cormack, qui avait dirigé le service d'ambulances, fut plus tard anobli par le Gouvernement Britannique.

Pendant le Siège de Paris et la Commune, Wallace avait fondé deux hôpitaux : l'un d'eux, également connu sous le nom de « service d'ambulances », logé dans un appartement de deux pièces rue d'Aguesseau, à Neuilly, et le second rue de la Révolte, à Levallois. Il prit conscience de la nécessité de disposer d'un hôpital permanent et non payant pour les citoyens britanniques pauvres qui vivaient à Paris. Le Hertford British Hospital fut ouvert aux patients dans des locaux provisoires en novembre 1871.

Wallace s'enquit alors d'un site pour construire le nouvel hôpital. Comme il vivait principalement à Bagatelle, Wallace connaissait bien l'ouest de Paris. Il dînait souvent dans un restaurant en vogue à l'époque, « Gillet » à la Porte Maillot, et c'est là qu'il eut vent d'un terrain à Levallois-Perret, ville mitoyenne de Neuilly.

Levallois-Perret, qui borde la Seine, était situé au-delà de ce qu'on appelait alors « les fortifications », qui ceinturaient Paris. Au 13e siècle, les terrains appartenaient à l'Abbaye de Saint-Denis et d'excellents vignobles y étaient exploités. On y pratiqua plus tard l'extraction de la pierre, selon une méthode connue comme «Levalloisienne». A la fin du 18e siècle, ces

9. The Founding of the Hospital

To go back in time, peace and order returned to Paris after the Commune in June 1871, and it was in October that Sir Richard Wallace founded the Hertford British Hospital in memory of his father. He invited Falconer Attlee, the H.M. Consul, Sir John Rose Cormack, and the Honourable Dr Alan Herbert to meet him, and formally told them that he had decided to build and endow a hospital in Paris for the medical and surgical treatment of poor British subjects. Cormack and Herbert, the younger brother of the Earl of Caernavon, were both British doctors who had been active during the Siege of Paris and the Commune. Cormack had been the head of the ambulance service, and was later knighted by the British Government.

During the Siege and the Commune, Wallace had founded two field hospitals, also known as ambulances, one in a two-roomed apartment in rue d'Aguesseau in the 8th arrondissement, and a second in the Route de la Révolte, a peripheral road between Paris and Levallois, now Boulevard de Reims in the 17th Arrondissement. He realised the need for a permanent non-fee paying hospital for poor British citizens living in Paris. The Hertford British Hospital was opened for patients in temporary premises in November 1871.

Wallace then looked for a site to build the new hospital. As he spent much of his time at Bagatelle, Wallace knew the area to the west of Paris well as he often dined at a restaurant much in vogue, called 'Gillet' at Porte Maillot, and it was here he heard of a plot of land at Levallois-Perret, bordering Neuilly.

Levallois-Perret which borders the Seine was, at that time, outside the walls of Paris. In the 13th Century, it belonged to the Abbey of St. Denis where excellent vineyards were cultivated. It was later used for stone carving using a special method known as the 'Levalloissien.' By the end of the 18th Century, the land had become almost fallow but there was market gardening, and

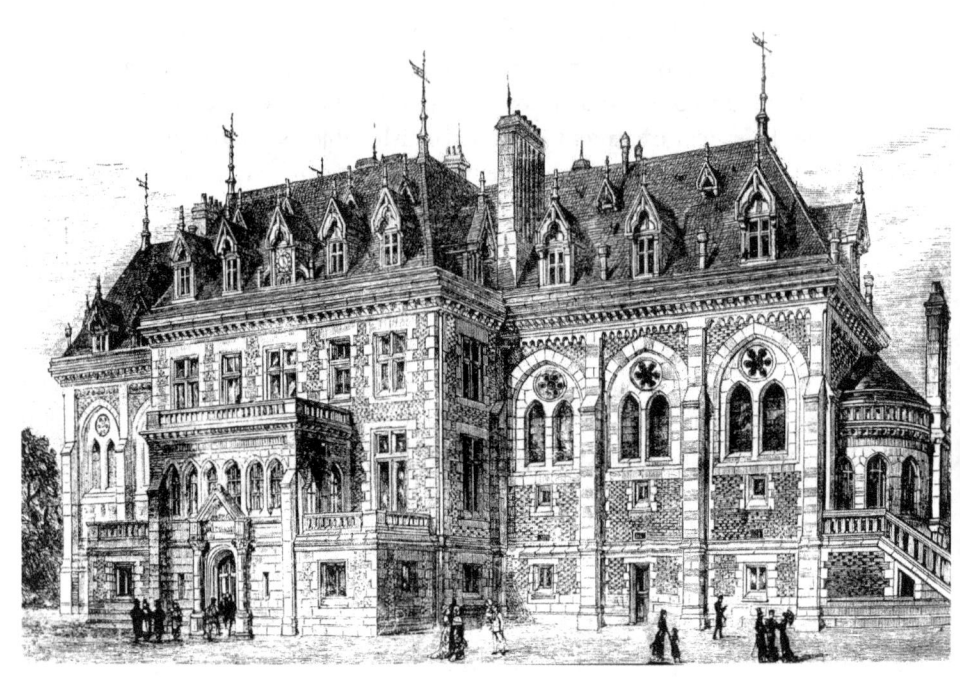

Hertford British Hospital in 1879
Hertford British Hospital en 1879
(*Hertford British Hospital*)

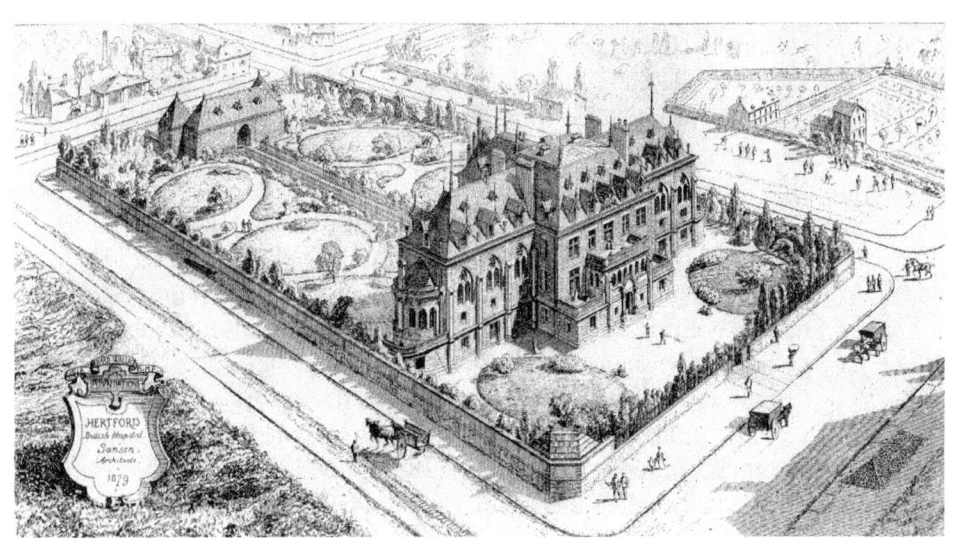

Hertford British Hospital and the gardens in 1879
Hertford British Hospital et ses jardins en 1879
(*Hertford British Hospital*)

terres étaient retombées en jachère, à l'exception de quelques potagers et de quatre pavillons de chasse appartenant à deux grands seigneurs, propriétaires terriens, Villiers et la Planchette. La propriété foncière changea au 19e siècle, avec dix familles possédant 85% des terres, le reste étant réparti entre une cinquantaine de propriétaires de jardins potagers.

L'urbanisation commença en 1822, quand un des principaux propriétaires, Jean-Jacques Perret, fit 60 lots sur un terrain de 20 hectares appelé le 'Champ-Perret', alors rattaché à la nouvelle commune de Neuilly. En 1845, Etienne Noël, un autre propriétaire important, mandata Nicolas Levallois pour construire sur son terrain, lequel, aidé par un géomètre, Rivet, prépara les plans et devint agent immobilier. Nicolas Levallois était né en 1816, deux ans avant Richard Wallace. Il était très entreprenant, et possédait un entrepôt à vin rue de la Bienfaisance à Paris, où il résidait. Pour lancer ses ventes de terrain – entre 2,50 et 8 francs le mètre carré – il ouvrit une guinguette avec une loterie où, tous les dimanches, après le bal, le premier prix attribué était un bout de terrain.

Un an plus tard, le « Village » de Levallois fut fondé par la municipalité de Clichy. En 1866, une loi de Napoléon III fit de Levallois-Perret une commune indépendante. Les industries s'y développèrent rapidement, avec parmi les plus connues l'atelier de montage de Gustave Eiffel, où furent fabriqués tous les éléments composant la Tour Eiffel. Louis Blériot y construisit son premier avion et Clément Bayard les premières motocyclettes et les premières voitures. Levallois fut aussi connu pour son industrie de parfums. En 1860, Antonin Raynaud y installa l'usine de la fameuse parfumerie Oriza, qui avait été fondée par Ninon de Lenclos, et six ans plus tard, en 1866, ce fut celle de Roger et Gallet.

Richard Wallace acheta un des derniers terrains disponibles, d'une surface de 7 238 mètres carrés qui, après avoir appartenu à Gouvion Saint-Cyr, était alors la propriété de la « Société civile des Terrains de Villiers ». La Villa Chaptal fut construite sur un de ces terrains, le reste étant acheté par deux autres institutions médicales : l'Hospice Greffulhe en 1873 et l'Hôpital

four hunting lodges owned by two large seignorial landowners, Villiers and la Planchette. Landownership changed in the 19th Century, with ten families owning 85% of the area, the rest being split between fifty market gardeners.

Development had started in 1822 when one of the principal landowners, Jean-Jacques Perret, divided 20 hectares into 60 plots, called the "Champ-Perret", then part of the newly constituted Neuilly. In 1845, Etienne Noël, another important landowner, entrusted the development of his land to Nicolas Levallois who, aided by the surveyor Rivet, prepared the plans and became his estate agent. Levallois was born two years before Richard Wallace in 1816 and was very much an entrepreneur, owning a wine store and living in the rue de la Bienfaisance in Paris. In order to promote the sales of land, the price being between Fr2.50 and Fr8 per square metre, he opened a small suburban tavern where every Sunday a dance and lottery were held, the first prize being a piece of land.

A year later, the 'Village' of Levallois was founded by the municipality of Clichy. In 1866, Napoleon III passed the Act making Levallois-Perret an independent Commune. Industries soon developed in the area, among the most renowned was Gustave Eiffel who installed his assembly workshop where all the components for the Eiffel Tower were manufactured. Louis Blériot built his first aeroplane and Clément Bayard the first motorcycles and cars. Levallois was also known for its perfume industry. In 1860, Antonin Raynaud located the factory of the celebrated parfumerie Oriza, which was founded by Ninon de Lenclos, and six years later in 1866 Roger et Gallet started their production there.

Richard Wallace purchased one of the last allotments of 7,238 square meters formerly the property of Gouvion Saint-Cyr, then owned by 'La Société Civile des Terrains de Villiers'. La Villa Chaptal was built on one of these allotments, the rest being purchased by two other medical institutions: L'Hospice Greffulhe in 1873 and l'Hôpital du Perpétuel Secours in 1884.

du Perpétuel Secours en 1884. Richard Wallace souhaitait un terrain d'une taille suffisante pour disposer, autour du bâtiment principal de l'Hôpital, d'un jardin pour les convalescents. Comme l'établissement était destiné aux pauvres et aux nécessiteux, il n'avait pas besoin d'être situé dans un quartier élégant de Paris, où le prix du terrain aurait été beaucoup plus élevé. Levallois, avec ses deux gares, ses capacités en logements et en écoles pour le personnel, sa proximité immédiate de Paris, était idéal. On notera d'ailleurs que l'hôpital américain, fondé en septembre 1909, est à 500 mètres à vol d'oiseau des hôpitaux de Levallois.

Richard Wallace was looking for a sizable plot of land, where he could lay out a park around the main Hospital building as a convalescent area for patients. As the establishment was designated only for the poor and needy it did not have to be placed in the fashionable districts of Paris, where the cost of land would be so much higher. Levallois with its two railway stations, schools and housing for staff and in the immediate outskirts of Paris was an ideal situation for his project. It is interesting to note that the American Hospital that was founded in 1909 in Neuilly is only 500 metres from the two Levallois Hospitals.

10. L'architecte - Ernest Sanson

Richard Wallace aurait connu l'architecte Paul Ernest Sanson, au tout début de sa carrière, après la fin de ses études à l'école des Beaux-Arts. Sous sa direction, l'atelier d'Antoine Nicolas Bailly avait acquis une excellente réputation au sein d'une clientèle fortunée, aristocratique ou bourgeoise.

Le style de Sanson est caractéristique pour ses superbes et élégantes résidences, inspirées d'une architecture classique et utilisant pourtant toutes les nouveautés techniques de l'époque. Il émergeait, parmi les architectes contemporains, par son style unique et son goût parfait. On a pu dire qu'il concevait des maisons élégantes, quand les résidences de ses concurrents ressemblaient à des hôtels pour commis-voyageurs ! Son œuvre la plus connue est probablement le Palais Rose, avenue Foch, inspiré du Grand Trianon de Versailles. Il fut construit en 1886 pour Boni de Castellane, après son mariage avec Anna Gould, une riche Américaine. Il fut le théâtre de fêtes somptueuses au début du 20ᵉ siècle, mais malheureusement il fut rasé, en dépit des protestations, et remplacé par des appartements en 1968. Sanson restaura aussi le château de Chaumont-sur-Loire, l'Hôtel de La Trémoille, l'Hôtel Ephrussi et beaucoup d'autres résidences à Paris et à l'étranger.

Le style d'architecture souhaité par Richard Wallace pour l'Hôpital est décrit par Ernest Sanson dans un article paru en mai 1888 dans Architecture » – journal hebdomadaire de la société centrale des architectes français :

« Présenté à Sir Richard Wallace peu de temps après la guerre, ce gentilhomme, une des grandes figures de notre époque, me fit tout de suite l'exposé du programme dont il désirait la réalisation ; et lentement, pour que chacune de ses paroles restât bien gravée dans ma pensée, il me dit :

« J'ai une chose triste à vous demander, Monsieur ; un hôpital ! ».

Puis après une pause, il ajouta :

10. The architect – Ernest Sanson

Richard Wallace would have known of the architect Paul Ernest Sanson in the early days of his career after he had studied at the Beaux Arts and when, under his management, the Antoine-Nicolas Bailly Agency had acquired an excellent reputation among the rich, aristocratic and bourgeois clientele.

Sanson built superbly elegant residences, inspired by classical architecture, yet using all the modern technology of the time. He outclassed contemporary architects by his unique style and his impeccable taste. It was said that Sanson designed elegant houses, whereas his competitors designed residences which looked like hotels for travellers. His most famous construction was probably the Palais Rose, in the avenue Foch, inspired by the Grand Trianon of Versailles. It was built in 1886 for the comte Boni de Castellane, after his marriage to the rich American Anna Gould. It was the scene of lavish festivities at the beginning of the 19th Century, but unfortunately, despite public outcry, was razed to the ground and replaced by an apartment block in 1968. Sanson also restored the Château de Chaumont-sur-Loire, Hôtel de La Trémoille, Hôtel Ephrussi and many other residences in Paris and overseas.

The style of architecture that Richard Wallace intended for his Hospital is described by Ernest Sanson in an article in the May 1888 publication of Architecture – Journal Hebdomadaire de la Société Centrale des Architectes Français:

'Presented to Sir Richard Wallace shortly after the war, this gentleman, one of the great personalities of our epoch, outlined the details of his project, and slowly so that each of his words remained engraved in my memory, said :

'I have a sad matter to ask of you, Monsieur Sanson – Would you build a hospital?

Then after a slight pause, he added:

« Croyez-vous qu'il faille que ces édifices ressemblent à une caserne ou à une prison ? ».

Cet exposé charmant du programme dont j'ai eu à étudier la solution me semble nécessaire. La bienfaisance par l'initiative individuelle, en effet, se caractérise surtout par la recherche de délicatesses, qui deviendraient souvent des fautes dans un édifice public.

En face de cette donnée simple et monumentale, ma pensée s'est reportée aux primitifs qui créaient à la porte de nos villes les maladreries ou hôtels de Dieu ; de larges vaisseaux pourvus d'air et de lumière étaient le grand luxe de ces édifices. J'ai tâché de faire revivre cette pensée, dont la France possède de si intéressants spécimens, en ajoutant, autant que je l'ai pu, les applications de la science moderne. J'ai, du reste, été secondé dans cette tâche par l'éminent docteur Herbert, si dévoué à cet établissement hospitalier.

D'une entrée principale donnant accès à un grand vestibule, ayant à gauche un parloir et à droite un logement de concierge, deux escaliers, appuyés aux murs latéraux, conduisent à l'étage des malades hommes et femmes; la partie centrale permet, en descendant quelques marches, de gagner le plain-pied de cette partie de l'édifice, qui contient une chapelle et une bibliothèque, ou salle de conseil.

Dans les ailes, sous les salles de malades, d'un côté une salle d'hydrothérapie et bains, de l'autre, pour les consultations, salles d'attente hommes et femmes, cabinet du docteur et pharmacie. Ces deux parties, consacrées au public, sont pourvues d'entrées directes sur le jardin, latéralement à l'entrée principale. Revenant au centre, nous trouvons au nord, d'un côté une laverie, et de l'autre une salle de nettoyage, un escalier, un dégagement, au milieu duquel se trouve un ascenseur qui donne accès au point extrême nord, à la cuisine, ainsi complètement séparée du reste de l'édifice.

Sous cette cuisine, un étage inférieur avec cour sur trois faces, dérobant ainsi à la vue les manipulations

'Do you believe that hospitals should always look like a barracks or a prison?'

It seemed imperative that I should find a solution to this charming manner of presenting the problem. The charitable intentions of a private individual should be executed with a search for refinement, which is seldom found in public buildings.

In taking into consideration this simple but precise request, my thoughts reverted to the period of the Middle-Ages, when at the gates of our cities were created homes for the sick or 'Hôtels de Dieu' where light and air were the hallmarks of these large hospital buildings. There are in fact in France very many interesting examples and I tried to reincarnate these thoughts, but at the same time to include, as much as was possible, the applications of modern science. I was helped in this task by the eminent Doctor Herbert who is so devoted to this Hospital.

On the ground floor, leading off from the main entrance, is a large hall, with on the left, a visiting room, and on the right the Concierge's Quarters. Two imposing handrails of the staircase, incorporated into the adjacent walls lead to the floor where are situated the Men's and Ladies Wards. By descending a few steps from the central staircase, are situated the chapel, library and board-room.

In the two wings, under the Wards, to one side is the hydrotherapy and baths, and on the other the outpatients, waiting rooms (being separate for the men and ladies) the doctors consulting room and a pharmacy. These two areas, used by the general public, have direct access on either side to the garden. Returning to the centre of the building, on the north side, next to the laundry, is a room where all the cleaning materials are stored, a staircase, a lift which connects with the kitchen, all being completely separate from the rest of the building.

Below the kitchen, is a floor under which are concealed the services necessary for such an Hospital: a

nécessaires à un semblable établissement, débarras, magasins, garde-manger, services des eaux et canalisations, etc. Un chemin divise le jardin réservé aux malades en deux sections et mène de cette cour basse à l'extrémité du terrain où se trouve un groupe de bâtiments comprenant: une salle des morts, une salle de dissection, une salle pour les prières et la réception des familles et enfin, un dépôt pour le linge sale, qui ne séjourne jamais dans l'établissement. Cet ensemble de bâtiments, fermé de trois côtés, forme une petite cour faisant face à la voie publique à laquelle elle donne accès.

Pour le premier étage dont le plan indique clairement toutes les parties, il est à peine besoin de souligner les deux salles de malades montant par le fond sur deux étages. Deux grandes baies, placées dans les parties supérieures, permettent facilement l'aération, par un système connu de châssis fonctionnant au moyen de clefs, que le médecin règle suivant sa volonté, et dont il est le seul maître. Entre chaque lit, se trouve une petite fenêtre, dont le seul but est de divertir les malades, par la vue des jardins. A l'extrémité de ces salles, deux bow-windows avec cheminée créent autour de ce foyer un centre de réunion. Une descente donne accès au jardin réservé à chacune des sections.

Au deuxième étage, il est ajouté une salle d'opérations, et dans le comble, bains et water-closets se répètent pour les domestiques. Au dessous des grands vestibules se trouvent deux salles pour les opérés. L'appartement de la surintendante donne sur la salle des malades femmes et sur celle des opérées, et elle peut également surveiller le jardin de la section. Une disposition analogue existe pour l'appartement de l'interne. Dans le comble, se trouvent les lingeries et les chambres des domestiques, d'un côté les hommes, de l'autre les femmes.

Je demande pardon de cette fastidieuse description qui exige des plans sommaires, et du reste l'architecture demande à être vue et non décrite. Je n'entrerai pas dans

junk room, a larder, water-mains etc. A path runs across the garden reserved for the sick, dividing it into two separate areas. This path leads from the ground floor to another group of buildings, consisting of a morgue, a dissection room and a room for the prayers and reception of the families. There is a storage area for dirty linen, which is never kept on the Hospital premises. These buildings are centred around a small courtyard, fronting on to the adjacent road.

As to the first floor, the plan indicates clearly all the details, and particularly the two wards, with an elevated ceiling, taking up two floors. The large windows were divided into two; the upper picture windows are to assist with the ventilation. These are regulated with a well-known system of frames, using keys that the doctor adjusts accordingly, and that he alone controls. Between each bed is a small window, the sole purpose being for the patient to have a view of the garden. At the end of each ward, two bow windows and a fireplace form a meeting area with direct access to the garden reserved for each ward.

On the second floor, there is an operating theatre, and in the attic, baths and water-closets for the maids. Also on this floor, above the main hall are two wards for post-operated patients. The matron's apartment gives onto this and the Ladies ward, and she can also supervise the garden from this area. A similar disposition exists for the resident doctor's apartment. In the attic, there are rooms, on the one side for the female staff and on the other for the male staff, and also the linen-room.

I apologise for this lengthy description which needs to be accompanied by basic plans, as indeed architecture should be seen and not described. I have not gone

les considérations de chauffage et de ventilation ; le tout fonctionne avec succès, disent les médecins. N'ayant rien inventé, je n'ai pas la prétention de rien vous apprendre et j'estime déjà en avoir dit beaucoup trop long. »

La réalisation de l'hôpital et des jardins qui l'entourent ont dû pleinement satisfaire les aspirations de Wallace. Le projet de son architecte Sanson pour le bâtiment ressemble à une maison de campagne de style victorien ou edwardien, sans aucun signe d'austérité, comme il le désirait. Quoique les bâtiments construits ultérieurement aient largement mordu sur le jardin, l'édifice principal est pratiquement inchangé depuis sa création.

Pour l'époque, c'était un hôpital très moderne, doté de vingt-quatre lits et d'un équipement médical à la pointe du progrès. Bien vite, il attira quelques-uns des meilleurs chirurgiens, médecins et consultants, qui travaillèrent aux côtés de l'équipe médicale permanente. Son caractère britannique bien particulier pouvait être remarqué par les inscriptions sur les murs, le mobilier des salles d'attente, le grand piano dans l'entrée, les fleurs provenant du jardin ornant des vases de Wedgwood et une bibliothèque bien fournie. Le thé était servi à 5 heures dans des théières en argent gravées aux armes de l'hôpital – une tradition qui subsista de nombreuses années.

into the details of the ventilation and the heating, which the doctors confirm works successfully. As I have not invented anything, I have not the pretension to have taught you a great deal, and consider that my presentation is already too long.'

The Hospital buildings and gardens must have met with Wallace's full appreciation. It has the appearance of a Victorian or Edwardian country house in formal gardens and in no way, as he had expressly asked his architect Sanson, does it bear any signs of the austerity that he wished to avoid. Although the garden today has largely been taken up by the development of the new hospital, the main building remains little changed since the day it was opened.

It was, for its time, a very modern twenty-four bed hospital with all the most advanced medical equipment. It soon attracted some of the most renowned surgeons, doctors and consultants in Paris to work alongside the resident medical staff. Its unique British character could be found in the inscriptions on the walls, the furniture in the waiting rooms, the grand piano in the hall, the cut flowers from the garden in the Wedgwood vases, and the well-stocked library. Tea was served at 5 o'clock using specially engraved silver teapots, a tradition that was retained for many years.

11. L'inauguration

La première pierre fut posée par Sir Richard et Lady Wallace le 27 août 1877 – sept ans jour pour jour après la mort de Lord Hertford. La truelle en argent gravée pour l'occasion fait maintenant partie d'une collection particulière en Australie. Wallace aurait souhaité la présence du Prince de Galles pour l'inauguration de l'Hôpital, mais celle-ci fut présidée, en avril 1879, par Lord Lyons, ambassadeur de Grande-Bretagne, celui-là même qui avait fui la capitale en 1870, pendant la guerre franco-prussienne, tandis que Wallace, lui, était resté.

Richard Wallace faisait partie du cercle d'amis fortunés et influents, constitué autour du Prince de Galles, sous la dénomination de Marlborough Club. Il était souvent invité dans les propriétés des uns et des autres. Ces parties de campagne edwardiennes étaient organisées selon un principe immuable : « à chacun, sa chacune ». La Reine Victoria désapprouvait totalement le comportement de la plupart d'entre eux, elle était convaincue qu'ils étaient tous totalement dépravés et elle s'inquiétait de la succession, que la conduite de son fils rendait précaire.

Pendant son règne, qui fut court, le Roi Edouard VII insuffla des bouffées d'air frais dans la vie de la Cour Britannique, très collet monté. Il avait la passion du théâtre et de la musique, partiellement acquise à Paris, mais il manifesta un solide sens du devoir. S'il passait l'essentiel de son temps en quête des plaisirs de la vie, dans les meilleures conditions possibles, même les critiques les plus sévères ont reconnu que lorsqu'il avait une tâche à accomplir, tôt ou tard, il s'y mettait. Son goût pour la France et les nombreux séjours qu'il fit à Paris et à Biarritz, en quête de bons moments, contribuèrent à forger « l'Entente Cordiale ». Malheureusement sa relation avec son neveu le Kaiser Wilhelm II, aux réactions impulsives et théâtrales, créa souvent des tensions dans la mesure où il avait ouvertement soutenu la France lors de la guerre franco-prussienne de 1870 et avait encouragé les Hanovriens dans leurs tentatives de reconquête de leur fortune et de leurs territoires perdus lors de la guerre austro-prussienne de 1866.

11. Inauguration

The foundation-stone was laid by Sir Richard and Lady Wallace on the 27th August 1877, the seventh anniversary of the death of Lord Hertford. The silver tools used are currently in a private collection in Australia. Wallace had hoped the Prince of Wales would inaugurate the Hospital but it was officially opened in April 1879 by Lord Lyons, the Ambassador, the same man who, unlike Wallace, had fled the capital in 1870, the year of the Franco-Prussian war.

In London, Richard Wallace was part of a group of wealthy and influential friends called the Marlborough Club, the circle formed around the Prince of Wales, who entertained him in their country estates. Edwardian country house parties were arranged according to a traditional precept: 'à chacun sa chacune'. Queen Victoria totally disapproved of the behaviour of most of them and was convinced that they were totally degenerate and that the succession of her son would be somewhat precarious.

During his short reign King Edward VII blew gusts of fresh air into the stuffy British Court with his love of theatre and music, partly acquired in Paris, but he showed a strong sense of duty. Indeed, although most of his time was spent in the pursuit of pleasure and all of it in comfort, even his sternest critics conceded that when there was work to be done, sooner or later he brought himself to do it. His appreciation of France and the many pleasure-loving periods he spent in Paris and Biarritz helped his ambassadors and ministers to forge the 'Entente Cordiale'. Unfortunately his relationship with his nephew, the impulsive and theatrical Kaiser Wilhelm II, was often strained since he had openly supported France in the Franco-Prussian war of 1850, and had encouraged the Hanoverians in their attempts to recover their confiscated fortune and territories that were lost in the Austro-Prussian war of 1866.

Le futur Edouard VII, vêtu de l'uniforme des Highlands, fit sa première visite à Paris en 1855, amorçant une longue histoire d'amour entre lui-même et les Parisiens, qui se poursuivit jusqu'à sa mort en 1910. En 1855, il demanda à l'Impératrice Eugénie de lui permettre de prolonger son séjour, car, lui dit-il, « il y a six autres d'entre nous à la maison et je ne manquerai pas du tout à Maman ». Durant sa jeunesse et les débuts de sa vie d'adulte, l'attrait de Paris, avec le vin, les femmes, le jeu et les chansons, lui permit bien souvent d'échapper à une vie très encadrée. Ses visites « discrètes » le furent de moins en moins. Ni les commentaires défavorables de la presse britannique, ni les redoutables froncements de sourcils de sa mère ne suffirent pour altérer son amour de « la vie parisienne ».

En juin 1879, le Prince de Galles vint avec Alexandra, la Princesse de Galles, et leur fille, la Princesse Victoria, pour visiter l'Hôpital. A cette occasion la grande salle des hommes fut nommée, "Albert Edward Ward" (Salle Albert Edward) et la grande salle des femmes "Alexandra Ward" (Salle Alexandra). Ce fut la première manifestation de l'intérêt et du rôle important que la Famille Royale Britannique allait prendre dans la vie de l'Hôpital – ceci pendant 123 ans, jusqu'à la mort en 2002 de la dernière présidente honoraire royale, en la personne de Sa Majesté la Reine Elizabeth, la Reine Mère.

Pendant les onze premières années, l'Hôpital fut administré par un petit Comité nommé au début par Sir Richard Wallace et financé par lui même. Sir Richard et le Comité établirent aussi un ensemble de règles et de normes pour le bon fonctionnement de l'Hôpital, qui nous éclairent sur les modalités de son administration dans ses tout débuts. Ces règles indiquaient notamment :

L'Hôpital a pour fonction première de fournir des soins médicaux et chirurgicaux aux citoyens britanniques dont le revenu, selon l'appréciation du Comité, est insuffisant pour leur permettre de bénéficier de soins adéquats dans un autre établissement.

En cas d'extrême urgence ou d'accident, le médecin résident ou, en son absence, l'infirmière-chef, disposent de l'autorité

The future Edward VII, in Highland dress, paid his first visit to Paris in 1855 and the Prince and the Parisians began a love affair which continued until his death in 1910. He begged Empress Eugénie to let him stay longer as, 'There are six more of us at home, and Mama won't miss me at all.' Despite the constraints imposed on him during his shortened youth and early manhood, the attractions of wine, women, gambling and songs of Paris lured the young Prince back again and again, where his 'discreet' visits became increasingly indiscreet. But neither unfavourable British press attention nor his mother's fierce frown could deter his love of 'la vie parisienne'.

In June 1879, The Prince of Wales came with Alexandra, the Princess of Wales, and their daughter Princess Victoria to visit the Hospital. On that occasion the Mens Ward was named the 'Albert Edward Ward' and the Womens Ward the 'Alexandra Ward'. This was the beginning of a long association of the Hospital with the British Royal Family, who were to play a most important role for the next 123 years until the last royal patron, Her Majesty Queen Elizabeth the Queen Mother, died in 2002.

For the first eleven years the Hospital was administered by a small Committee appointed in the first place by Sir Richard Wallace and funded by him personally. Sir Richard and the Committee also made rules and regulations for the working of the Hospital, which give us an indication of how the Hospital was administered in the early years. These Rules laid down that:

'It shall be devoted to the present purposes of a Hospital for the reception for medical and surgical treatment of British subjects whose income is not, in the opinion of the Committee, such as would allow them to provide for themselves adequate treatment elsewhere.

In the cases of extreme urgency or accidents, the House Surgeon, or in his absence the Matron, shall have authority

nécessaire pour accorder une admission temporaire, sans condition de nationalité, mais dans de tels cas, l'admission devra être entérinée par le Comité, après enquête dûment effectuée par le secrétaire. Si cette admission d'urgence concerne un étranger, des dispositions devront être prises pour le transférer le plus rapidement possible vers un hôpital français.

Il doit y avoir trois médecins, un chirurgien, un chirurgien-résident et un médecin-chef. Un ophtalmologiste, un chirurgien-dentiste, un pharmacien, un aumônier, un secrétaire, une infirmière-chef et un comptable.

Ne seront pas admises les personnes atteintes des maladies suivantes : folie, aliénation mentale, variole, scarlatine, affections infectieuses de la peau, rougeole, et d'une façon générale toutes maladies considérées comme infectieuses ou contagieuses par le corps médical, ou encore les maladies incurables.

Aucun patient ne pourra rester plus de huit semaines à l'Hôpital, sauf autorisation spéciale du Comité. Les malades doivent avoir un comportement tranquille et discipliné. Ils ne peuvent recevoir de leurs amis des boissons alcoolisées quelles qu'elles soient, des produits alimentaires ou tout article, à l'exception des fruits frais et des œufs. Ils sont susceptibles de se rendre mutuellement des services et d'effectuer dans la salle toute besogne demandée par l'infirmière-chef, avec l'accord du médecin ou du chirurgien-résident.

Les médecins, chirurgiens-consultants et le responsable de la pharmacie, doivent être qualifiés pour exercer la médecine en France. Le chirurgien-résident doit être de nationalité britannique et avoir une certaine connaissance du français. Il recevra un salaire de £90, et fera tous les quinze jours une conférence au personnel infirmier. Il sera logé, blanchi et défrayé des repas à l'Hôpital – ceux-ci étant pris avec l'infirmière-chef, à savoir : petit déjeuner à 8 heures, déjeuner à midi, thé à 16 heures, dîner à 18 heures 30.

La surveillante générale devra être une infirmière expérimentée. Au moment de son engagement, elle devra avoir entre 30 et 40 ans, de nationalité britannique et de religion protestante (cette dernière exigence est paradoxale, dans la

to grant temporary admission irrespective of nationality, but in all such cases the patient's admission must be confirmed by the Committee, after due enquiry into their circumstances had been made by the Secretary. In the case of a foreigner, steps must be taken for the transfer, at as early a date as possible, to a French Hospital.

There would be three Physicians, a Surgeon, a House Surgeon, an Ophthalmic Surgeon, a Dentist, a Dispenser "Pharmacien", a Chaplain, a Secretary, a Matron, and an Auditor.

Patients affected with mania, insanity, small-pox, scarlet fever, infectious skin diseases, measles or any disease considered infectious or contagious by the Medical Staff, or deemed incurable shall not be admitted.

No patient shall remain longer than eight successive weeks resident in the Hospital, unless by special permission of the Committee. They must conduct themselves in a quiet and orderly manner. They must not receive from their friends liquors of any description, or eatables, or any articles, except fresh fruit and eggs. They must render one another mutual help, and assist in such ward work as the Matron shall request with the consent of the Physician or House Surgeon direct.

The Physicians, visiting surgeon, and Dispenser must be legally qualified to practice medicine in France. The House Surgeon must be a British Subject, and possess some knowledge of French. He shall receive a salary of £90, and deliver lectures fortnightly to the nursing staff. He shall be provided with lodging, washing, and board in the Hospital – the meals to be taken with the Matron, viz: breakfast at 8 a.m., luncheon at 12, tea at 4 p.m., and dinner at 6-30 p.m.

The Matron must be a trained nurse. She must be between 30 years of age and not above 40 when elected, a British subject and a Protestant. (It is ironic that this should be insisted on, when all the funding was derived from Roman

mesure où l'argent venait de la très catholique Irlande…). Elle doit être célibataire ou veuve sans famille, et dans tous les cas « sans attaches » envers une personne quelconque.

Les infirmières seront protestantes, entre 21 et 31 ans, nourries, logées et blanchies, leurs uniformes étant fournis, et elles traiteront les malades avec douceur. Ni montres, ni bijoux ne seront portés avec les uniformes. Une autorisation sera requise pour quitter l'Hôpital, y-compris la nuit.

L'Aumônier, pasteur de l'Eglise d'Angleterre, officiera à l'Hôpital tous les dimanches, nommant un homme et une femme comme Lecteur des Ecritures. Il visitera fréquemment les salles de l'Hôpital. Il recevra un salaire, payé tous les trois mois et une allocation complémentaire de 25 F, en cas d'enterrement.

Outre l'importance de la religion à l'époque, il faut penser que l'Eglise anglicane était presque en situation missionnaire au sein d'une population majoritairement catholique. Ce n'est qu'en 1910 qu'une loi a modifié la norme d'ouverture de la session du Parlement britannique, impliquant que le Souverain britannique se déclare de confession protestante, répudiant la doctrine de la transsubstantiation et proclamant que « l'invocation ou l'adoration de la Vierge Marie, ou de tout autre Saint, et le sacrifice de la Messe, tels qu'ils sont pratiqués par l'Eglise de Rome, relèvent de la superstition et de l'idolâtrie ».

Plusieurs normes s'appliquaient au « secrétaire », qui jouait en fait le rôle de directeur à plein temps. Il était indiqué qu'il ne devrait pas simplement respecter le règlement, qui était là pour le guider, mais qu'il devrait « s'efforcer de promouvoir la prospérité de l'Institution, en assumant ses fonctions de façon attentive, sincère et consciencieuse ».

Selon le "Règlement Intérieur", les médecins du Hertford British Hospital devaient être de nationalité britannique. Ceci étant, le terrain et l'Hôpital lui-même étaient la propriété de Richard Wallace, mais l'Hôpital était situé en territoire français et, selon la loi française, les médecins y exerçant devaient

Catholic Ireland.) She must be either unmarried or a widow without family, in any case 'without encumbrance' (The word 'encumbrance', is somewhat equivocal, indicating freedom from emotional loyalty to another human being.)

The nurses shall be Protestants, between 21 and 31 years of age and provided with board and lodging, washing and uniform, and treat the patients tenderly. Rings and jewellery will not be worn with the uniform. No nurse shall leave the premises nor sleep out of the Hospital without permission.

The Chaplain, being a clergyman of the Church of England shall conduct a religious service at the Hospital once every Sunday, appoint one male and one female Scripture Reader, and visit the wards frequently. He shall receive a salary, paid every three months and an additional Fr25 for every funeral.'

It must be remembered the importance of religion at this time, with almost a missionary role for the established Anglican Church within the predominantly Catholic French population. It was only in 1910 that an Act requiring that the British monarch at his first Opening of Parliament was to declare himself a Protestant, to repudiate the doctrine of transubstantiation and to proclaim that 'the invocation or adoration of the Virgin Mary, or any other saint, and the sacrifice of the Mass, as they are now used in the Church of Rome, are superstitious and idolatrous' was repealed.

There were numerous rules for the 'Secretary', who was in fact the full-time Manager. It is indicated that he should not content himself with merely conforming to the letter of the Rules prescribed for his guidance, but 'endeavour to promote, by an attentive, faithful, and conscientious discharge of his duties, the prosperity of the Institution'.

According to the 'Rules', the doctors of the Hertford British Hospital had to be British. Although the land and Hospital were owned by Richard Wallace, the Hospital was situated on French territory, and according to French law, all doctors practising there had to be of French nationality and possess

obligatoirement être de nationalité française et titulaires d'un diplôme français. Il y eut sans doute des discussions considérables entre les autorités françaises et l'Hôpital. Toujours est-il que deux médecins britanniques furent nommés, avec le titre de médecins-résidents. L'un s'occupait des malades alités, l'autre des consultations externes, ils alternaient tous les trois mois, avec un salaire de 2 500 F.

Si un médecin était absent, il convenait de trouver un remplaçant, pas nécessairement britannique mais du moins parlant l'anglais. Le remplacement ne devait pas durer plus de deux semaines, faute de quoi la direction pouvait suspendre le paiement du salaire. Si un médecin résident était absent de Paris plus de quatre mois, sauf accord écrit de la Direction, son poste était automatiquement considéré comme vacant. Les médecins résidents étaient assistés par des assistants cliniques, l'équivalent des internes d'aujourd'hui. Ils avaient des contrats sur une base annuelle, avec un salaire mensuel de 100 F, défrayés de la pension complète à l'Hôpital. Leur service se terminait à 14 heures, avec l'avantage d'être invités à prendre leurs repas avec la surveillante générale !

French diplomas. Considerable discussion must have taken place between the French authorities and the Hospital, as two British doctors were appointed, called Resident Doctors. One looked after the patients in the Hospital and the other took care of the outpatients, alternating every three months, each with an annual salary of £2,500.

If one doctor was absent, they had to find a replacement, not necessarily of British nationality but who must be English-speaking. The replacement should not last more than two weeks; otherwise the Management could suspend payment of salary. If a Resident Doctor was absent from Paris for more than four months without the written agreement of the management, the post was automatically considered vacant. The Resident Doctors in charge of the service were assisted by clinical assistants, similar to housemen today. They were given annual contracts, a monthly salary of Fr 100 and full board and residence in the Hospital. Their employment hours ended at 2 pm., with the possibly doubtful pleasure of being invited to take their meals with the matron!

12. Le corps médical

Les archives de l'Hôpital ne fournissent pas les listes complètes des médecins sous contrat avant les premiers rapports annuels, en 1926. Mais nous savons que dès ses débuts, l'Hôpital attira quelques-uns des meilleurs chirurgiens et spécialistes de Paris. En fait, le corps médical, de quelque vingt médecins, était pratiquement en totalité de nationalité française, en dehors des pédiatres et des dentistes. Un fait exceptionnel est à noter : ces médecins et chirurgiens étaient généralement de très haut niveau, professeurs agrégés, ou doyens d'université. Parcourir les listes est très impressionnant et prouve que le Comité entendait assurer l'excellente qualité de l'encadrement médical.

Pour comprendre les raisons de l'attrait suscité par le Hertford British Hospital aux yeux du corps médical français, il est intéressant de se pencher sur la situation des hôpitaux en France – et particulièrement des hôpitaux parisiens – à la fin du 19ᵉ siècle. Leur état était pitoyable. Les malades étaient entassés dans des salles humides et mal ventilées, infestées de rats et de punaises, ces conditions insalubres entraînant des infections et des contaminations. Ce fut une époque où la tuberculose sévissait, avec des infections liées aux lits, car les règles d'hygiène étaient pratiquement inconnues. Les médecins et les chirurgiens restaient en tenue de ville, sans souci préalable de se laver les mains ou de mettre des gants protecteurs. L'absence de stérilisation était normale à l'époque.

Ce n'était guère différent dans l'Angleterre victorienne des années 1850, avant que Florence Nightingale, forte de la réputation qu'elle avait acquise pendant la guerre de Crimée, ait commencé à introduire une réforme des conditions hospitalières, notamment dans la formation des infirmières. Sous la Reine Victoria, jamais une femme respectable ne se serait retrouvée dans un hôpital.

L'anesthésie commençait à peine à être pratiquée ; Pasteur avait découvert les microbes, lors de ses expériences sur la

12. The Medical Corps

The Hospital records do not give us the full lists of contracted practitioners before the first annual reports of 1926. However we do know that soon after the opening, the Hospital was attracting some of the best-known surgeons and specialists in Paris. In fact, the medical staffs of about twenty doctors were virtually all French except the paediatricians and dentists. What was quite exceptional was that these doctors and surgeons were highly qualified; professors, agrégés, or University Deans. The lists are most impressive, and it is clear that the Management Committee insisted on maintaining high-quality medical staff.

To understand the reasons behind the attraction of the Hertford British Hospital for the French medical corps, it is interesting to examine the situation of the hospitals in France and particularly those of Paris at the end of the 19th Century, when French hospitals were in a miserable state. The patients were crowded together in badly-ventilated and humid wards, infested with rats and bugs - insalubrious conditions that caused infection and fatal contamination. Tuberculosis was rife as were hospital-bed infections, the practice of hygiene being virtually unknown. Doctors and surgeons operated in their city clothes and without previous hand-washing or use of protective gloves. The absence of sterilisation was normal for the period.

It had been very similar in Victorian England in the 1850's before Florence Nightingale, with her reputation following her experience in the Crimea, had started to introduce reform in hospital conditions, notably in the training of nurses. At the time no respectable woman could be seen in a Victorian hospital.

Anaesthetics were only slowly being introduced. Pasteur had discovered germs in his experiments with the fermentation

fermentation du vin ; Lord Lister prônait l'utilisation des antiseptiques en chirurgie et Koch avait isolé le bacille de la tuberculose. Ceux qui en avaient les moyens étaient soignés chez eux. L'hôpital n'accueillait que les pauvres et les infirmières venaient souvent du même milieu, peu motivées par de longues heures de travail fort mal payées.

Le corps infirmier n'avait pas l'instruction suffisante pour bien situer les objectifs de la médecine, il devait s'adonner à des tâches subalternes et dégradantes, il avait en outre des loisirs limités. Enfin il avait la réputation notoire d'être porté sur l'alcool. Avec l'accord des autorités médicales, l'alcool était répandu dans les hôpitaux victoriens. Les manuels de l'époque recommandaient fréquemment des stimulants : en cas de fièvres ou de grande faiblesse, il n'était pas rare qu'on prescrive un litre de whisky !

En Angleterre, toutefois, la mortalité postopératoire était inférieure à celle de la France. Ainsi le taux de décès après amputation de la jambe n'était que de 40%, contre 95% en France. Ceci tenait principalement au fait que les hôpitaux en Angleterre avaient des salles bien aérées, qu'elles étaient plus propres et que les malades n'y vivaient pas les uns sur les autres comme en France. Les lieux où les différentes maladies étaient traitées étaient bien séparés et les conditions étaient bien meilleures. Les médecins en Angleterre eurent conscience de l'importance de l'hygiène avant leurs homologues français. Les écoles d'infirmières n'apparurent en France qu'en 1902, alors qu'elles existaient en Angleterre depuis 1860. Florence Nightingale avait ouvert la première d'entre elles à Londres, au Thomas's Hospital, tirant parti de son expérience en Crimée.

Conséquence du progrès indubitable de la médecine anglaise, de la réputation des infirmières et des conditions d'hygiène au Hertford British Hospital, les Français – médecins, chirurgiens et obstétriciens – étaient très désireux d'y exercer. Car cet hôpital, petit, mais complètement moderne – 24 lits dans les débuts, contre 530 à l'Hôtel Dieu -, se présentait avec ses salles ensoleillées, des toilettes modernes, des salles de bains spécialement conçues pour un hôpital, deux salles pour

of wine, Lord Lister was teaching the use of antiseptics in surgery and Koch had isolated the tuberculosis bacillus. Those who could afford it were nursed at home. The hospital patients were all poor, and nursed by their own kind who were little motivated by a life of low pay and long hours.

The nursing staff did not have sufficient education to appreciate the aims of medical science and suffered the debilitating effects of menial tasks and limited leisure. They also had a notorious reputation for excessive drinking. With the approval of the medical authority, alcohol flowed freely in the Victorian Hospitals. The text books of the time frequently recommend stimulants - mainly whisky - for feverish or low conditions. Doses of up to a quart of whisky were not uncommon.

In England, however, the post-operative mortality rate was lower than in France. After the amputation of a leg, the death rate in England was 40% compared with 95% in France. The main reason was that hospitals in England had already started to have well-ventilated wards, were cleaner and patients did not stay in permanently overcrowded conditions, as was the case in French hospitals. Doctors in England realised more quickly than their French colleagues the importance of hygiene. Whereas schools for French nursing only came into being in 1902, they had existed in England since 1860 and Florence Nightingale had opened the first nursing school in London at St. Thomas's Hospital.

Consequently, as a result of the undeniable progress of English medicine, the reputation of English nursing and the hygienic conditions of the Hertford British Hospital, French surgeons, doctors and obstetricians were more than willing to practise there. In fact, this small but completely modern hospital with only twenty-four beds in its early years, compared with the five hundred and thirty beds at l'Hôtel Dieu in Paris, offered light sunny wards, modern toilets and bathrooms that

les contagieux et les maladies transmissibles. A noter aussi une salle d'opération, inconnue des hôpitaux français, puisque la première ne fut installée qu'en 1889.

En 1909, le Professeur Tuffier, l'un des pionniers de la chirurgie thoracique et cardiovasculaire, fut nommé chirurgien au Hertford British Hospital. Il allait y rester près de 25 ans, dont 10 comme chirurgien à proprement parler, puis comme Consultant honoraire et pour finir, comme président du Comité médical. Il avait fait ses études à l'hôpital du Val de Grâce et, à la fin de ses études médicales, il devint en 1880, interne des hôpitaux, puis chirurgien en 1887, et professeur agrégé en 1889. En 1914, il abandonna sa clientèle privée pour s'occuper des blessés de guerre. Indépendamment de son activité chirurgicale au Hertford British Hospital, devenu alors hôpital militaire, David Lloyd George, alors Premier ministre britannique, lui demanda en 1917 d'organiser le transport des soldats blessés au Front. Cette activité était devenue cruciale pendant la Bataille de la Somme, l'une des plus meurtrières de l'histoire humaine – dix-neuf mille Britanniques furent tués lors de la première journée. Outre les décorations françaises qui lui furent attribuées, il fut nommé Knight Commander of the British Empire, et Commander de l'Ordre de Bath. Il mourut en 1929.

Le Professeur Tuffier ne fut pas seulement un chirurgien éminent, il fut constamment à l'avant-garde de la recherche expérimentale, à Paris et au New York Rockefeller Institute, aux côtés d'Alexis Carrel. Ses trois découvertes les plus remarquables se situent dans le domaine de l'anesthésie intratrachéale, la résection pulmonaire et la chirurgie expérimentale. En 1891, au moyen de talcage pleural, il réalisa la toute première résection pulmonaire pour la tuberculose. En 1914, il publia un mémoire novateur sur la chirurgie à cœur ouvert. Pendant la guerre, il s'intéressa à la transfusion sanguine en faveur des soldats blessés, avec une grande prescience des problèmes d'incompatibilité, avant même la découverte des groupes sanguins.

were specifically designed for hospitals, together with two isolation wards for patients suffering from contagious diseases and communicable infections. There was notably an operating theatre, which was a rarity in French hospitals, the first having been installed as late as 1889.

In 1909, Professor Tuffier, one of the major pioneers of thoracic and cardiovascular surgery was appointed surgeon at the Hertford British Hospital. He was to serve the Hospital close on 25 years, 10 years as surgeon, then as Honorary Consultant and finally as Chairman of the Medical Committee. He studied at the Val de Grâce Hospital and having completed his medical studies, became a house-doctor in 1880, a surgeon in 1887, and a professor 'with aggregation' in 1889. In 1914, he left his private practice to treat wounded servicemen. Besides his surgical activities at the Hertford British Hospital, at the time a military hospital, he was asked in 1917 by David Lloyd George, the British Prime Minister, to organise the transport of wounded soldiers from the Front. This had become particularly critical during the Battle of the Somme, one of the bloodiest battles in human history, when more than nineteen thousand British died on the first day alone. Besides the honours he received from the French Government he became Knight Commander of the British Empire and Commander of the Order of the Bath. He died in 1929.

Not only was Tuffier an outstanding surgeon, he was constantly involved in experimental research in Paris as well as at the New York Rockefeller Institute along with Alexis Carrel. His three most remarkable contributions were in the field of intratracheal anaesthesia, pulmonary resection and experimental surgery. In 1891, using extrapleural pneumonolysis, he performed the first ever pulmonary resection for tuberculosis. In 1914 he published his innovative paper on experimental open-heart surgery. During the war, he studied blood transfusion of wounded soldiers, with a far-sighted understanding of incompatibility, even before blood groups had been discovered.

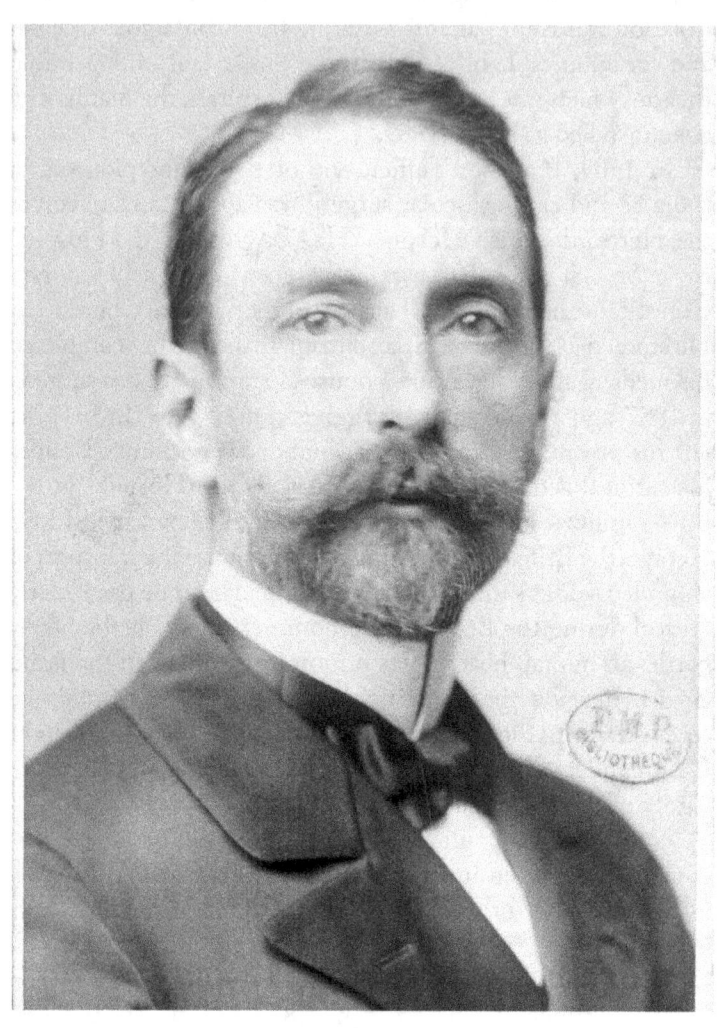

Professeur Tuffier
(*Université Paris Descartes*)

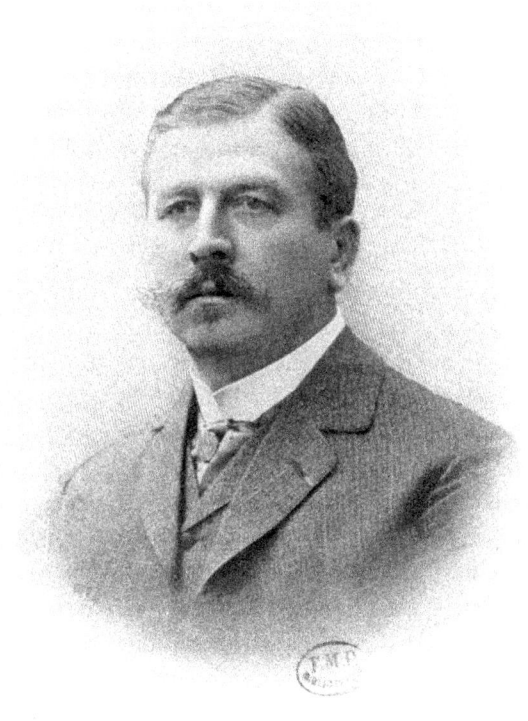

Dr Babinski
(*Université Paris Descartes*)

Parmi les médecins qui exercèrent au Hertford British Hospital, une autre personnalité internationalement renommée fut Joseph Babinski. Fils d'un ingénieur polonais, il avait quitté Varsovie en 1848, fuyant les Russes qui écrasaient dans la terreur les velléités d'indépendance des Polonais. Etudiant en médecine, il se retrouva à travailler aux côtés du Dr Charcot, à l'hôpital de la Salpêtrière. Charcot remarqua vite ses qualités de chercheur et il devint son étudiant favori. Affranchi des tâches d'enseignement, Babinski ne fut jamais nommé Professeur. Son travail à l'hôpital de La Pitié lui laissait du temps pour se consacrer à l'étude des symptômes neurologiques. C'était un clinicien de premier ordre, beaucoup moins dépendant des examens neuropathologiques et des analyses en laboratoire que la plupart de ses contemporains. Sa méthode ne consistait pas à faire des hypothèses, qui peuvent certes donner des résultats, mais d'analyser les faits avec une intuition et une intelligence scientifique qui le menèrent à des découvertes remarquables. Il a laissé son nom dans tous les manuels et traités de médecine et de neurologie, et tous les étudiants en médecine connaissent le « réflexe de Babinski ». Il a consacré sa carrière de clinicien et de chercheur à fixer les normes permettant de distinguer les maladies organiques de la paralysie hystérique.

Avec tant de médecins éminents - souvent devenus présidents du Comité médical – consultant ou opérant au British Hospital, il n'est pas étonnant que la liste des médecins et chirurgiens attachés à l'hôpital comprenne quelques grands noms de la médecine de l'époque. Parmi eux, citons les noms suivants :

Professeur Flandin	épidémiologiste
Professeur Darier	dermato-cancérologue
Professeur Aubry	oto-rhino-laryngologiste
Professeur Achard	biologiste renommé
Professeur Loeper	illustre Professeur de thérapeutique
Professeur agrégé Sicard	spécialiste de la chirurgie du rachis
Professeur Lhermite	neurologue

Joseph Babinski was another internationally renowned doctor who practised at the Hertford British Hospital. The son of a Polish engineer, he left Warsaw for Paris in 1848 because of the Russian reign of terror aimed at stalling Polish attempts to achieve independence. As a medical student, Babinski came early to work alongside Dr Charcot at the Salpêtrière in Paris. Charcot soon recognised the qualities of this acutely observant researcher who was soon to become his favourite student. Babinski was never appointed a Professor with tenure. Free of teaching duties and limiting his activities to his work at the Hôpital de La Pitié he was able to devote himself to studying neurological symptoms. He was a master clinician, considerably less dependant on neuropathological examinations and laboratory tests than most of his contemporaries. His method did not rely on hypothesis which, admittedly, can give results but, used by a scientist of outstanding intellect and intuition, can lead to epoch-making discoveries. He has left his name in the manuals and treatises of medicine and neurology and all medical students know of the Babinski reflex. He devoted his clinical and research career to establish findings that distinguish organic disease from hysterical paralysis.

With so many well-known doctors who often became Chairmen of the Medical Committee or were consulting or operating at the British Hospital, it is not surprising that the list of the medical and surgical consultants contains so many distinguished medical men of the time. Among them were:

Professeur Flandin	epidemiologist
Professeur Darier	skin cancer
Professeur Aubry	ENT
Professeur Achard	renowned biologist
Professeur Loeper	Professor of therapeutics
Professeur Sicard	spinal surgeon
Professeur Lhermite	neurologist

Professeur agrégé Jean-Paul Binet	chirurgien cardiaque et vasculaire qui opéra plus d'une centaine d'enfants porteurs de malformations cardiaques
Professeurs Soulié et Lenègre	pionniers de la cardiologie française, voire mondiale; ils rejoignirent l'équipe médicale vers 1933
Docteur Henri Welti	père de la chirurgie thyroïdienne

En 1957, quand l'hôpital passa sous la coupe du SHAPE (Supreme Headquarters Allied Powers Europe), il fut demandé à l'éminent Claude Olivier de former une équipe médicale pour travailler avec l'administration militaire. Elève du Professeur Mondor, après son agrégation en chirurgie, il fut nommé chirurgien des hôpitaux de Paris en 1959, responsable de la chirurgie à l'hôpital Tenon. Il est à l'origine du premier congrès de pathologie vasculaire et il fut élu en 1968 à la prestigieuse Chaire de chirurgie à l'Hôtel-Dieu, enfin à l'Académie de Médecine en 1976.

Le Professeur Olivier fut assisté par le Dr René Rettori, un spécialiste hors pair de chirurgie viscérale. En 1969, Claude Olivier et René Rettori réussirent une première mondiale en réalisant une transplantation orthotopique de l'intestin grêle et du colon droit chez un sujet atteint du syndrome de Gartner, se traduisant par une polypose généralisée et congénitale. Le patient survécut 26 jours mais il fut victime d'un rejet de la greffe. Les techniques étaient au point, il manquait malheureusement les médications antirejet, qui demandaient à être améliorées.

A la même époque, le Dr Torre se vit confier la maternité de l'Hôpital, activité qu'il conserva jusqu'à sa retraite, exerçant simultanément à la maternité de l'hôpital de Neuilly. C'est à lui que l'on doit le rapprochement avec le Dispensaire Français de Londres.

Comment un hôpital relativement petit, comme le Hertford British Hospital, fut-il en mesure d'attirer des Professeurs

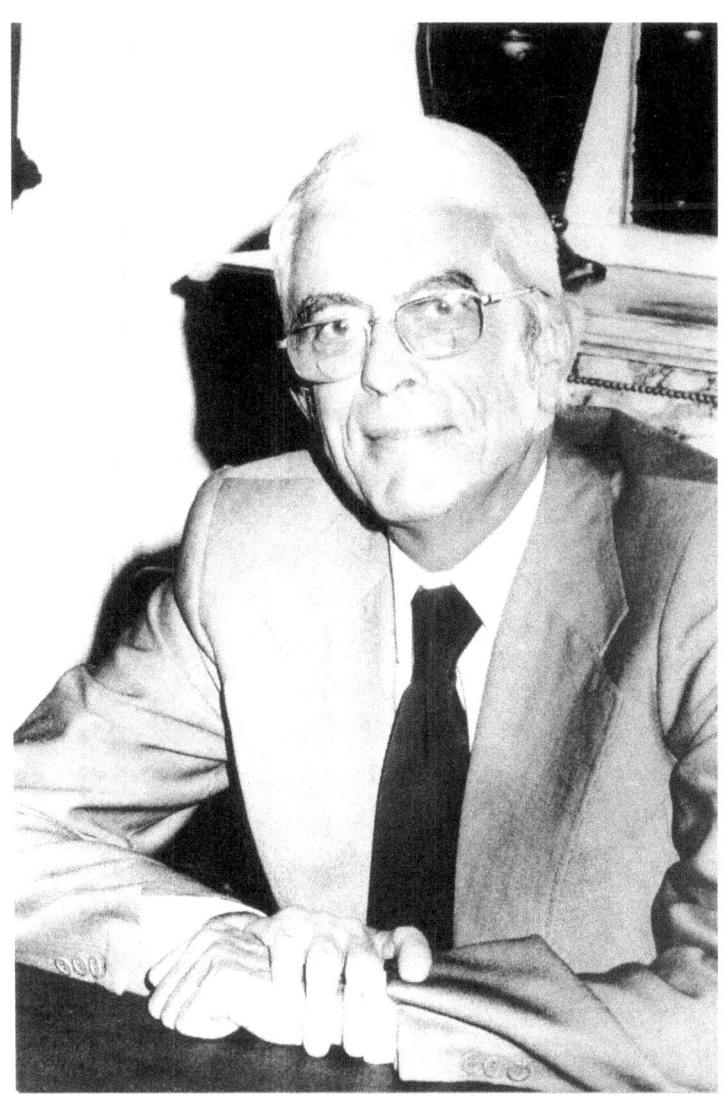

Professeur Claude Olivier
(Hertford British Hospital)

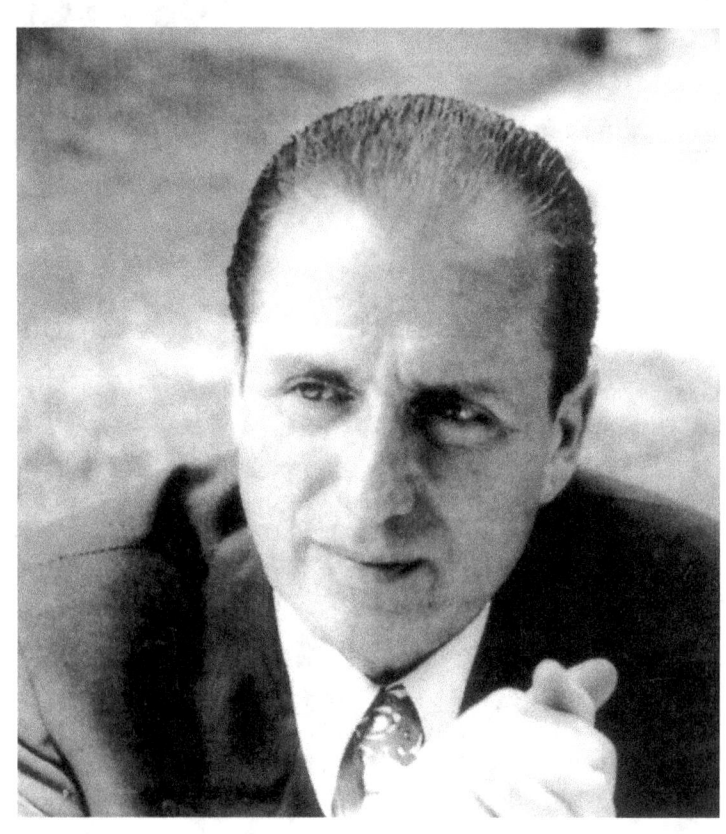

Dr René Rettori
(Hertford British Hospital)

Professeur Jean-Paul Binet	associate Professor of cardiac and vascular surgery who operated on over a hundred children with heart malformations.
Professors Soulié and Lenègre	pioneers in the field of French cardiology. They joined the medical team around 1933.
Doctor Henri Welti	founder of thyroid gland surgery

In 1957, when The Supreme Headquarters Allied Powers Europe (SHAPE) took over the Hospital, the distinguished surgeon Claude Olivier was asked to form a medical team to work alongside the military administration. A pupil of Professeur Mondor, after his 'aggregation' in Surgery, he was named Surgeon of the Paris hospitals and in 1959 became responsible for Surgery at Hôpital Tenon. He created the first Congress of Vascular Pathology and in 1968 was elected to the prestigious Chair of Uppercase surgery at L'Hôtel Dieu, followed by the Academy of Medicine in 1976.

Professor Olivier was assisted by Dr René Rettori, a renowned visceral surgeon. In 1969, Claude Olivier and René Rettori performed the world's first orthotopic transplant of the small bowel and ascending colon in a patient with Gartner's syndrome and a generalised congenital polyposis. The technique was successful but unfortunately anti-rejection medication had yet not been developed.

During the same period, Dr Torre was responsible for the Maternity Department carrying out a similar role at the Neuilly Hospital. He was also responsible for the joint conferences with the Dispensaire Français de Londres, referred to in a later chapter.

One may again question how the small Hertford British Hospital had been able to attract these internationally-known

de médecine internationalement connus, beaucoup d'entre eux ayant fait des recherches et publié des ouvrages sur des maladies qui maintenant portent leur nom? Pour une raison simple : les équipements et les bâtiments de l'Hôpital construits par Richard Wallace, très modernes pour l'époque, attirèrent des chirurgiens et des spécialistes du secteur privé. Cette avance n'allait pas durer. Dans les années 1960 et 1970 plus particulièrement, la modernisation et les progrès des hôpitaux français furent tels, tant dans le secteur privé que dans le secteur public, que le Hertford British Hospital ne put, faute d'un financement suffisant, fournir le niveau d'équipement et de chambres (chambres simples ou doubles, au lieu de salles communes) que l'on trouvait désormais partout.

Pourtant l'Hôpital, bénéficiant du prestigieux patronage de l'ambassade de Grande-Bretagne et surtout des Altesses Royales britanniques, continua d'attirer les médecins. En outre, il était dirigé par des administrateurs qui avaient un vrai sens du service public. Les relations entre la direction, le corps médical et le personnel – largement constitué d'infirmières anglaises – étaient excellentes, et l'Hôpital bénéficiait ainsi d'une ambiance particulière.

Jusque dans les années 1970, il y avait une équipe médicale permanente, avec un médecin-résident et quatre internes de nationalité française. Le Dr Juvin, qui fut médecin-résident à partir de 1962 et était alors à la tête du département médical, écrivit :

« *Le caractère particulier et incomparable du système anglais a su former et instruire, de tout temps, un personnel exceptionnel dans sa façon d'appréhender la médecine et les patients, consistant à apporter à chacun, non seulement le soin du corps, mais également, le soin de la personne. Ce soin qui réconforte, et qui reconnaît à chacun sa dignité, globalisant ainsi les deux dimensions de la médecine, qui est le service au malade dans son entier. Ce que l'on nomme aujourd'hui dans nos facultés, comme si nous le découvrions(!), « la pratique de l'éthique médicale »,* maintenant à l'honneur dans toutes les facultés françaises, fut toujours appliquée au Hertford British Hospital, et ce, dès ses débuts, cette pratique et cette éthique du soin dont les « nurses » britanniques sont le symbole et l'exemple ».

'Professors of Medicine', many of whom had researched and produced publications on illnesses which carry their names. The new Hospital built by Richard Wallace attracted surgeons and specialists from the private sector with equipment and buildings that were modern for the time, although this situation was not to last. Progress and modernisation in France in both the private and public health sectors, particularly in the 1960s and '70s, was such that the Hertford British Hospital through lack of funds was no longer able to provide the equipment and accommodation (single and double rooms, instead of wards) that all hospitals were now offering.

The Hospital had the undeniable prestige of royal and ambassadorial patronage which was another attraction for these doctors. It was also administered by Trustees who had a true sense of public service. The relationship between the management, medical corps and staff of mainly English nurses was excellent and this gave a special character to the Hospital.

There was a permanent medical team of a House Doctor and four housemen, all of French nationality right up to the 1970s. Dr Juvin, who was house doctor from 1962 and then Head of the Medical Department, wrote:

'Schools of English nursing taught the essential relationship between medical care and the patient. This comprised not only the provision of patient medical care, but also comfort and dignity to every individual patient, bringing together the two essential aspects of nursing. What is taught today in French medical schools, the practice of ethical medicine, was standard practice in the Hertford British Hospital from its foundation, thanks to its English nursing staff.'

13. L'Hôpital de 1890 à 1914

Selon le règlement intérieur de 1901, on note que le haut patronage de l'Hôpital fut initialement dévolu à l'ambassadeur de Sa Majesté. Le président était Sir John Murray Scott, les membres du Comité de direction de l'Hôpital, nommés par le gouvernement britannique quand il reprit l'Hôpital, furent les suivants : le président, l'Honorable Michael Herbert, qui fut Premier secrétaire de l'ambassade ; Austin Lee, Attaché Commercial ; Percy Inglis, consul général ; Alfred Coleman, John Pilter, et James Rosselli.

Lord Lyons fut le premier président honoraire, suivi de 1877 à 1891 par le comte de Lytton, très cultivé et très bel homme. Il avait l'apparence du poète, qu'il aurait aimé être, plutôt que celle du diplomate, qu'il était devenu à son corps défendant. Il fut suivi par le marquis de Dufferin and Ava, ancien Vice-Roi des Indes, qui lui succéda pendant six ans. Sir Edmund Monson fut l'ambassadeur de Grande-Bretagne et président honoraire de l'Hôpital à l'époque de la signature de l'Entente Cordiale, en 1904. Il eut pour successeur Lord Bertie, sans doute l'un des derniers diplomates de l'ancienne école, qualifié à ce titre de « dernier grand ambassadeur ». Il fut le dernier représentant de Grande-Bretagne en France à sortir en carrosse d'apparat et, quand il descendait l'escalier au tapis rouge de l'ambassade, revêtu de son manteau écarlate de Chevalier Grand Croix de l'Ordre de Bath et de son chapeau à plumes pour gagner l'Elysée, les badauds du Faubourg Saint-Honoré ne pouvaient douter que la Grande-Bretagne fût bien une grande puissance. Après lui, vint le comte de Derby, dont l'ambassade, remarquable, ne dura que deux ans. La France, républicaine dans l'âme, apprécie qu'un homme de haut rang soit aussi grand seigneur, et c'était le cas avec Derby qui, doté d'une position sociale éminente, était l'aristocrate anglais dans sa quintessence. L'ambassade vivait sur un pied sans égal et l'ambassadeur recevait avec un tel luxe que son hospitalité devint légendaire. Six valets de pied étaient envoyés d'Angleterre pour les grandes occasions et, pour beaucoup, ce fut l'âge d'or de l'ambassade.

13. The Hospital 1890 – 1914

From the copy of the 'Rules' of 1901, we note that the Patron was initially His Majesty's Ambassador in Paris and the Honorary President was Sir John Murray Scott, Bart. The members of the Management Committee of the Hospital appointed by HM Government on taking over the Hospital were: The Chairman, The Hon. Michael Herbert who was First Secretary of the Embassy, Austin Lee the Commercial Attaché, Percy Inglis the Consul-General, Alfred Coleman, John Pilter and James Rosselli.

Lord Lyons was the first Patron, followed by the handsome and cultured Earl of Lytton from 1877 to 1891. He had the appearance of the poet he wished to be, rather than the diplomat he reluctantly had become. He was followed for six years by the Marquess of Dufferin and Ava, a former Viceroy of India. Sir Edmund Monson was the Ambassador and Hospital Patron during the signing of The *Entente Cordiale* in 1904 and he was succeeded by Lord Bertie who was called the 'Last Great Ambassador', bringing to an end the old-school of diplomats He was the final envoy to France to have a state coach and when, in his scarlet mantle of Knight Grand Cross of the Order of the Bath and his feathered hat, he descended the red-carpeted steps of the Embassy to drive round to the Elysée, the bystanders in the Faubourg could be in no doubt that *la Grande-Bretagne* was a great power. He was followed by the Earl of Derby who was to be Ambassador for only two remarkable years. Republican France at heart likes a man of high position to be a grand seigneur, and Derby was a magnifico, the epitome of British aristocracy with an immense social position. The Embassy was run on an unparalleled scale, for he entertained so lavishly that his hospitality became a legend. Six footmen came over from England for special parties and for many it was the golden age of the Embassy.

A l'origine, l'Hôpital fut présidé et géré par l'ambassade elle-même, mais bien vite la majorité des administrateurs émana de la communauté britannique, toujours des personnalités en vue, des avocats, des comptables, des hommes d'affaires; cependant, les diplomates gardaient toujours un rôle actif. Sir John Pilter fut un membre du Comité de direction, et un président de premier plan, entre 1913 et 1927. Frank W. Wicker, dont la famille est toujours présente dans les œuvres charitables, fut secrétaire ou directeur de 1910 à 1938.

Le seul élément dont nous disposons sur les activités de l'Hôpital, entre son ouverture et la fin de la guerre 1914-1918, est un compte-rendu manuscrit, datant de 1892 et conservé dans les National Archives de Kew. Durant cette année-là, 297 patients furent pris en charge, soit en moyenne une trentaine de malades hospitalisés, totalisant 11 510 jours de soins. On y trouve également une liste détaillée des dépenses, avec des frais de fonctionnement de 100 000 F - dont 4 000 F pour le vin, la bière et l'eau de vie - somme que Sir Richard Wallace finançait alors personnellement.

Pour comprendre le rôle de l'Hôpital à l'époque de sa fondation, il faut prendre en compte l'état de la médecine à Paris à la fin du 19e siècle. La biologie se développait activement. Grâce aux immenses talents de Louis Pasteur et de ses successeurs, les médecins connaissaient l'existence de micro-organismes anaérobiques. Le concept des maladies de « génération spontanée » était révolu. Les conditions de propagation de la fièvre typhoïde, du choléra ou de la varicelle étaient identifiées. La diphtérie, la rage, l'anthrax et la tuberculose n'étaient plus nécessairement des maladies mortelles. L'importance de l'hygiène, de la désinfection et de l'asepsie était maintenant comprise. La vaccination était fréquemment utilisée, au même titre que les injections d'immunoglobuline. Sous l'influence du corps médical, la France commençait à introduire des lois sanitaires. Les questions afférentes à la santé publique faisaient l'objet de débats animés au sein du public et les mouvements humanitaires influençaient le monde médical. Des centres sanitaires furent créés ainsi que des centres de médecine préventive, qui furent accessibles au public. L'assistance

Initially the Hospital was chaired and run mainly by the Embassy but soon the majority of Trustees were prominent members of the British Community: lawyers, accountants and business men, but with the diplomats still playing an active role. Sir John Pilter was a leading member of the Management Committee and Chairman from 1913 to 1927. Frank W. Wicker, whose family is still involved in the charity's work today, was the Secretary or Manager from 1910 until 1938.

The only information we have of the activities of the Hospital from its opening until after the 1914-18 war are handwritten accounts sheets of 1892, now in the National Archives at Kew. During that year, there were 297 patients, averaging 30 a day, totalling 11,510 patient days in the Hospital. There is a very detailed list of expenses, showing running costs to be Fr100, 000, with Fr 4,000 spent on wine, beer and 'Eau de Vie'. Sir Richard Wallace personally financed these expenses.

To understand the role of the Hospital at the time of its foundation, we must look at the medical situation at the end of the 19th Century. Although conditions in the major French hospitals remained rudimentary it was a period of intense progress. Biology was strongly developing. Thanks to the immensely talented French scientist Louis Pasteur and his successors, doctors knew about the existence of anaerobic micro-organisms. The mistaken concept of 'spontaneous generation' was over. The methods of propagation of typhoid fever, cholera and chicken pox had been identified. Diphtheria, rabies, anthrax and tuberculosis were no longer necessarily mortal diseases. The importance of hygiene, disinfection and asepsis were now understood. Vaccination was commonly applied as well as immunoglobuli. Thanks to the influence of the medical corps, France was introducing sanitary laws. All the questions concerning public health were actively debated by the public and humanitarian movements inspired the medical world. Sanitary leagues were created, and medical and preventive medicine associations as well as health centres

193

médicale et les services sociaux prirent tournure. Les opérations, les accouchements et le traitement des blessures effectués à domicile devinrent de plus en plus rares. Les médecins insistaient pour que les malades soient transférés à l'hôpital, afin de bénéficier de salles d'opération modernes, soumises aux règles d'asepsie rigoureuse, et d'un personnel compétent et en mesure d'appliquer des soins médicaux de haut niveau. Quoique la révolution des antibiotiques fût encore à venir, il est indéniable que la médecine vivait une époque de progrès spectaculaires, dont tout le monde bénéficiait. Il allait résulter de ces progrès une réduction du taux de mortalité et un net adoucissement de la souffrance.

Toutefois, en France, les étrangers ne pouvaient bénéficier de ces progrès. Parmi eux, il y avait un grand nombre de résidents britanniques - étudiants, touristes et voyageurs - qui vivaient avec des revenus et des moyens modestes. Au plus haut de la saison touristique, il pouvait y avoir jusqu'à cent mille citoyens britanniques à Paris. Beaucoup vivaient dans des hôtels plus que médiocres. Le gouvernement britannique n'avait pas pris en compte le problème médical posé par ses ressortissants. Aucune assurance médicale, aucune protection sociale n'existaient en cas de maladie. Le mieux était alors de se tourner vers les institutions charitables. Mais beaucoup prétendaient se soigner avec leurs propres méthodes, ce qui entraînait alors des conséquences fâcheuses. Pour les Anglais qui s'adressaient à des médecins français se posait aussi le problème de la langue et les différences de mentalité entre les deux peuples conduisaient souvent le malade anglais à l'isolement et au désespoir.

En règle générale, les médecins parisiens, quoique tournés vers l'avenir, ne se souciaient guère du problème des Anglo-Saxons ou des autres étrangers vivant parmi eux. Le problème de santé était bien souvent une affaire de moyens financiers. Les vieux hôpitaux parisiens étaient gratuits, mais ils étaient réservés aux malades démunis, tandis que les classes favorisées de la population étaient soignées, soit à leur domicile, soit dans des cliniques privées.

Le Hertford British Hospital acquit vite une excellente réputation. Il traitait un grand nombre de maladies : maladies infectieuses, problèmes respiratoires, difficultés circulatoires,

became available to the public. Medical assistance and social services took shape. Operations, instrument deliveries, dressings and treatments that had previously been carried out at home became fewer and fewer. Doctors insisted that their patients should be taken into hospital where they would benefit from a modern operating theatre with the strictest rules of asepsis, and where they would be treated by competent staff able to apply high-quality medical care. Although the antibiotic revolution had not yet arrived there is no doubt that medicine was making spectacular progress that was to benefit everyone. The consequence of this progress was reduction in the mortality rate and greatly reduced suffering.

However in France, foreigners could not benefit from this progress. Among them were large numbers of British residents, students, tourists and travellers who were living day-to-day with small incomes and means of support. At the height of the tourist season there were as many as one hundred thousand British subjects in Paris, many living in dirty and insalubrious hotel rooms. From the medical point of view the British Government had made no provision for its expatriate British subjects. No medical insurance or 'protection sociale' was available in case of illness. Charitable associations were the best solution but many tried to cure themselves by their own methods, which at that period were often very damaging. For the English, who were looked after by French doctors, there was also the language problem, and the different approach of the two nationalities often resulted in isolation and despair.

Parisian doctors, although forward-looking, were not generally concerned with the problems of the Anglo-Saxon and the other nationalities living among them. Health treatment was very much a question of financial resources. The old-established Paris hospitals, where no payment was required, were only for poor patients and the favoured classes were treated either at home or in private clinics.

The Hertford British Hospital soon gained an excellent reputation. It treated numerous illnesses: infectious diseases, respiratory disorders, circulatory dysfunctions, genito-urinary

problèmes génito-urinaires, maladies neurologiques, problèmes ORL et cas dermatologiques. Toutes les opérations concernant ces maladies étaient effectuées à l'Hôpital par une équipe de médecins spécialisés, sous le contrôle du chirurgien-résident anglais.

Avant la visite de Sa Majesté, le Roi George V, et de la Reine Mary en 1914, un article, au style particulièrement fleuri, parut dans 'l'Excelsior'. Il décrit l'Hôpital à la veille de la guerre :

La fondation de Sir Richard Wallace est un exemple de ce que peut réaliser un génial philanthrope.

Le nom de Sir Richard Wallace est demeuré à Paris grâce aux fontaines publiques, dont il dota la capitale, mais la colonie anglaise lui doit un hôpital, qui est une petite merveille de goût, de confort et de propreté : c'est un modèle de ce qui peut être réalisé en matière de philanthropie souriante, et le roi se propose de lui consacrer une visite pendant son séjour à Paris. En cela, d'ailleurs, S.M. George V ne fera que renouveler le geste d'Edouard VII qui, bien avant son avènement, l'inaugura avec S.M. Alexandra, Princesse de Galles.

Le mot sombre d'hôpital convient mal à cette villa claire de style aimable, où alternent les réminiscences gothiques et maures, et autour de laquelle la verdure, les pelouses et les feuillages épais donnent, à la bienfaisance qui règne ici, son véritable caractère.

Fondé à la mémoire du marquis de Hertford qui légua à Sir Richard Wallace une soixantaine de millions, il semble que la véritable douleur n'ait pas de place parmi les quarante lits qui s'alignent en deux salles spacieuses, bien aérées, que le soleil conquiert dès les premiers rayons. Sous le plafond en ogive, dans la salle Alexandra, des jeunes filles ont cet aspect délicatement heureux et fragile qui fait espérer les prochaines convalescences dans la verdure et les fleurs. La verdure, on la voit, par les larges baies, onduler avec la brise qui passe sur le paisible jardin. Quant aux fleurs, les plus belles sont dans la salle même, sur des tables nettes, groupées dans les vases simples, et renouvelées par le soin des infirmières, qui ont un air de nurses coquettes. Les petits lits à sommier métallique, à la couverture écarlate, font penser au dortoir d'un pensionnat,

AVANT L'ARRIVÉE DE GEORGE V
UNE VISITE A L'HOPITAL ANGLAIS
La fondation de sir Richard Wallace est un exemple de ce que peut réaliser une philanthropie souriante.

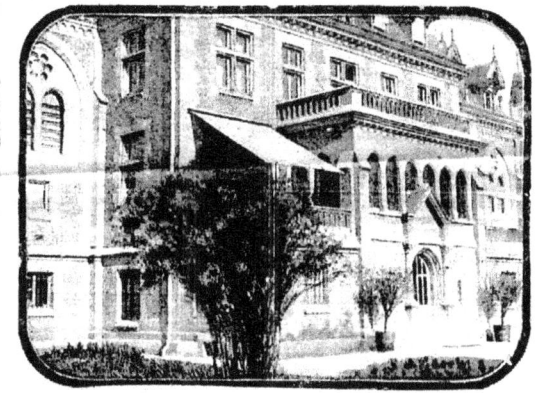

Article in the press before the visit of King George V
(*Wicker*)

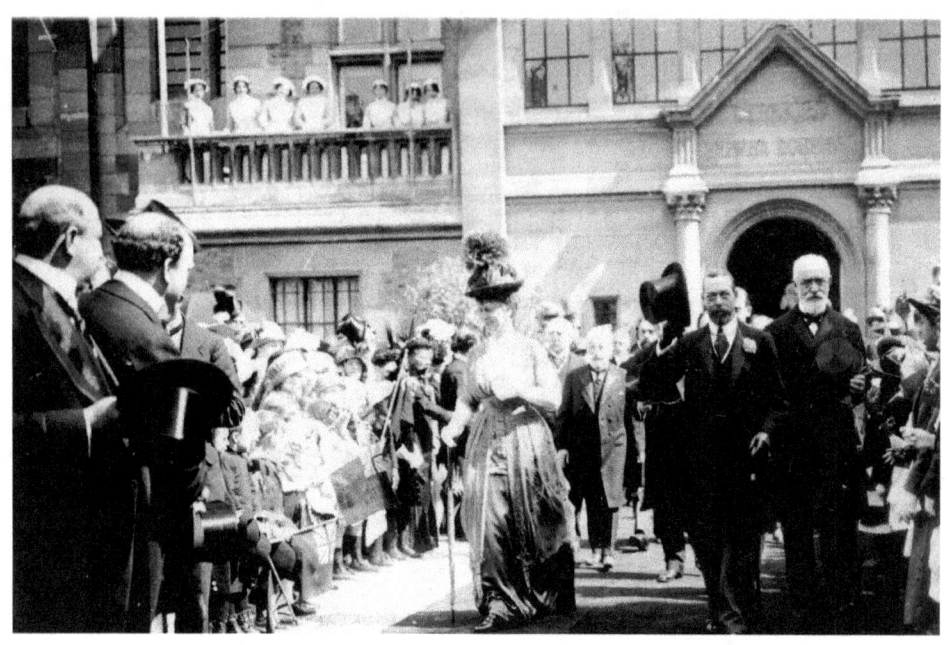

Visit of George V and Queen Mary in 1914
Visite de George V et de la reine Mary en 1914
(*Royal Collection 2006 Queen Elizabeth II*)

problems, neurological conditions, ENT, and dermatological cases. All the operations relating to these illnesses were performed at the Hospital by a team of specialised doctors under the control of the English House Surgeon.

Before the visit of His Majesty King George V and Queen Mary in 1914, an article appeared, in its particularly flowery style, in the 'Excelsior'. It describes the Hospital prior to the war:

'Sir Richard Wallace's Foundation is an example of what a genial philanthropist can do.

The name of Sir Richard Wallace remains popular thanks to the public fountains with which he endowed the capital. But the British colony can also thank him for a hospital which is a little marvel of taste, comfort and cleanliness: it is an example of what can be achieved through 'smiling' philanthropy, and the King proposes to visit the hospital during his stay in Paris. In doing this His Majesty George V will renew the gesture made by Edward VII, who long before his coronation had inaugurated the hospital with Queen Alexandra, who was then Princess of Wales.

The expression 'dull as a hospital' in no way fits this bright villa of a pleasant style with alternating reminders of gothic and Moorish architecture, and around which the greenery, the lawns and the thick foliage underline the atmosphere of kindliness which dominates here.

Founded in memory of the Marquis of Hertford, who left to Sir Richard Wallace some Fr60 million, it would appear that real suffering has no place among the forty beds which are aligned in two spacious and well aired wards which catch the first rays of sun. Under the arched ceiling in the Alexandra Ward, the young girls have an air of delicate and fragile happiness, which gives rise to hopes of convalescence seen among the greenery and flowers. The greenery can be seen through the large bay windows, undulating with the breeze which crosses the quiet gardens. As to the flowers, the most beautiful are in the wards on uncluttered tables, grouped in simple vases, and renewed with care by the coquettish nurses. The small metal-framed beds with scarlet blankets remind one of the dormitories of a boarding school in a castle. At the end of a

logé dans un château, et, dans le fond, une loggia donne accès à une terrasse, où quelques privilégiées en voie de guérison respirent le printemps.

A celles, d'ailleurs, que la promenade tente, un escalier à balustres descend dans le jardin où, sur le gazon d'un vert tendre, des doigts féminins, qui ont reconquis toute la force de la santé, ont tendu un filet de tennis. Dans l'autre aile, les hommes ont une salle semblable, les fleurs en moins. Leur escalier mène à un jardin séparé. La joie de tous ces malades naît du même espoir de triompher de l'épreuve du mal. Des détails de mobilier, d'appliques, de ferronnerie, retiennent l'attention ici et là, et, partout, on voit que des soins quotidiens s'appliquent à donner à ces hôtes, que la maladie rend deux fois sacrés, le confort et la propreté qui ressortent de ce cadre presque luxueux.

Il s'en faut cependant que le Hertford British Hospital, fondé par Sir Richard and Lady Wallace, ait été doté comme ceux-ci avaient l'intention de le faire, mais un comité, présidé par Sir John Pilter, le surveille d'une façon si attentive, le secrétaire qui le représente, M.F. Wicker, se dépense avec une telle conscience, que l'œuvre est parvenue à réaliser beaucoup, à l'aide d'un budget qui n'a pas été réévalué depuis quarante ans, et de ressources par conséquent, à peine suffisantes.

Quand on songe aux tristes hôpitaux de Paris, à la terreur qu'ils inspirent, aux misères qu'ils veulent soulager, on ne peut se défendre de penser que celui-ci est un hôpital 'pour rire', et où rient en effet les santés chèrement reconquises, un hôpital modèle, qui peut être donné en exemple aux nombreuses initiatives qui s'occupent de bienfaisance et de philanthropie.

La visite de George V et de la reine Mary à Paris eut lieu à une époque où la fragile alliance de l'Entente Cordiale, pour laquelle Edouard VII et ses ministres avaient œuvré énergiquement, était cruciale. Les Parisiens les accueillirent avec une chaleur exceptionnelle, selon l'habitude de cette ville républicaine envers la vieille monarchie établie de l'autre côté de la Manche. Le Roi et la Reine, qui avait le titre de « présidente honoraire » de l'Hôpital, furent reçus par le président, Sir John Pilter, et une photographie tirée des archives royales du château de Windsor illustre la scène de leur sortie de l'établissement.

Ward a loggia gives access to a terrace where privileged patients on the way to recovery, breathe in the springtime.

For those tempted to take a walk, a stone staircase with balustrades goes down to the lawn, where a group of ladies who have fully recovered have put up a tennis net. In the other wing, the men have a similar ward, with only marginally fewer flowers, and a staircase as well, leading to a separate garden, their pleasures born of the same hope of triumphing over illness. Details of furniture, fitting and wrought iron catch one's attention here and there and everywhere one sees that the daily care given to the guests, whose illness makes them twice as important, is of such comfort and cleanliness as to render the atmosphere almost luxurious.

Notwithstanding, however, that the Hertford British Hospital founded by Sir Richard and Lady Wallace was made an endowment for the running of the Hospital, a committee chaired by Sir John Pilter with the secretary Mr. F. Wicker works so conscientiously that the charity manages to achieve much with a budget that has not been increased for forty years and therefore with barely sufficient resources.

When one compares it with the sad hospitals of Paris, of the terror which they inspire to the misery they wish to relieve, one has trouble in not thinking 'Here is a Hospital for laughter', for laughter at the good health dearly recovered. A model Hospital which could be given as an example to many initiatives of charity and philanthropy.'

The visit of George V and Queen Mary to Paris came at a time when the fragile alliance of the *Entente Cordiale*, for which Edward VII and his ministers had strongly laboured, was crucial. The Parisians gave them an extraordinarily warm reception, as this republican city tends to give to the old-established monarchy from across the Channel. The King and Queen, who were the Patrons of the Hospital, were received by the Chairman, Sir John Pilter and the scene of their leaving the establishment is illustrated in a photograph from the Royal Archives at Windsor.

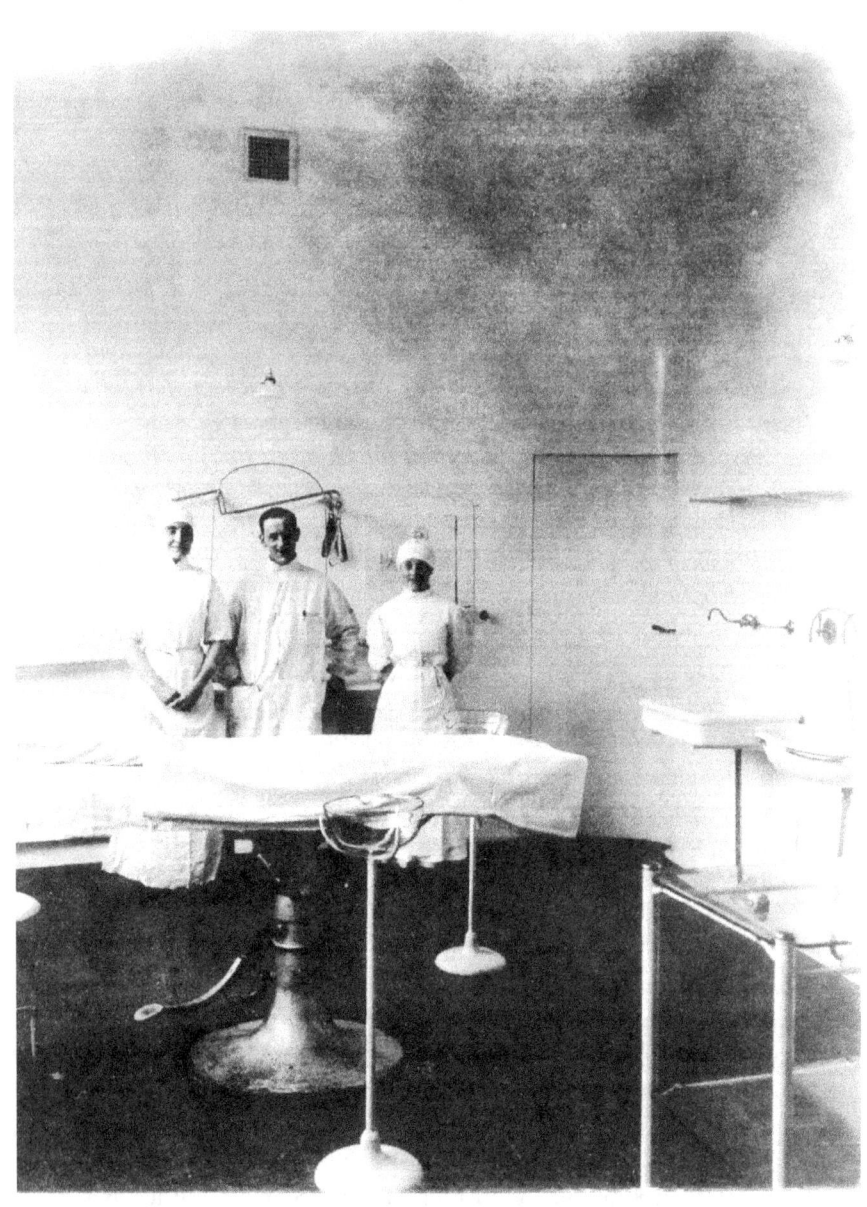

The operating theatre
Bloc opératoire
(*Hertford British Hospital*)

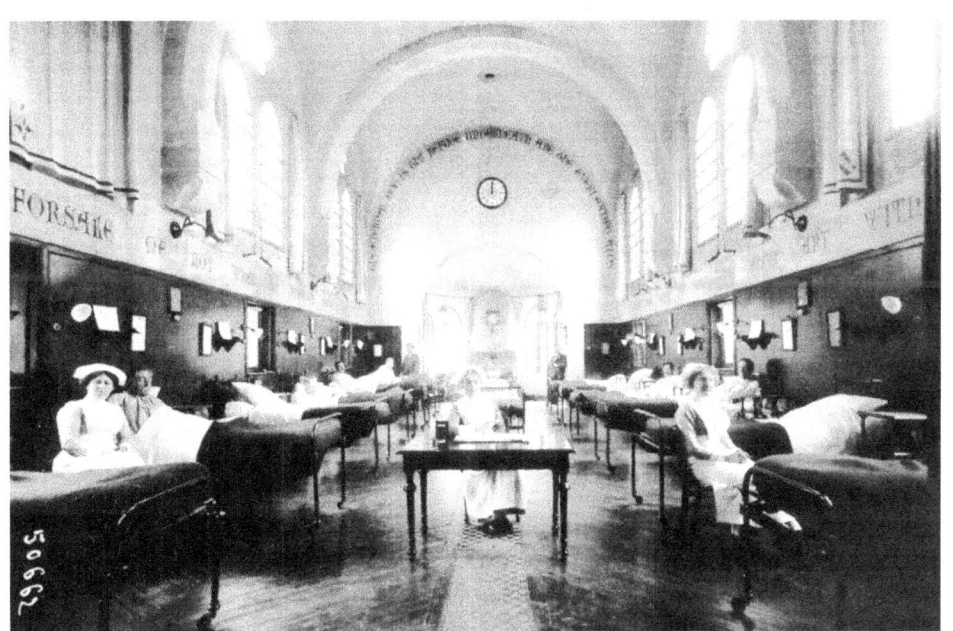

The Men's Ward
La salle commune des hommes
(*Hertford British Hospital*)

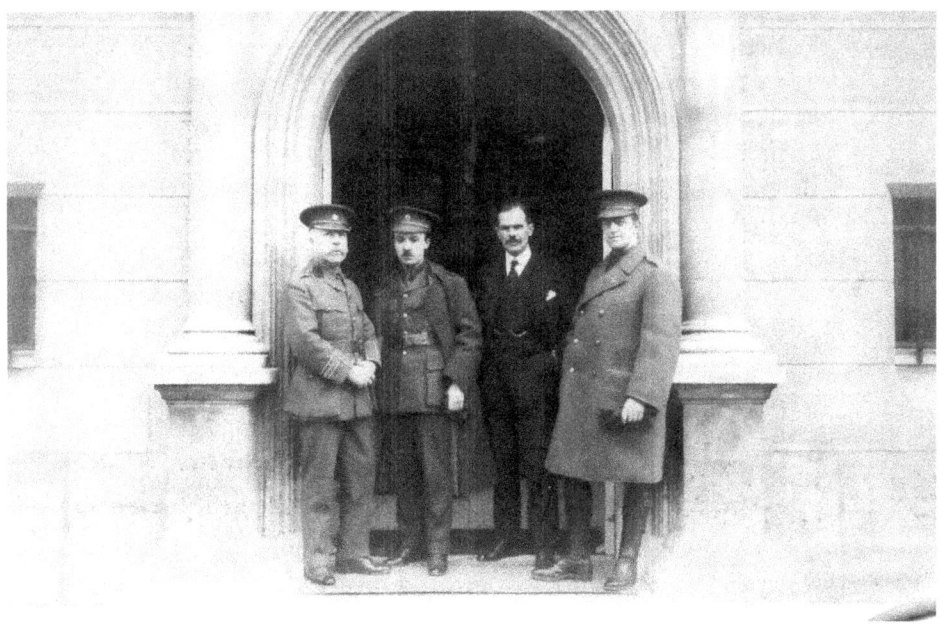

Soldiers in convalescence during the 14-18 war
Soldats en convalescence pendant la guerre de 14-18
(*Wicker*)

14. Pendant la guerre 1914-1918

'Ce doit être merveilleux d'être en Angleterre aujourd'hui. J'imagine que l'excitation est telle, qu'elle dépasse les mots. Cela doit faire revivre l'enthousiasme faiblissant pour notre Vieux Drapeau et pour la Mère Patrie, pour la cavalerie lourde et la frêle ligne rouge de l'infanterie, pour l'Idée Impériale, qui, en temps de paix, devient imprécise, ne croyez-vous pas ?

Les propos exaltés de Julian Grenfell à la perspective de la guerre étaient partagés par beaucoup. Personne ne croyait qu'elle durerait longtemps et beaucoup oubliaient les dangers qu'elle allait impliquer. Depuis l'assassinat de l'Archiduc Ferdinand d'Autriche à Sarajevo, en juin 1914, l'Europe avait pris le chemin de la guerre, mobilisant les alliances qui s'étaient forgées au cours des vingt dernières années. Lord Bertie of Thame fut ambassadeur de Grande-Bretagne à Paris de 1905 à 1918 et il fut à même de jouer un rôle substantiel pour renforcer l'"Entente Cordiale" entre la France et la Grande-Bretagne et en faire une véritable alliance. Il avait notamment encouragé le soutien énergique de la Grande-Bretagne en faveur de la France pendant les crises marocaines de 1905 et 1911.

La communauté britannique de Paris se trouva en première ligne, quand la Grande-Bretagne entra dans cette « guerre pour en finir avec toutes les guerres », soutenant ainsi la France et la Belgique. L'Hôpital se trouva en position cruciale pour fournir des soins aux soldats malades et blessés. Dès les premiers temps de la guerre, les troupes françaises et britanniques, ainsi que les troupes du Commonwealth, réussirent à contenir l'invasion de l'armée allemande, au prix de pertes humaines considérables. En septembre 1914, les Français et les Britanniques contre-attaquèrent sur la Marne, obligeant les Allemands à reculer. L'offensive de la Marne laissa des champs de bataille dévastés, couverts de milliers de soldats morts. Beaucoup de ceux qui furent gravement blessés, ainsi que ceux qui survécurent à cette hécatombe, allaient en garder une vision d'horreur pour leur vie entière.

14. During the 1914-18 War

'It must be wonderful to be in England now. I suppose the excitement is beyond all words. It reinforces one's failing belief in the Old Flag and the Mother Country and the Heavy Brigade and the Thin Red Line and the Imperial Idea which gets rather shadowy in peacetime, don't you think.'

Julian Grenfell's exaltation at the prospect of war was shared by many. No one believed that it would last long and most were oblivious to the danger it would involve. Ever since the assassination of Archduke Ferdinand of Austria at Sarajevo in June 1914, Europe had been moving towards war, mobilising the alliances that had been forged over the last twenty years. Lord Bertie of Thame was the British Ambassador in Paris from 1905 to 1918, and he was able to play a substantial role in strengthening the 'Entente Cordiale' between France and Britain into a genuine alliance, encouraging strong British backing for France during the Moroccan crises of 1905 and 1911.

British entry into 'the war to end all wars' in support of France and Belgium placed the British Community in Paris in the front line of the action. The Hospital found itself in a crucial position, caring for the sick and wounded soldiers. From the outset of the war, the French, British and Commonwealth troops had, at considerable loss of life, contained the invasion of the German army. In September 1914 the French and the British counter-attacked on the Marne, forcing the Germans to retreat. The Marne offensive left a devastated battlefield: thousands of soldiers died, many of the seriously wounded, as well as those who had taken part and survived the holocaust, retained a vision of its horror for the rest of their lives.

L'Hôpital prit en charge les soldats blessés, au même titre que le club des Girl's Friendly Society de l'avenue d'Iéna, transformé en hôpital. Avec beaucoup d'hommes au Front, les femmes et les enfants britanniques jouèrent un rôle significatif pour soutenir les forces armées et ceux qui étaient restés à l'arrière. L'Armée du Salut mit en œuvre une organisation d'ambulances et de cantines dans les tranchées, suscitant à ce titre les félicitations du Maréchal Joffre. Les Boy Scouts britanniques aidèrent au service des ambulances et agirent comme interprètes, assistant aux interrogatoires et accompagnant même des prisonniers allemands au quartier général français, à Paris.

La première guerre mondiale fut la 'guerre des femmes britanniques' : le personnel de la brigade d'ambulances de la Duchesse de Sutherland était constitué de jeunes filles de l'aristocratie – celles dont les frères constituèrent la « génération perdue » des Anglais dans les tranchées. Les suffragettes écossaises transformèrent l'Abbaye de Royaumont, qui était en ruines, en hôpital, l'une des entreprises les plus efficaces et les plus courageuses du front français. Avec un personnel intégralement féminin, il suscita l'admiration des hommes qui, initialement, avaient manifesté avec aigreur leur opposition au projet.

A Paris, circulaient les rumeurs sur les atrocités allemandes, des foules prêtes au lynchage parcouraient les rues et fusillaient les espions supposés, des magasins fermaient, le rationnement se mettait en place et les cafés affichaient la pancarte: 'le patron est sous les couleurs'. Appréhendant l'invasion de la ville, le gouvernement français, comme l'ambassade britannique, se replièrent provisoirement à Bordeaux et tous les membres du Comité de l'Hôpital quittèrent Paris. En vertu d'une autorisation, datée du 1er septembre 1914 et signée de Lord Granville, conseiller à l'ambassade, le Dr Leonard Robinson, le Dr Charles Jarvis, le Révérend Père Anstruther Cardew, Aumônier, et Frank Wicker (le secrétaire) furent mandatés pour assumer, pour le compte du Comité et en son absence, l'administration de l'Hôpital. Frank Wicker resta en fonction pendant toute la guerre.

The Hospital looked after the wounded soldiers as did the converted Girls' Friendly Society Lodge on avenue d'Iéna. With their men at the Front, British women and children played a significant role in supporting the armed forces and those left behind. The Salvation Army ran an ambulance service and canteens in the trenches, and was commended by Marshal Joffre. The British Boy Scouts helped with ambulance duties and acted as translators, assisting in interrogations and even escorting German prisoners back to French army headquarters in Paris.

World War One proved to be a British 'Women's War', with the Duchess of Sutherland's ambulance brigade in Paris staffed by aristocratic girls, whose brothers were the 'lost generation' of Englishmen in the trenches. Scottish suffragettes transformed the ruined Royaumont Abbey into one of the most efficient and bravest hospitals on the French front, totally staffed by women, earning admiration from the men who had earlier bitterly opposed it.

In Paris, rumours of German atrocities circulated, lynch mobs stormed down the streets and shot suspected spies, shops closed, rationing was enforced and cafés put up notices proclaiming 'le patron est sous les couleurs'. Fearing the invasion of the city, the British Embassy and French Government moved temporarily to Bordeaux and all the members of the Hospital Committee left Paris. By virtue of an authorisation dated 1st September 1914, signed by Lord Granville as Counsellor at the Embassy, Dr Leonard Robinson, Dr Charles Jarvis, the Rev. F. Anstruther Cardew (the Chaplain) and Frank Wicker (the Secretary) were empowered to take charge of the administration of the Hospital and its funds during the absence of the Committee and on their behalf. Frank Wicker remained on duty throughout the war.

L'Hôpital fut mis à la disposition de la Croix Rouge britannique et, à compter du 1er janvier 1916, il fut repris par l'autorité militaire britannique, qui prit désormais toutes les dépenses à sa charge. Ainsi était-ce un hôpital militaire, dont la direction et le personnel, médecins et infirmières, étaient des civils. Aucun malade civil ne fut refusé, si bien que les stipulations du Trust furent respectées. En fait, si des lits étaient requis pour des malades civils, la Croix Rouge faisait en sorte de transférer les militaires britanniques vers d'autres établissements qu'ils contrôlaient, et aussi à l'hôpital américain.

Beaucoup de soldats ne survécurent pas à leurs blessures et moururent à l'Hôpital. Le cimetière de Levallois-Perret comporte un carré réservé où vingt-huit soldats britanniques sont enterrés, ainsi que deux médecins de la Croix Rouge et une nurse anglaise. L'un des membres du Conseil d'Administration, Beryl Jones, habitant Levallois de longue date, y dépose encore une couronne de coquelicots, symbole anglais pour les morts de la guerre, tous les 11 novembre, en présence du maire et des anciens combattants.

L'hôpital américain de Neuilly, qui fut fondé en 1909, avait la même taille, avec vingt-quatre lits. Le président des Etats-Unis, Thomas Woodrow Wilson, dans un discours d'août 1914, avait invité tous les citoyens américains à rester « neutres, en pensée et en acte ». Mais la communauté américaine de Paris, très francophile, ne l'entendit pas de cette oreille et accepta immédiatement l'offre du ministère de la Guerre français de mettre en œuvre un hôpital militaire et un service d'ambulance au lycée Pasteur de Neuilly. Le soin porté au transport en ambulances des blessés depuis le front fut exemplaire. L'Amérique n'entra en guerre qu'en mai 1917; pourtant cette vaste opération fut entièrement financée par des fonds collectés sur place. Plusieurs médecins et chirurgiens américains quittèrent même leur pays pour contribuer aux soins des blessés. A la fin de la guerre, l'hôpital américain se vit attribuer par la France la reconnaissance « d'utilité publique », soulignant ainsi son rôle éminent et facilitant son financement futur.

The Hospital was placed at the disposal of the British Red Cross and from January 1916 it came under the British Military Authorities who defrayed all the running expenses. It was, in fact, a military hospital but was staffed and managed by civilian doctors and nurses. No civilian patient was refused, so that the conditions of the Trust were maintained. In fact, if beds were required by civilian patients, the Red Cross would find accommodation for the British military patients in other establishments they controlled and also at the American Hospital.

Many seriously injured soldiers did not survive and died at the Hospital. There is a British Military Section in the cemetery of Levallois-Perret to this day where twenty-eight British soldiers are buried, as well as two Red Cross Doctors and an English nurse. One of the trustees, Beryl Jones, a long standing inhabitant of Levallois, lays a wreath of poppies every year in a ceremony on the 11th November, accompanied by the Mayor and war veterans.

The American Hospital at Neuilly, which was founded in 1909, was a similar hospital in size with twenty-four beds. The American President, Thomas Woodrow Wilson, in a speech in 1914, advised all American citizens to be 'neutral in act and in thought.' The francophile American community in Paris did not have the same view and immediately accepted the offer of the French War Ministry to run a military hospital and ambulance service at the Lycée Pasteur de Neuilly. Their transport by ambulance to care for the wounded soldiers from the Front was quite exemplary. It was not before May 1917 that America entered the war; meanwhile the vast operation was entirely financed by funds collected in America. Several American surgeons and doctors left their country to help with the treatment of the wounded. At the end of the war, the American Hospital was awarded 'reconnaissance d'utilité publique' to help its future financing and as an appreciation of its outstanding role.

L'une des infirmières anglaises de l'hôpital américain, Mary Davis, eut un comportement héroïque dans la lutte contre la gangrène, fléau qui attaquait si fréquemment l'extrémité des membres des blessés. C'était une maladie redoutable, qui entraînait souvent une dégradation rapide, et était généralement mortelle. Un médecin américain, le Docteur Kenneth Taylor, éminent professeur et Doyen de l'Université du Minnesota, avait mené des recherches en vue du traitement de cette maladie. Il avait mis au point un remède à base de chlorhydrate de quinine, testé avec succès sur les animaux. Mary Davis, qui était son assistante et qui avait vu tant de soldats mourir de gangrène, décida secrètement de s'injecter elle-même les germes. Elle jugea que c'était la seule solution et demanda au Docteur Taylor d'examiner les résultats de l'expérience sur elle-même. Elle fut guérie en 24 heures et le traitement du Docteur Taylor sauva ensuite des milliers de vies humaines.

Les archives de Frank Wicker contiennent plusieurs photographies de cette période de la guerre, pendant laquelle l'Hôpital joua son rôle dans les soins fournis aux blessés dans les tranchées. Avec la poursuite de la guerre, les conditions de vie à Paris et en région parisienne devinrent de plus en plus difficiles. Les prix augmentaient rapidement et, comme les usines du nord de la France avaient été détruites, Paris manquait de sucre et de beurre ; quant aux œufs, ils étaient rationnés. On économisait soigneusement l'essence, le charbon et le gazole et le risque de pénurie totale suscitait une grande inquiétude. Parfois, on ne pouvait plus s'éclairer qu'à la bougie, et, la nuit, les fenêtres ne devaient plus laisser passer un rai de lumière en raison du risque de bombardement par les Zeppelins, qui avaient déjà eu l'occasion de frapper Neuilly.

One of the English nurses at the American Hospital, Mary Davis, was to play an heroic role in the treatment of gangrene. It was particularly frequent among the wounded whose limbs became so badly affected. It was a terrifying illness that often resulted in rapid deterioration that almost inevitably led to death. The American doctor Kenneth Taylor, who was senior professor Dean of the University of Minnesota, had carried out research into this treatment. He had developed a remedy based on chlorhydrate of quinine which had been successfully tested on animals. Mary Davis, who was his assistant, had seen so many soldiers die from gangrene that she decided secretly to inject herself. She felt there was no other solution and asked Doctor Taylor to examine the results of the test on her. She was cured in 24 hours and Doctor Taylor's treatment was to save thousands of lives.

From Frank Wicker's archives we have photographs of this period when the Hospital played its part in caring for the wounded soldiers from the trenches. The conditions of living in Paris and its outskirts became more and more difficult as the war progressed. Prices rapidly rose since the factories in the north of France had been destroyed. Paris also lacked sugar and butter and eggs were rationed. Big economies had to be made on petrol, coal and fuel and there was great anxiety that there would be total shortages. Sometimes only candles were available for lighting. All the windows had to be blacked out at night because of the danger of bombing by the Zeppelins that had occasionally targeted Neuilly.

15. Après la Guerre

L'armistice de Rethondes, signé en 1918, mit fin à cette guerre, terriblement barbare et meurtrière, entre la France et l'Allemagne. Les pertes humaines furent effrayantes, comme en témoignent les monuments que l'on peut voir dans tout village, en France, en Angleterre et en Allemagne. L'Hôpital retrouva son statut civil, mais beaucoup de victimes de la guerre furent encore soignées jusqu'en novembre 1921.

Le Comité était maintenant responsable de la gestion d'un hôpital essentiellement civil. Il fut immédiatement confronté au problème de l'augmentation continue du coût de la vie, due à la guerre. Par rapport à l'avant-guerre, les salaires avaient augmenté de 50%, la viande de bœuf était passée de 2,60 F à 9 F le kilo, le mouton de 2,80 F à 12 F le kilo et le charbon de 39 F à 48 F la tonne. Les sommes, provenant de la dotation de Richard Wallace et destinées au fonctionnement de l'Hôpital, étaient maintenant tout à fait insuffisantes. Le président, Sir John Pilter, demanda au Trésor britannique une allocation pour combler la différence. Il s'était rendu compte que l'annuité prévue par le donateur d'origine, Sir Richard Wallace, n'avait jamais été respectée.

En 1920, Lord Curzon de Kedleston, au ministère des Affaires Etrangères, fut informé, par l'intermédiaire de la délégation britannique envoyée à Paris lors des négociations de Paix, des services rendus par l'hôpital - et qui n'avaient jamais été payés. A ce titre, une somme de £200 fut versée à l'Hôpital. Mais des fonds bien supérieurs étaient nécessaires pour lui permettre de continuer à remplir sa mission d'institution charitable. Les soins étaient gratuits et aucune subvention n'était payée par l'Etat Français. Le Comité jugea que la seule solution consistait à solliciter l'aide de la communauté britannique et des amis de l'Hôpital. En 1920, l'Ambassadeur de Grande-Bretagne, Lord Crewe, lors d'une réunion publique, lança un appel aux dons qui fut accueilli avec beaucoup de générosité. Ce fut le premier appel – suivi de beaucoup d'autres – lancé

15. After the War

This most deadly and barbarous war came to an end in 1918 with the armistice signed at Rethondes between France and Germany. The loss of life was appalling, with a memorial in every village in France, England and Germany to testify. The Hospital resumed its civilian status, but there remained many military patients being treated right up to November 1921.

The members of the Committee were responsible for running a mainly civilian hospital. They were immediately confronted with the problem of the steady increase in the cost of living as a result of the war. Wages were now 50% higher, beef had increased from Fr2.6 to Fr9 per kilo, mutton from Fr2.8 to Fr12 per kilo and coal from Fr39 to Fr48 per ton. The invested capital of the Endowment was now totally insufficient to meet the running costs of the Hospital. The Chairman, Sir John Pilter, asked the Treasury for a grant to compensate the lack of funds, realising that the annuity intended by the initial donor, Sir Richard Wallace, had never been respected.

In 1920, Lord Curzon of Kedleston at the Foreign Office was informed of the services rendered to members of the British Peace Delegation during their stay in Paris for which they had never been charged and, consequently, £200 was paid to the Hospital. But extra funds were necessary for the aims of the charity to be met. All patients were non fee-paying, and there was no subsidy from the French state. The Committee felt that the only solution was to request the aid of the British Community and friends of the Hospital. In 1920 the Ambassador, Lord Crewe, called a public meeting with an appeal for subscriptions that received a very generous response. This was the first of many appeals made by British Ambassadors in their role as Honorary President of the Hospital.

par les ambassadeurs britanniques, en qualité de présidents d'honneur de l'Hôpital.

Le marquis de Crewe avait assumé beaucoup de postes politiques de premier plan avant d'être nommé à Paris. Il avait été Lord Lieutenant en Irlande, secrétaire au Colonial Office, Secrétaire d'Etat pour l'Inde, Chef de la Majorité à la Chambre des Lords et Secrétaire d'Etat à la Guerre, après avoir quitté Paris en 1931. Son épouse, qui allait assumer un rôle de premier plan dans la collecte des fonds en faveur de l'Hôpital, même lorsqu'elle eut quitté l'ambassade de Paris, était l'élégante parmi les élégantes, et elle fut une ambassadrice extraordinaire. L'ambassade eut alors un éclat comparable à celui qu'elle avait eu à l'époque de Derby.

A compter de 1926, tous les donateurs reçurent annuellement un rapport sur les activités de l'Hôpital, avec un état des comptes et la liste des dons consentis dans l'année. On notera avec intérêt que sur un budget total de 1 million de F, les dons représentaient 473 000 F, les intérêts provenant de la dotation de Richard Wallace n'étant que de 581 000 F. Parmi les 650 donateurs, figuraient :

Le duc de Westminster, M. Lionel Rothschild, Sir Basil Zaharoff, la duchesse de Talleyrand, Sir Cecil Barclay, Lord Lascelles, le Maharajah de Kapurthala, l'Honorable Hugo Baring, la comtesse de Blacas, l'Honorable Gerard Chichester, Sir William Garthwaite, la comtesse de Montferrand, the Earl of Granard, la duchesse de la Mothe-Houdancourt, Sir Eric Phips, ainsi que beaucoup de sociétés installées à Paris : Huntley and Palmers, Mappin and Webb, Burberrys, Old England, Waring and Gillow, Dunhill, Rolls Royce, Thomas Cook, Cunard Steamship Co., Peat, Marwick and Mitchell, Deloitte Plender and Griffith.

Il y avait une équipe très active de volontaires, qui s'occupait de la collecte des fonds et des dons en nature destinés à l'Hôpital. Le « Comité des Dames » gérait 'la Ligue du Linge' et des appels furent lancés à Paris et aux environs. On demandait aux donateurs de faire les achats au 'Bon Marché', où un accord

The Marquess of Crewe held many leading political posts before being appointed to Paris. He had been Lord Lieutenant of Ireland, Colonial Secretary, Secretary of State for India, Leader of the House of Lords and was to become Secretary of State for War after leaving Paris in 1931. His wife, who was to take a leading role again in fund-raising for the Hospital even after she left the Paris Embassy, was an elegant among the 'élégantes' and a magnificent Ambassadress. The Embassy at the time was comparable to the brilliance of the Derby period.

From 1926, all subscribers received an annual report about the activities of the Hospital with a statement of accounts and a list of subscriptions. It is interesting to note that out of a total income of Fr 1 million, Fr 473,000 came from subscriptions and only Fr 581,000 from interest on The Wallace Endowment Fund. Among the 650 subscribers were:

The Duke of Westminster, Mr Lionel Rothschild, Sir Basil Zaharoff, the duchesse de Talleyrand, Sir Cecil Barclay, Lord Lascelles, the Maharaja of Kapurthala, the Hon. Hugo Baring, the comtesse de Blacas, the Hon. Gerard Chichester, Sir William Garthwaite, comtesse de Montferrand, Earl of Granard, duchesse de la Mothe-Houdancourt and Sir Eric Phipps as well as many firms established in Paris: Huntley and Palmers, Mappin and Webb, Burberrys, Old England, Waring and Gillow, Dunhill, Rolls Royce, Thomas Cook, Cunard Steamship Co., Peat Marwick and Mitchell and Deloitte Plender and Griffith.

There was a strong team of volunteers who were very active in collecting funds and commodities for the Hospital. The Ladies Committee ran 'The Linen League', and appeals were sent out to Paris and the surrounding districts. Donors were asked to purchase their gifts at the 'Bon Marché', where

avait été passé afin d'assurer la standardisation des tailles et des formats du linge acquis. En 1927, on peut voir que furent ainsi offerts couvertures, draps, taies d'oreiller, couvertures d'enfants, serviettes de bains, draps d'enfants et quantité de vêtements en laine pour la maternité.

En 1925, un conflit se fit jour entre le Comité et le corps médical, avec le licenciement, par le Comité, du médecin résident. Les médecins soutinrent qu'il avait été injustement renvoyé et menacèrent de démissionner en bloc, si leur confrère n'était pas repris. Le Comité refusa et la démission du corps médical fut effective.

Cette démission fut acceptée par le Comité, bien qu'elle causât un grand embarras, mais, heureusement, le Professeur Tuffier et les autres médecins français refusèrent de s'y associer. Grâce à leurs efforts, une équipe médicale nouvelle et efficace fut rapidement constituée. Le fonctionnement de l'Hôpital retrouva son cours normal. L'événement fut amplement commenté par les souscripteurs et, plus généralement, par la colonie britannique, et, lors d'une réunion des souscripteurs, fut constituée une commission d'enquête. Le ministère du Travail et le ministère des Affaires étrangères reçurent la mission d'examiner cette affaire sous tous ses aspects.

Les conclusions exonérèrent le Comité de direction de toute responsabilité et condamnèrent l'action de l'équipe médicale. L'ambassade, tout au long de l'affaire, avait soutenu sans faille le Comité.

Ce conflit mit en lumière la nécessité de régler le problème de l'utilisation de dons ou de legs à des fins différentes de celles fixées par l'Association. En outre, il était hautement souhaitable de définir les rôles respectifs du gouvernement britannique (en qualité d'administrateur) et du Comité de direction. Enfin il était nécessaire de préciser, au sein du gouvernement britannique, quelle administration gouvernementale serait l'interlocuteur du Comité. Finalement il fut décidé de constituer une institution charitable contrôlée par des Charity Commissioners (commissaires) et un projet d'organisation fut présenté conjointement par les administrateurs (Office of

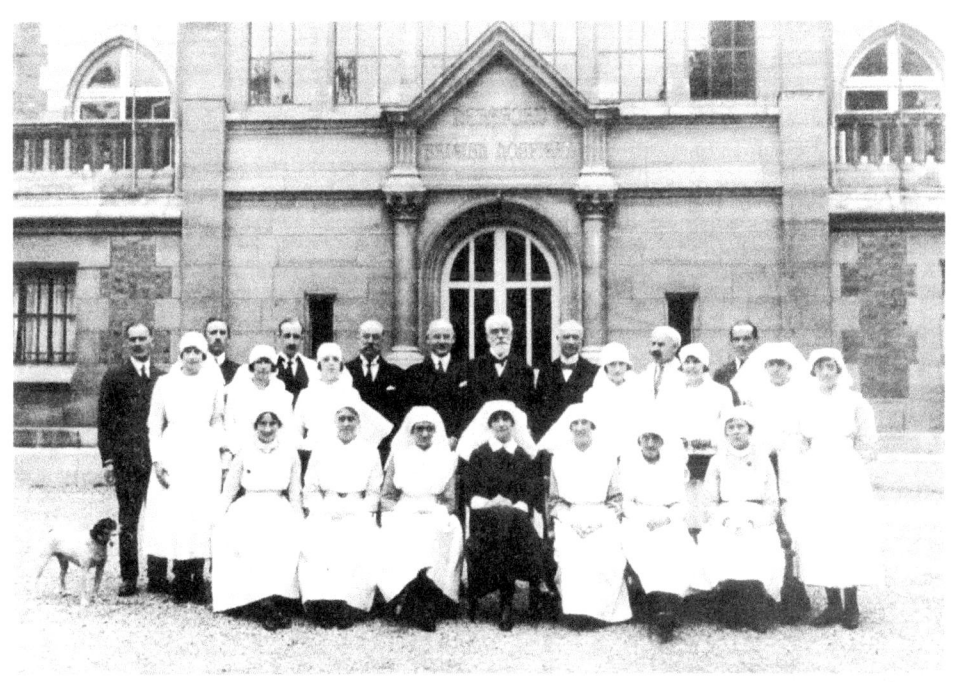

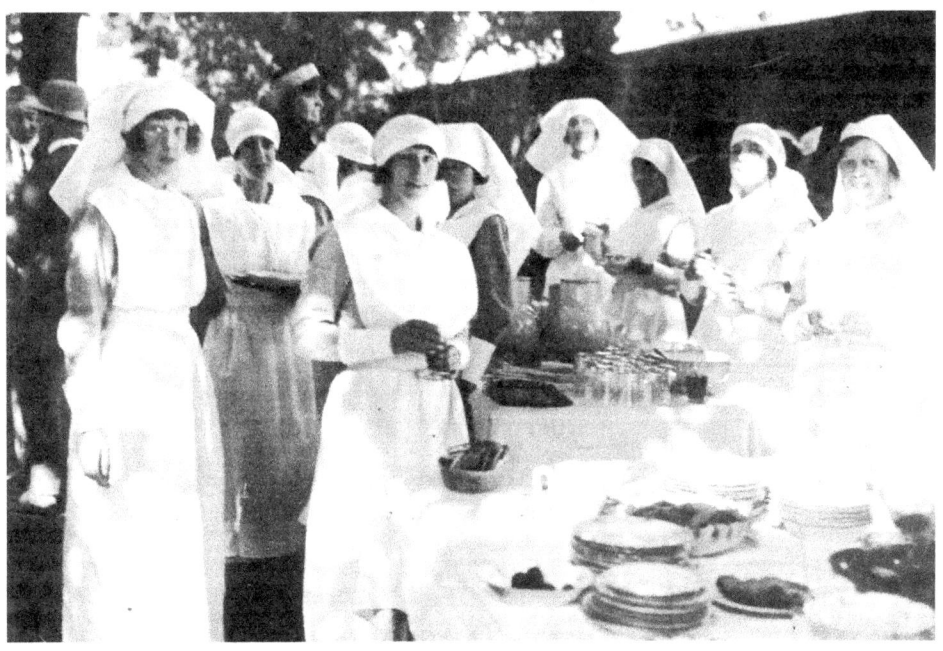

The Hospital in 1928
L'Hôpital en 1928
(Wicker)

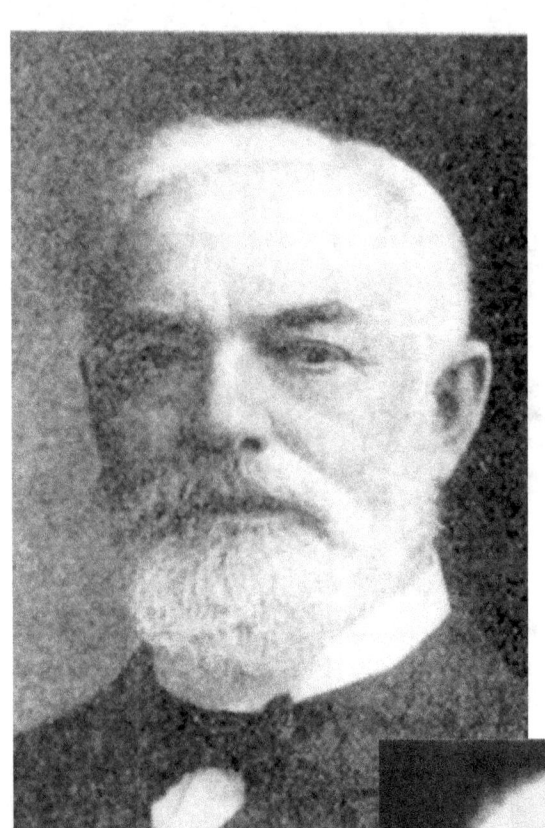

Sir John Pilter
(Hertford British Hospital)

Sir Alfred Tebbitt
(Hertford British Hospital)

arrangements were made to ensure all articles were of standard size and shape. In 1927, it was recorded that the Hospital had received: blankets, sheets, pillow cases, cot blankets, bath towels, cot sheets and a considerable number of woollen garments for the maternity ward.

In 1925, a dispute arose between the Committee and the Medical Staff concerning the dismissal by the Committee of the Resident Medical Officer. The doctors held that he had been unjustly dismissed and they threatened to resign in a body unless he was reinstated. The Committee refused to reinstate him and the Medical Staff consequently resigned.

The resignation was accepted by the Committee although it naturally caused some embarrassment but, fortunately, Professor Tuffier and the other French doctors refused to join the movement. Thanks to their efforts a new and efficient Medical Staff was soon reconstituted and the working of the Hospital once again proceeded smoothly. The occurrence caused a great deal of comment among the subscribers to the Hospital and the British Colony generally, and at a meeting of subscribers, a Committee of Enquiry of the Office of Works and the Foreign Office was appointed to investigate all the circumstances of the case.

The report completely vindicated the Management Committee, who were supported throughout by the Ambassador and condemned the action by the medical Staff.

This dispute brought to light the need to sort out the problem of using gifts and endowments to the Hospital for any other purposes for which the Trust might wish to use them. It became clear from the reports that legally the Trust was not allowed to use them. It was clearly necessary to define the respective functions of HM Government (as Trustee) and the Committee of Management. It was also necessary to determine with which particular Department of HM Government the Committee would have to deal with. It was finally decided to constitute a Charitable Corporation under the control of the Charity Commissioners, and a scheme submitted jointly

Works) et le Comité de direction qui fut approuvé et mis en place par les commissaires en mai 1933.

Selon cette organisation, le Comité de direction serait formé de quatre membres, nommés en vertu de leurs fonctions (le ministre plénipotentiaire, le consul général, le président de la Chambre de Commerce britannique et le président du comité médical de l'Hôpital), quatre membres représentatifs et enfin des membres cooptés – huit au minimum, douze au maximum. Ces modalités ont subsisté jusqu'à aujourd'hui.

by the Office of Works as Trustees of the Hospital and the Management Committee of the Hospital, was approved and established by the Charity Commissioners in May 1933.

According to this scheme the Management Committee would consist of four ex-officio members: H.M. Minister Plenipotentiary, H.M. Consul-General, the President of the British Chamber of Commerce, the Chairman of the Medical Committee of the Hospital, four representative members, and not less than eight nor more than twelve co-opted members. This formula of governance has scarcely changed to the present day.

16. Confiance mal placée dans l'avenir et grande dépression des années 1930

En 1929, le nombre des membres de la colonie britannique, à Paris et alentour, avait fortement augmenté. Le champ d'action de l'Hôpital n'était plus limité à Paris, mais il s'étendait au nord et au nord-ouest de la France. En conséquence l'Hôpital se trouva sollicité très au-delà de sa capacité. Nombre de demandes d'admission ne purent être honorées faute de place, d'autres encore durent être mises en liste d'attente.

Une confiance excessive avait été placée dans l'avenir. Les bâtiments de l'Hôpital n'avaient pas changé depuis leur fondation et ils n'étaient ni assez grands pour recevoir les patients, qui sollicitaient leur admission, ni capables de loger les infirmières qui étaient nécessaires. Les plans furent lancés pour un second bâtiment situé sur le terrain même de l'Hôpital, capable d'accueillir un nombre accru de lits, et une toute nouvelle salle réservée aux enfants. Ceci devait permettre aussi de séparer la médecine de la chirurgie et des salles destinées aux malades contagieux. Les plans furent l'oeuvre d'un éminent architecte, Sir Edwin Cooper, en collaboration avec l'architecte de l'Hôpital, Mr Richter.

En 1930, une commission conduite par Lord Linlithgow se rendit à Paris pour faire des recommandations sur les extensions et les améliorations nécessaires. Ces messieurs étaient certes éminemment qualifiés pour exprimer leurs opinions sur la gestion des hôpitaux, mais ils ignoraient tout des conditions locales. Ils durent fonder leurs recommandations sur les chiffres fournis par le Comité de Direction, qui était alors convaincu que l'augmentation de la population britannique impliquerait plus de demandes d'admission que l'Hôpital ne pouvait en satisfaire. La commission en conclut que la capacité présente devrait être presque doublée. Ceci impliquait un très gros investissement rien que pour le bâtiment et les équipements afférents, sans parler des frais de fonctionnement annuels, accrus de £ 5 000 par an. Lever des fonds aussi importants

16. Misplaced confidence in the future and the Great Depression of the 1930's

By 1929, the numbers of the British Colony in and around Paris had greatly increased and the sphere of activities of the Hospital was no longer limited to Paris, but also to the North and North West of France. The demands made upon the Hospital considerably exceeded its capacity, and a number of cases had to be refused admission for lack of accommodation and others had to be placed on the waiting list.

There was great, but misplaced, confidence in the future. The Hospital buildings had not changed since its foundation and they were neither large enough to receive all the patients wishing to be admitted nor sufficient to house the required number of nurses. Plans were made for a second building to be constructed on the Hospital grounds, capable of housing an increased number of beds, including the creation of a childrens' ward. This would permit the separation of the Medical from the Surgical and Isolation Wards. Plans were prepared by the eminent architect, Sir Edwin Cooper, in collaboration with the Hospital's architect, Mr Richter.

In 1930, a Commission headed by Lord Linlithgow visited Paris to make recommendations on what extensions and improvements were necessary. These gentlemen were, of course, eminently qualified to advise on all matters of hospital management but they had no experience of local conditions in Paris. They were naturally compelled to base their recommendations on the figures supplied by the local Management Committee, who, at the time, confidently expected that the expansion of the British population would lead to more patients applying for admission than the Hospital could deal with. What the Commission advised, therefore, was that the existing accommodation should be practically doubled. This would have involved a large capital expenditure for building and equipment alone and would increase the annual running costs

dépassait les pouvoirs du Comité, sauf à voir réapparaître quelque philanthrope richissime, comme feu Sir Richard Wallace. Un appel en faveur du Fonds d'extension de l'Hôpital fut lancé par l'ambassadeur de Grande-Bretagne, Lord Tyrrell, dans un contexte de récession mondiale.

A la même époque, une nouvelle unité, un service de maternité, fut inauguré par le Duc d'Atholl. L'ambassade de Grande-Bretagne était représentée par le ministre plénipotentiaire, Mr Ronald Hugh Campbell, le ministère français de la Santé publique par Monsieur Jean Desplas. Beaucoup d'autres personnes connues étaient présentes, parmi lesquelles Lady Haig et la baronne de la Grange. Ce fut aussi l'occasion de rendre hommage au président honoraire, Sir John Pilter et à Lady Pilter, qui avaient bénéficié de l'estime de tous, en donnant à l'une des salles de l'hôpital le nom de « Salle Lady Pilter ».

Le président, Sir Alfred Tebbitt, souligna que c'était la première fois, depuis un demi-siècle, que la capacité en lits avait été augmentée et que cette capacité supplémentaire faciliterait la transition jusqu'à la réalisation de l'extension. Le Comité estimait très fermement que des mesures immédiates devaient être prises, car il n'était plus possible de continuer, faute de lits, à refuser des malades, hommes, femmes ou enfants.

L'année suivante, en juillet 1931, peu après leur mariage, le jeune couple, le duc et la duchesse d'York, devenus plus tard le roi George VI et la Reine Elizabeth, se rendirent à l'Hôpital lors de leur visite à Paris. Cette dernière allait jouer un rôle essentiel dans la vie de l'Hôpital et elle fut surnommée la « Princesse souriante » pour le charme et la grâce qu'elle manifestait dans toutes les manifestations publiques. Le duc avait été le premier des Princes royaux à se marier, après avoir fait une cour obstinée à Lady Elizabeth Bowes-Lyon, qui n'avait pas le désir d'assumer les responsabilités incombant aux membres de la famille royale.

Cecil Beaton écrivit dans un panégyrique enflammé :

« Si elle avait été une autre personne, aurait-elle fait succomber autant de gens sous son charme magique ? Aurait-on autant admiré

by £5,000 a year. It was beyond the powers of the Committee to raise such large sums unless such wealthy philanthropists as the late Sir Richard Wallace could come forward. The appeal for the Hospital Extension Fund was launched by the Ambassador, Lord Tyrrell, against a background of world recession.

At the same time, a new Maternity unit was opened by His Grace the Duke of Atholl. The British Embassy was represented by The Minister Plenipotentiary Mr Ronald Hugh Campbell. Monsieur Jean Desplas of the Ministère de la Santé Publique was also present as well as many other well-known personalities including Lady Haig and la baronne de la Grange. It was the occasion for paying a tribute to the deeply esteemed Honorary Chairman Sir John Pilter and Lady Pilter by naming one of the Wards 'The Lady Pilter Ward'.

The Chairman, Sir Alfred Tebbitt, underlined that this was the first time that any beds had been added to the number of those installed half a century ago, and pointed out that this additional accommodation would serve to ease the situation until the present Hospital could be permanently extended. The Committee felt very strongly that measures must be taken at once, as it was impossible to continue any longer to turn away sick children, men and women simply through lack of beds.

The following year, in July 1931, the young and recently married Duke and Duchess of York, the future King George VI and Queen Elizabeth, came to the Hospital during their official visit to Paris. She was to play such a leading role in the future of the Hospital and was nicknamed the 'Smiling Princess' for the charm and grace she brought to all public occasions. The Duke was the first of the royal princes to marry but only after assiduous courtship, for Lady Elizabeth Bowes-Lyon had initially little desire to take on the responsibilities of royalty.

Cecil Beaton in an adulatory tribute wrote:

'If she were anyone other than she is would one come so readily under her spell? Would one admire quite so much those

ses manières délicates à l'ancienne ? Le charmant et délicieux sourire, avec la langue humectant sans cesse la lèvre inférieure ? Oui – qui qu'elle fût, elle ne pouvait être prise en défaut. Même son penchant avoué pour les bonnes galettes d'avoine écossaises ne faisait qu'ajouter à son charme gracieux. Elle a tant de style, de subtilité et d'humour, mais c'est son empathie avec quiconque et sa compréhension de la nature humaine qui la rendent chère à ceux qu'elle aborde... Elle sait faire disparaître l'anxiété et l'inquiétude, elle en arrive à faire paraître comme impossible que les êtres humains puissent se mal conduire, ou que les choses puissent tourner mal. Indubitablement, il y a chez elle un fond de grande actrice, et en public elle doit mener à bien un spectacle parfait, mais c'est son cœur et son imagination qui la guident. Elle sait toujours dire le mot qui met la personne à son aise et la fait rougir de plaisir, car elle comprend et apprécie la réalité de chaque situation – qu'elle soit tragique ou heureuse ».

L'année 1932 fut particulièrement fructueuse pour la collecte de fonds en faveur de l'extension de l'Hôpital, tant à Londres qu'à Paris. Le Roi George V et la Reine Mary étaient présents au gala qui se tint en matinée au Drury Lane Theatre de Londres, le 7 juin. Ce gala était une initiative de Geoffrey Clark, un acteur londonien bien connu, qui souhaitait exprimer sa gratitude envers l'Hôpital où il avait été admis et où il avait reçu des soins pendant une longue et grave maladie. A sa demande, le théâtre mit en œuvre la préparation de cette matinée et réunit une remarquable pléiade d'artistes. On trouvait parmi ceux-ci des figures bien connues de l'époque – certaines dont on se souvient encore aujourd'hui, comme Lady Tree, Gladys Cooper, Sir Gerald du Maurier, Mrs Oscar Asche, Leon Quartermaine, Mme Adeline Genée, Miss Anny Ahlers, Richard Tauber, John McCormack, Miss Alice Delysia, Miss Cicely Courtnedge, et Geoffrey Clark lui-même.

Le Comité constitué pour cette matinée comportait des noms illustres. Il était composé de Mrs Stanley Baldwin, Mme de Fleurieu, vicomtesse de la Panouse, la marquise de Titchfield, la comtesse de Derby, la comtesse de Granard, Lady Dorothy d'Oyle Carte, Lady Joan Verney, la femme du Lord Mayor de

old-fashioned dainty movements? The sweetly pretty smile, with tongue continually moistening the lower lip? Yes - whoever she were, she could not be faulted. Even her professed enjoyment of good Scottish oatcakes only adds to her comeliness.... She has such style, subtlety and humour, but it is her empathy and her understanding of human nature that endears her to everyone she talks to... She manages to disperse anxiety and care, even makes it seem impossible that people should ever behave badly, or that things could go wrong. Of course there is something of the great actress about her, and in public she has to put on a show that never fails, but it is her heart and imagination which guides her. She will always say just the one thing that puts people at ease and makes them feel a glow of happiness, because she understands and appreciates the reality of any situation - whether it be tragic or gay'

1932 was a year when fund-raising for the 'Hospital Extension Fund' was particularly active in London and Paris. King George V and Queen Mary were present at the Gala Matinee at the Drury Lane Theatre in London on the 7th June. The Matinée was the initiative of Geoffrey Clark, a distinguished London actor, to thank the Hospital for the care he had received as a patient during a long and serious illness.

At his request, the Stage Guild undertook all the arrangements for the Matinee and secured a remarkable array of artists. Among them were well-known figures at the time. Many are still remembered today, including: Lady Tree, Gladys Cooper, Sir Gerald du Maurier, Mrs Oscar Asche, Leon Quartermaine, Mme Adeline Genée, Miss Anny Ahlers, Richard Tauber, John McCormack, Mlle Alice Delysia, Miss Cicely Courtnedge and Geoffrey Clark himself.

There was a particularly illustrious Matinée Committee, composed of: Mrs Stanley Baldwin, Mme de Fleurieu, vicomtesse de la Panouse, the Marchioness of Titchfield, the Countess of Derby, the Countess of Granard, Lady Dorothy d'Oyle Carte, Lady Joan Verney - the Lady Mayoress of

Londres, Lady Dawson of Penn, Lady Plender, Lady Malcolm, Lady Simon et l'Honorable Mrs Esmond Harmsworth.

Le gala rapporta 128 000 F, et Lady Crewe, en tant que présidente du Comité d'organisation, donna une réception à Crewe House, où elle reçut de la douairière Lady Sackville la promesse de collecter la somme de £ 500 pour faire don d'un lit d'enfant à l'Hôpital, en mémoire du fils du Colonel et de Mrs Lindbergh. Le seul commentaire d'origine royale sur cette matinée émane des carnets de George V :

« May et moi nous rendîmes au Drury Lane pour une matinée en faveur du Hertford British Hospital de Paris. C'était très réussi, mais trop long.... 2h30 à 5h40 ».

Le 21 juin 1932, une autre manifestation, qui eut beaucoup de succès, fut un concert organisé à la salle Gaveau, sous les auspices de l'association France-Grande-Bretagne. Etaient présents, l'ambassadeur de Grande-Bretagne et Lady Tyrrell, ainsi que l'ambassadeur des Etats-Unis et Mrs Walter Edge. La recette s'éleva à 42 000 F.

La Grande Dépression atteignit la France après les autres nations. Jusqu'en 1933, la colonie britannique en région parisienne resta stable, puis elle commença à décliner. La perte de valeur de la livre sterling, conséquence de l'abandon forcé de l'étalon-or par la Grande-Bretagne, avait fortement incité au départ les Anglais, qui avaient été attirés en France par la vie bon marché. Simultanément, la hausse du chômage avait conduit le gouvernement français à réduire le nombre des étrangers travaillant en France, et les nouveaux venus ne pouvaient plus obtenir de permis de travail. Même ceux qui étaient en France depuis un certain temps se virent retirer leur permis de travail et furent rapatriés.

La colonie britannique était toujours estimée à quelque 50 000 personnes, surtout des employés, des gouvernantes, des valets de chambre, des employés d'écuries, du personnel hôtelier, des danseuses, des employés de maison, enfin les jardiniers des cimetières militaires britanniques et leurs familles. En outre, il y avait une population flottante d'étudiants, d'artistes, de touristes, dont beaucoup, par nécessité, eurent recours à l'Hôpital.

Paris hébergeait aussi des Anglaises travaillant pour la scène,

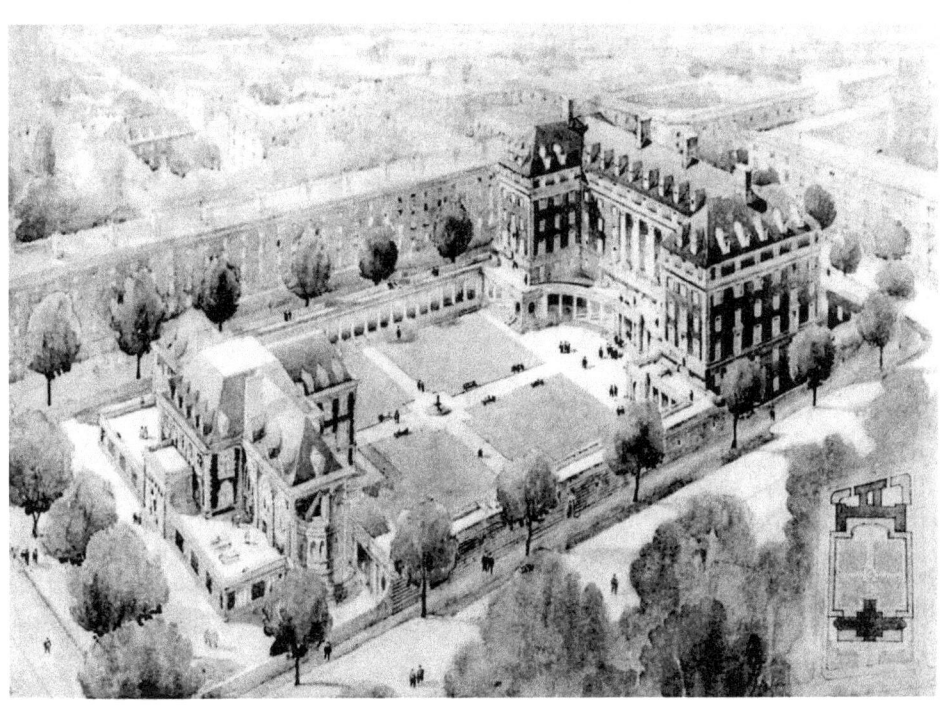

The proposed extension of the Hospital, by Sir Edwin Cooper
Les agrandissements proposés par Sir Edwin Cooper
(*Hertford British Hospital*)

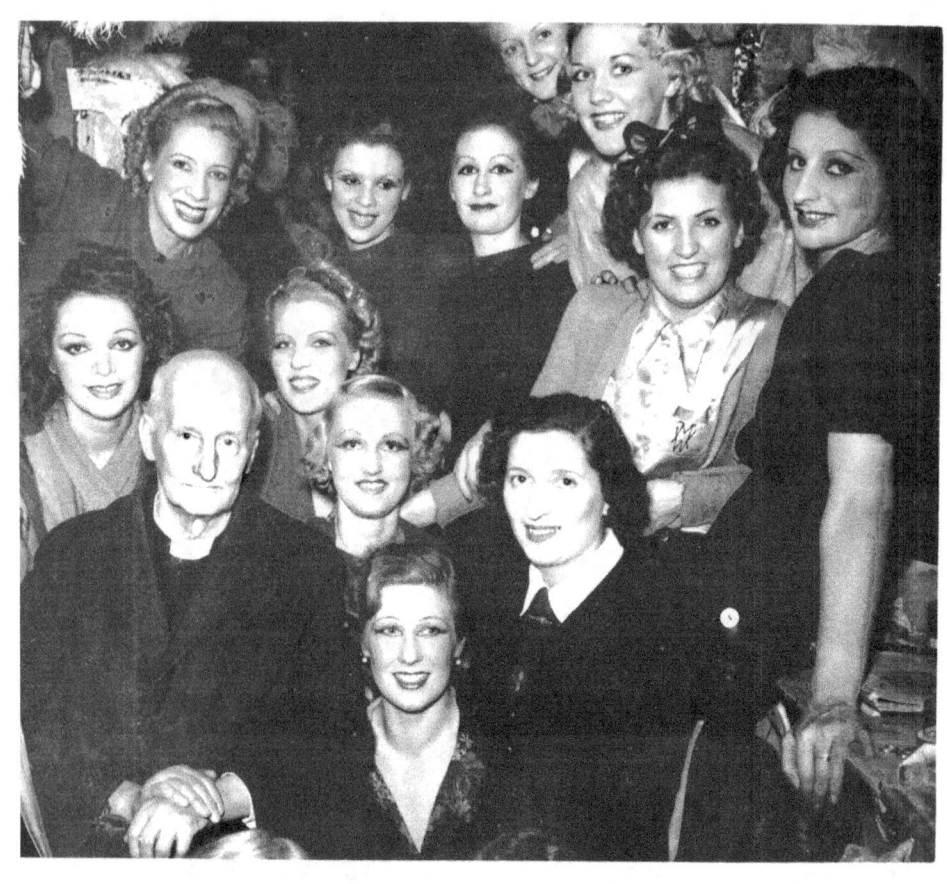

Father Cardew and the stage girls, in the 30s
Le père Cardew et les danseuses de revue, années 30
(*St. George's Anglican Church*)

London, Lady Dawson of Penn, Lady Plender, Lady Malcolm, Lady Simon and the Hon. Mrs Esmond Harmsworth.

The Matinee raised Fr 128,000, and Lady Crewe, as chairman of the Organising Committee gave a reception at Crewe House where the Dowager Lady Sackville promised to raise the sum of £500 to endow a cot at the Hospital in memory of the child of Colonel and Mrs Lindbergh. The only royal comment we have of this Matinée is from George V's diaries:

'May and I went to Drury Lane to the Matinée in aid of the Hertford British Hospital in Paris. It was very good, but too long ... 2.30 to 5.40'

A further successful event was a Concert organised under the auspices of the 'Association France-Grande-Bretagne' at the Salle Gaveau on the 21st June in the presence of the British Ambassador and Lady Tyrrell and the United States Ambassador and Mrs Walter Edge, the proceeds of which amounted to Fr 42,000.

The Great Depression reached France later than other nations. Up to 1933, the British population of the Paris area had remained constant but now it started to decrease. The fall in the value of sterling, resulting from the forced abandonment of the gold standard by Great Britain, had caused a big exodus from France of those English people who had been attracted by the lower cost of living. Simultaneously the increase in unemployment had led the French Government to limit the number of foreigners working in France so that newcomers could not obtain a work permit. Even those who had been in France some time had their work permits withdrawn and were repatriated.

The British Colony was still estimated at around 50,000, consisting mainly of clerks, governesses, grooms, stable lads, hotel staff, dancing girls, domestic servants and gardeners in the British War Cemeteries and their families. In addition there was a large floating population of students, artists, tourists, many of whom must, of necessity, have had recourse to the British Hospital.

Paris was also the home of English girls working on the

et un article de 1912 dans le New York Herald, fondé sur les œuvres de la Saint George's English Church et du révérend Père Cardew, estimait que leur nombre atteignait cinq cents pour Paris seulement, à cette époque.

Le Père Cardew devint l'aumônier de St Georges et de l'Hôpital à l'instigation de Sir John Murray Scott, qui était son voisin à Orford, près de Sudbourne Hall, dans le Suffolk.

L'un de ses élèves se souvient de la visite de Scott à St Georges :
« En tant qu'enfant de chœur, je me souviens que j'observais avec joie l'arrivée de Sir John Scott, lors de ses visites occasionnelles. Trois chaises de front lui étaient réservées. Il pesait 210 kilos, il arrivait dans une Rolls spécialement équipée pour lui. C'était quelque chose de le voir s'affaler sur ses trois chaises – mais je crois qu'il laissait toujours un chèque de £100 sur le plateau de la quête. »

En 1937, le Père Cardew expliquait ses motivations à un journaliste :

« Quand j'arrivai à Paris pour la première fois, je fus surpris, tandis que je cheminais à Montmartre, de rencontrer une trentaine de petites Anglaises âgées d'environ neuf ans. Elles me dirent qu'elles se produisaient dans un cabaret, le Bal Tabarin. Je les accompagnai à l'hôtel où elles habitaient. C'était un endroit peu recommandable dans une rue miteuse, et la femme, qui était sensée les surveiller, était ivre. A partir de là je décidai que l'essentiel de mon ministère devrait consister à m'occuper des enfants et des filles anglaises travaillant à Paris. »

L'une de ces danseuses était Grace Tabet, arrivée à Paris en 1930 pour travailler avec les Jackson Girls au Casino de Paris, dans des shows qui avaient pour têtes d'affiche Mistinguett, Josephine Baker et Maurice Chevalier. Elle devint ensuite l'une des Bluebell Girls. Le mari de Grace, le Français Georges Tabet, musicien et compositeur de chansons, évoque également le travail du Père Cardew dans son autobiographie :

'Les danseuses anglaises étaient si nombreuses à Paris que Father Cardew, le chapelain de Saint-Georges, l'église anglicane, se dévoua entièrement à leur protection. Il était le seul « clergyman » à passer

stage, and an article in the 'New York Herald' in 1912 about the work of St George's English Church and Father Cardew, estimated that there were up to five hundred girls in Paris alone at that time.

Father Cardew came to be the chaplain of St. George's and of the Hospital through the influence of Sir John Murray Scott, who was his neighbour at Orford near Sudbourne Hall in Suffolk.

One of his pupils remembers Scott's visit to St. George's:

'As a choir boy I remember I used to watch with glee the arrival of Sir John Scott on his occasional visits. Three front row chairs were reserved for him. He weighed twenty-three stone, arrived in a specially fortified Rolls, so it was quite something to watch him spread his bulk over three chairs - but I believe he always left a cheque of £100 in the plate.'

Talking to a journalist in 1937, Father Cardew explained his motivation:

'When I first came to Paris I was walking in Montmartre when I was surprised to meet thirty English girls aged about nine. They told me they were performing at the Bal Tabarin cabaret. I went with them to the hotel where they were staying. It was a disreputable place in a dingy street, and the woman who was supposed to be looking after them was drunk. From that moment I decided that my chief work must be to look after British children and girls employed in Paris.'

One of such dancing girls was Grace Tabet who arrived in Paris in 1930 to work with the Jackson Girls at the Casino de Paris in shows starring Mistinguett, Josephine Baker and Maurice Chevalier. She was later to become one of the Bluebell Girls. Grace's husband, the French musician and song writer Georges Tabet, also remembered Father Cardew's work in his autobiography:

> 'English dancing girls were so numerous in Paris that Father Cardew, Chaplain of St. George's Anglican Church, devoted himself to their protection. He was the only clergyman who regularly called on the girls behind

régulièrement voir les filles derrière la scène et dans leurs loges, beaucoup de music-halls les employaient car elles étaient à la mode du moment. Il fonda le Theatre Girls Club. C'était quelque chose de voir ce saint homme prêchant la bible, entouré de filles les cuisses à l'air ! Les tellement charmantes Jackson girls étaient mineures et le directeur, qui en était responsable, était très décidé à protéger leur vertu. Elles étaient comme enrégimentées dans une pension où la gouvernante faisait régner une discipline de fer'.

Avec le temps, le travail du Père Cardew reçut une large reconnaissance dans les journaux britanniques, américains et français : son institution bénéficia du patronage des grands de ce monde, et parmi eux le Prince de Galles, Madame Poincaré, épouse du président français, et Mrs Woodrow Wilson.

Pourtant, l'Hôpital affrontait maintenant une sérieuse crise financière et, en dépit du fait que les patients, qui en avaient les moyens, payaient une part des soins, les revenus baissèrent pour atteindre 233 000 F, entraînant un déficit de 116 000 F. L'optimisme de 1928 n'était plus de mise et une réduction des activités de l'Hôpital dut être envisagée. La situation de ses finances aurait été bien pire sans le « Bal de l'ambassade », qui rapporta 250 000 F. Le rapport annuel décrit ainsi l'événement :

> « Le Bal de l'ambassade, le 16 décembre, fut organisé par l'Honorable Mrs Holman, la fille de l'ambassadeur. Sa Majesté le Roi voulut bien l'honorer de son patronage et formula des vœux personnels pour son succès, qui fut réel, un succès qui dépassa toutes les attentes. Cela était dû aux efforts inlassables de Mrs. Holman, activement secondée par Mrs Ronald Campbell. L'ambassadeur lui-même suivit les préparatifs avec beaucoup d'intérêt.
>
> Le magnifique succès du Bal ne fut pas seulement financier, ce fut aussi un grand succès mondain, l'un des plus brillants de l'année, avec dans son assistance les personnalités les plus distinguées de Paris. Le président

the scenes and in their dressing rooms, for every music hall employed them – so great was the fashion. He founded the Theatre Girls Club... what a sight to see this saintly old gentleman preaching the gospel, surrounded by bare thighs. The oh-so-pretty Jackson Girls were still minors and their Director, responsible for them, was concerned for their virtue. They were dragooned into lodgings in an institute run like a barracks by a Matron who was a stickler for discipline.'

As time went on, Father Cardew's work gained wide coverage in the British, American and French Press: the hostel received the patronage of the great and the good, including the Prince of Wales, Madame Poincaré, the wife of the President and Mrs Woodrow Wilson.

The Hospital, however, was now facing a serious financial crisis, and despite the fact that patients who could afford to, were making contributions, income was down by Fr 233,000, creating a deficit of Fr 116,000. The optimism of 1928 was shattered and consideration was being made to reduce the Hospital's activities. The position of its finances would have been far more serious had it not been for the Embassy Ball which contributed Fr 250,000. The Annual Report describes this occasion:

'The Embassy Ball in December 1933 was organised by the Hon. Mrs. Holman, the Ambassador's daughter. His Majesty the King graciously approved and sent his good wishes for its success - which indeed it proved to be - a success which surpassed all expectations. This was due to Mrs. Holman's untiring efforts, in which she was most actively seconded by Mrs. Ronald Campbell. The Ambassador himself took a keen interest in all the arrangements.

Not only was the Ball a magnificent success financially, but socially, it was one of the most brilliant functions of the year, and was attended by some of the most distinguished personalities in Paris. The President

de la République et Madame Lebrun, les ambassadeurs étrangers et leurs épouses, des membres des familles royales grecque et espagnole, la grande duchesse Hélène de Russie et beaucoup d'autres personnes éminentes honorèrent le Bal de leur présence. Et bien entendu tout était là pour assurer le succès et l'agrément de cette grande soirée ; Jack Harris et son orchestre étaient venus spécialement de Londres pour l'occasion, et jouèrent en alternance avec l'orchestre de « Lud » Gluskin ; un très beau spectacle de cabaret fut également présenté. Mr Noël Coward, avec Mademoiselle Yvonne Printemps, qui étaient venus, eux aussi, tout spécialement de Londres, pour se produire devant nous ; cette gentillesse de leur part mérite toute notre reconnaissance.

L'un des traits les plus remarquables de cette soirée fut l'atmosphère de Noël marquée pas les acclamations qui fusèrent lorsque Mrs Holman dévoila un grand sapin illuminé et offrit un présent à chacun (plus de mille entrées avaient été vendues). Au cours de ce dîner furent servis, en plus de mets délicieux, la dinde de Noël, le rôti de bœuf et le « Christmas pudding » flambé... ; mais il faut souligner le fait que nous sommes redevables à de nombreuses sociétés, tant à Paris qu'à Londres, qui firent preuve d'une grande générosité en fournissant la bonne chère, ainsi qu'à celles, à Paris et à Reims, qui offrirent le champagne, et à plusieurs hôtels, bien connus, qui mirent gracieusement à disposition les maîtres d'hôtel et les serveurs. »

Cette année-là, pour la première fois, le rapport de l'Almoner' (assistante sociale) apparaît dans les archives :

« Pour ce qui concerne les donations, j'estimais que le système adopté à l'Hôpital, selon lequel le paiement serait fondé sur une appréciation personnelle de la situation de chaque patient, était plus équitable que l'application d'un barême fondé sur les services rendus. Une personne expérimentée pouvait se faire aisément une idée des revenus estimés et de la situation financière d'un patient donné – la plupart du temps,

of the Republic and Madame Lebrun, the foreign Ambassadors and their wives, members of the Spanish and Greek Royal Families, the Grand Duchess Helen of Russia and many other notable people honoured the Ball with their presence. And indeed there was everything to ensure the success and enjoyment of this great evening: Jack Harris and his Band came specially from London for the occasion, and played alternatively with "Lud" Gluskin's Band; a very attractive Cabaret Show was also provided; Mr. Noël Coward with Mademoiselle Yvonne Printemps also came over from London expressly to perform for us, and for their kindness in so doing we are sincerely grateful.

One of the most remarkable features of the evening was the atmosphere of Christmas and Good Cheer which Mrs. Holman introduced by installing a big illuminated Christmas Tree and providing everybody present (and there were over a thousand tickets sold) with a sit down Christmas dinner, when in addition to other good things, hot turkey, roast-beef and blazing Christmas pudding were served; but mention must be made of the fact that for this we were indebted to the great generosity of many firms both in London and Paris who provided this good fare, to many firms in Paris and Reims who supplied the champagne, and to various well-known Hotels who kindly provided Maîtres d'Hôtel and waiters.'

That year for the first time, the Almoner's Report is included in the records:

'With regard to the question of donations, it was my opinion that the system adopted at the Hospital by which each patient is assessed on his individual circumstances is a fairer way than that of making a fixed charge for services rendered. To an experienced worker it should be possible to detect quickly the probable income and state of finances of each patient, and in many cases, to do this by other methods than of direct questions. I believe that

sans même avoir à poser de questions directes. Je crois que le projet consistant à demander des dons recueille généralement l'assentiment ; beaucoup de patients m'ont dit qu'ils pensaient que l'Hôpital devrait demander des contributions en rapport avec le coût des soins et presque tous ont été heureux de faire un geste pour contribuer à soutenir l'Hôpital. Dans les cas où le traitement dans un établissement spécialisé a été recommandé par le médecin, il a presque toujours été nécessaire de prévoir le transfert des malades vers un hôpital en Angleterre. Une grande part de mon activité a consisté à prévoir ce genre de situation et à assurer la continuité du traitement de ces malades après leur départ de France. Des malades ont été envoyés au Cancer Hospital à Londres, au Brompton Hospital pour les tuberculoses pulmonaires, à St. Thomas's Hospital et au Paddington Hospital, ou encore au British Legions Sanatorium à Preston Hall.'

Il était désormais flagrant que les recommandations du Rapport Linlithgow, visant à doubler la capacité de l'Hôpital, ne pouvaient être menées à bien. Toutefois, l'argent collecté pourrait être consacré aux améliorations plus modestes, mais non moins importantes, recommandées par le rapport, et celles-ci furent effectivement réalisées pour un coût total de 1 600 000 F. Elles comprirent la construction d'une salle de dix lits pour la maternité, et d'un département pour les consultations externes, dans le corps principal de l'Hôpital, tandis que le chauffage central et un ascenseur étaient installés. Quatre chambres individuelles furent refaites au second étage, le bloc opératoire et la salle de stérilisation furent améliorées, en outre un nouveau local pour les examens aux rayons X, un dispensaire et un laboratoire furent créés. Les logements des infirmières furent refaits et un abri contre les raids aériens fut construit dans les sous-sols.

Ainsi, en 1934, l'Hôpital avait été modernisé et le nombre des patients admis était à nouveau à la hausse, en dépit de la forte chute de la population anglaise à Paris. Un accord avait été signé avec la Sécurité Sociale, permettant à certains malades

the plan of asking for donations is generally approved; many patients have said to me that they thought the Hospital ought to ask for contributions towards the cost of treatment and nearly all have been glad to do something towards the Hospital support.

In cases where treatment in a special Institution has been recommended by the doctor it has in almost every instance been necessary to arrange for the transfer of the patients to a Hospital in England. A large portion of my work has been in connection with the arrangements for this, and in following up the treatment of these patients after they left France. Patients have been sent to the Cancer Hospital, London – to Brompton Hospital for Consumption, - to St. Thomas's Hospital and to Paddington Hospital under the L.C.C., and the British Legion's Sanatorium at Preston Hall.'

It was now apparent that the recommendations of the Linlithgow Report to double the capacity of the Hospital could no longer be carried out. The money raised, however, could be put to more modest, but equally important improvements recommended by the report, and these were carried out for an overall cost of Fr 1,600,000. The work included the construction of a ten-bed Maternity Ward and an Out-Patients Department in the main Hospital building; central-heating was installed as well as an electric lift. Four private rooms were refurbished on the second floor, the operating theatre and sterilizing room were improved, and a new X-ray room, dispensary and laboratory were created. The nurses' accommodation was refurbished and an air raid shelter constructed in the grounds.

By 1934, the Hospital had been modernised and the number of patients was again on the increase, despite the large drop in the English population in France. Agreement had been made with the 'Sécurité Sociale' so that like all

d'être remboursés comme ils l'auraient été dans n'importe quel autre hôpital français, quoique les bénéficiaires potentiels de cette disposition fussent peu nombreux. Désormais, les malades contribuaient à la vie de l'hôpital dans la mesure de leurs moyens, mais l'Almoner rapporte que beaucoup d'entre eux, étaient affligés par la misère ou la vieillesse. Le problème du traitement des tuberculeux en sanatorium restait posé. En Angleterre, les autorités locales avaient l'habitude de concéder un tel traitement aux citoyens français de leur circonscription, et le Foreign Office avait pris en main le sujet, afin d'arriver à un accord réciproque.

L'Hôpital menait aussi à bien des tâches sociales, dont un exemple est donné dans le rapport de l'Almoner :

> « Une jeune gouvernante anglaise arriva un matin aux consultations externes, presque hystérique, et souffrant d'une dépression nerveuse grave. Elle était indigente, elle n'avait pas d'amis pour s'occuper d'elle, il était impossible de l'hospitaliser pour des raisons médicales et, à première vue, il convenait d'envisager son admission dans un hôpital psychiatrique. Ce genre de décision est toujours grave et importante, plus encore dans le cas d'une personne jeune, dont la situation était due à la solitude, au malheur et à des ragots malveillants. Un appel téléphonique à un hôpital de Londres, qui avait toujours été d'un grand secours dans le passé et avait fait beaucoup pour nos malades, permit de régler le problème. Il fut convenu qu'elle prendrait le train de nuit pour l'Angleterre, et serait admise dans une des salles prévues, tandis que simultanément une recherche sur ses proches était faite. Une infirmière fut trouvée, l'argent fut réuni pour assurer le transport de la malade et de son accompagnatrice, et c'est avec un grand soulagement que nous la vîmes partir de la gare Saint-Lazare. Selon les dernières nouvelles obtenues, elle avait été transférée dans un autre hôpital en vue d'un traitement psychiatrique de repos. Elle était complètement guérie, et passait de courtes vacances avec des proches récemment retrouvés, avant de se mettre à rechercher du travail ».

Quatre nouveaux vice-présidents, The Earl of Derby, Lord

other hospitals in France, insured patients were reimbursed, although the number of patients who could benefit was limited. Patients now contributed according to their means but the Almoner reported that in many cases there were many struggling against poverty and old age. The problem in finding sanatorium treatment for patients suffering from tuberculosis remained. Local authorities in England were in the habit of granting such treatment for French subjects living in their area and the Foreign Office had taken the matter up in view of a similar agreement.

The Hospital also carried out social work, and an example is indicated in the Almoner's report:

> 'A young English governess came to our Out-Patients Department one morning, quite hysterical, destitute, and obviously suffering from a serious nervous breakdown. She had no friends here who could look after her, it was impossible to take her into our wards for medical reasons, and at first the only solution appeared to be to arrange for her admission into a mental hospital. This is an unpleasant and grave step to take with anyone and particularly with someone young whose condition was due to loneliness, unhappiness, and malicious gossip. A telephone call to a London hospital, which had been unfailingly helpful in the past, and had done a great deal for many of our patients, settled the problem. It was arranged that she should travel over to England by the night train, and be admitted to one of their special wards, while relatives were traced. A nurse was found, the fare was raised for patient and escort, and it was with great relief that we saw her off from St. Lazare. Our last news was that after transfer to another hospital for psychiatric treatment and rest, she had completely recovered, and was spending a short holiday with her new found relatives before beginning to look for work.'

Four new Honorary Vice-Presidents: the Earl of Derby,

Hardinge of Penshurst, The Marquess of Crewe et Lord Tyrrell d'Avon, furent nommés pour se consacrer à la collecte des fonds, et les archives font état d'une donation généreuse de £100 provenant de Sa Majesté le Roi.

Les dernières années avant la guerre se déroulèrent dans les mêmes conditions. Le patronage royal changea avec la mort de George V en 1935. Il y eut un bref patronage d'Edouard VIII, avant son départ pour la France comme duc de Windsor, et l'accession au trône de George VI. Le personnel de l'hôpital et les malades purent vivre le couronnement grâce à une installation radiophonique spéciale.

La collecte des fonds continuait à réduire le déficit, avec le Silver Jubilee Appeal en 1935 et l'appel sur les ondes de Lord Tyrrell d'Avon. Les donateurs continuèrent à être généreux, et parmi eux, la Reine, qui fit un don spécial, l'Hon. Reginald et Mrs Fellowes, ainsi que Mrs Mozelle Sassoon, avec une dotation pour le Neville Chamberlain Bed, qui fut appelé le « lit de la paix ». L'un des événements importants de la saison parisienne de 1938 fut la première du film « Le Tambour », organisée par Alexander Korda pour aider l'Hôpital.

Après le choc qu'avait constitué l'abdication d'Edouard VIII en décembre 1937, au moment même où les forces fascistes et nazies menaçaient la France sur trois de ses frontières, la visite d'Etat du Roi Georges VI et de la Reine Elizabeth à Paris, en juillet 1938, eut une importance capitale. Quoique l'appel de Winston Churchill à une union franco-britannique, lancé en 1938, n'ait donné lieu à aucune réaction, les deux pays savaient que, face à la menace fasciste et nazie, ils avaient plus que jamais besoin l'un de l'autre, tandis que les chroniqueurs français insistaient fortement pour que la Grande-Bretagne intègre la conscription, pour préparer une guerre qui semblait inévitable.

Le nouveau roi et la reine mirent fin à une tradition qui voulait que la première visite d'Etat d'un monarque britannique se fasse dans une colonie britannique. Sans attendre, ils privilégièrent la visite à Paris, qui donna lieu à une splendide manifestation d'amitié franco-britannique, marquée d'une connotation plus ouvertement politique que lors des

Lord Hardinge of Penshurst, the Marquess of Crewe and Lord Tyrrell of Avon were appointed, to assist with fund-raising, and the minutes reported a generous donation of £100 from His Majesty the King.

The remaining years up to the war followed a similar pattern. Royal patrons changed with the death of George V in 1935. There was the brief patronage of Edward VIII before he left for France as Duke of Windsor, and the advent of George VI whose coronation was relayed by a special radio to all the staff and patients.

Fund-raising continued to reduce the deficit with 'The Silver Jubilee Appeal' in 1935 and the Wireless Appeal of Lord Tyrrell of Avon. Subscribers continued to be generous, including the Queen who made a special donation, the Hon. Reginald and Mrs Fellowes, and Mrs Mozelle Sassoon with an endowment to the 'Neville Chamberlain Bed', which was called the 'Lit de la Paix.' One of the important events of the 1938 Paris season was the film première of 'The Drum', organised by Alexander Korda in aid of the Hospital.

After the shock of the abdication in December 1936 - and with Fascist forces threatening at the three frontiers of France - the State Visit of King George VI and Queen Elizabeth to Paris in July 1938 became an affair of vital importance. Although Winston Churchill's call for Franco-British union in 1938 had gone unanswered, the two countries knew that, faced with Fascist threat, they needed each other more than ever, while French commentators called loudly for Britain to introduce conscription to prepare for a seemingly inevitable war.

The new King and Queen broke with the convention that the first state visit of a British monarch overseas should be to a British colony. Instead they hastened to Paris for a splendid display of Franco-British friendship, with more overt political overtones than any previous British state visit. After a triumphant procession through the magnificently decorated

HIDE NOT THY FACE
FROM ME IN THE DAY WHEN I AM
IN TROUBLE

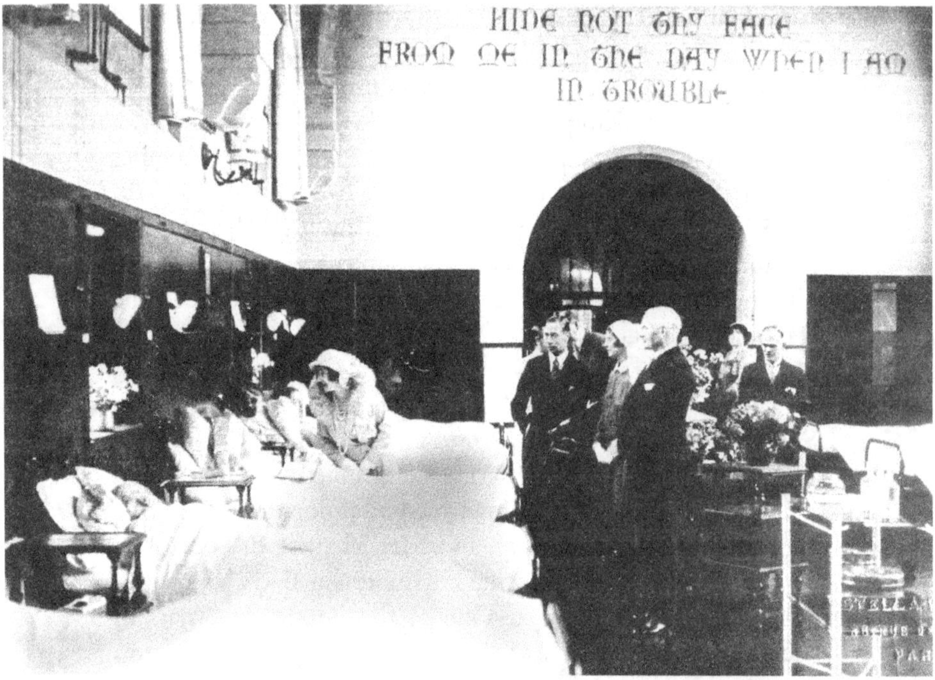

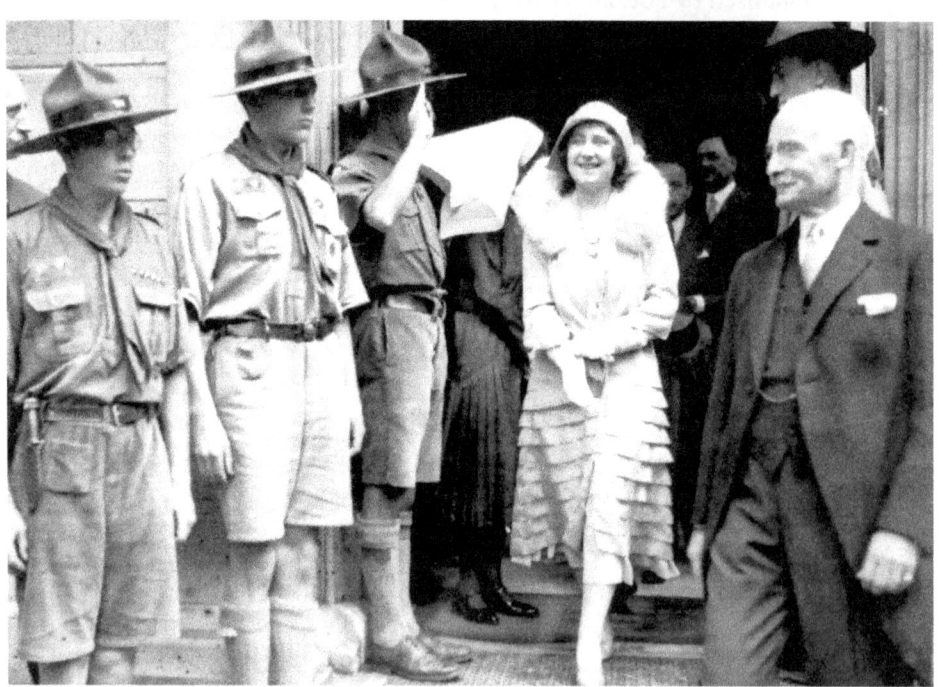

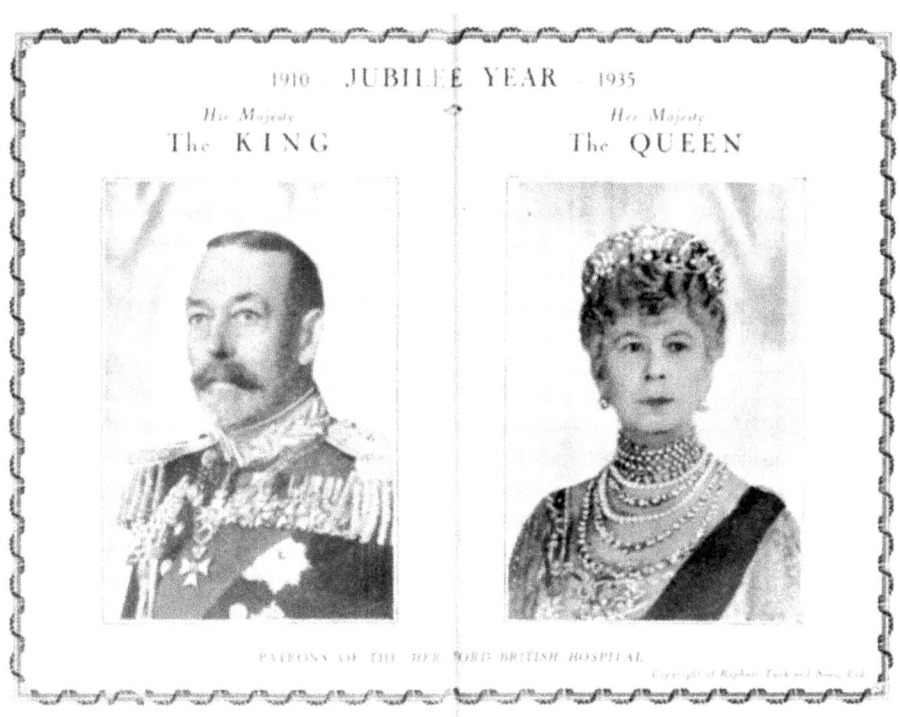

King George and Queen Mary
(*Hertford British Hospital*)

(Left) Visit of the Duke and Duchess of York in 1931
(*Hertford British Hospital*)

précédentes visites d'Etat. Après une traversée triomphale dans les rues de Paris superbement décorées, le cortège atteignit le Quai d'Orsay. Le roi et la reine ne visitèrent pas seulement les sièges traditionnels du pouvoir en France, comme l'Elysée et Versailles, mais aussi les monuments récents à la gloire de l'Entente Cordiale, établis sur les champs de bataille français.

La Reine, qui assurait le patronage de l'Hôpital conjointement avec le Roi, le visita, accompagnée de la comtesse Spencer et de Lady Phipps, et elle fut reçue par Sir Alfred Tebbitt, président du Comité de direction, et le Dr Charles Flandin, président du Comité médical. Ce dernier était en outre titulaire de hautes distinctions britanniques : il était Commander of the Order of the British Empire (CBE) et décoré du Distinguished Service Order (DSO).

La Reine passa plus d'une heure à visiter les salles et à s'entretenir avec le personnel et les malades. Un chroniqueur français nota l'ascendance – française - de la Reine, qui remontait à la cour royale de Mary Stuart, Reine de France : « La reine Elizabeth a de notre sang dans les veines. Lorsqu'elle est chez nous, elle semble être chez elle ».

Lord Hardinge écrivit dans le Times, en février 1939 :

Durant une année, sur laquelle pèsent malheureusement de lourdes inquiétudes, la visite de Sa Majesté constitua l'un des événements les plus heureux et les plus marquants dans l'histoire de notre Hôpital, un événement dont nous nous souviendrons avec une profonde reconnaissance. Que la Reine, en dépit d'un programme officiel chargé, ait trouvé le temps de visiter notre Hôpital et d'apporter un mot d'encouragement à chacun des malades et aux membres de notre personnel constitue un honneur dont nous sommes fiers. Au milieu des soucis graves que nous avons traversés en septembre dernier, la certitude que le roi et la reine avaient tant à cœur la prospérité de l'hôpital, en leur qualité de « royal patrons», constitua une source d'encouragement pour chacun d'entre nous.

streets of Paris to the Quai d'Orsay, the King and Queen visited not only traditional sites of power in France such as the Elysée Palace and Versailles but also much more modern monuments to the Entente Cordiale on the former battlefields of France.

The Queen, joint patron with the King, visited the Hospital accompanied by Countess Spencer and Lady Phipps, and was received by Sir Alfred Tebbitt, Chairman of the Management Committee and Dr Charles Flandin CBE, DSO, Chairman of the Medical Committee.

She spent more than an hour visiting the wards and talking to the staff and patients. A French commentator noted the Queen's French ancestry and descent from the royal house of Mary Stuart, Queen of France: 'La reine Elizabeth a de notre sang dans les veines. Lorsqu'elle est chez nous, elle semble être chez elle'.

Lord Hardinge wrote in *The Times* in February 1939:

'In a year unfortunately fraught with much anxiety Her Majesty's visit was one of the happiest and most outstanding events in the history of our Hospital, and one which we shall always remember with deep gratitude. That our Queen, notwithstanding her busy official programme, found time to visit our hospital and bring a word of cheer to each one of our patients and staff is an honour of which we are indeed proud. During the anxious moments through which we passed last September it was a source of much encouragement to us all to know that our royal patrons have the hospital's welfare so much at heart.'

ROYAL PATRONAGE

It is with intense gratification that the Committee have learnt through His Excellency The British Ambassador, President of the Hospital, that His Majesty King Edward VIII has been graciously pleased to grant His Patronage to our Hospital, in succession to His late Majesty King George V, and that Her Majesty Queen Mary has also graciously consented to continue Her Patronage.

For this mark of Their Majesties' approval and sympathy with the work of our Hospital we are most deeply grateful.

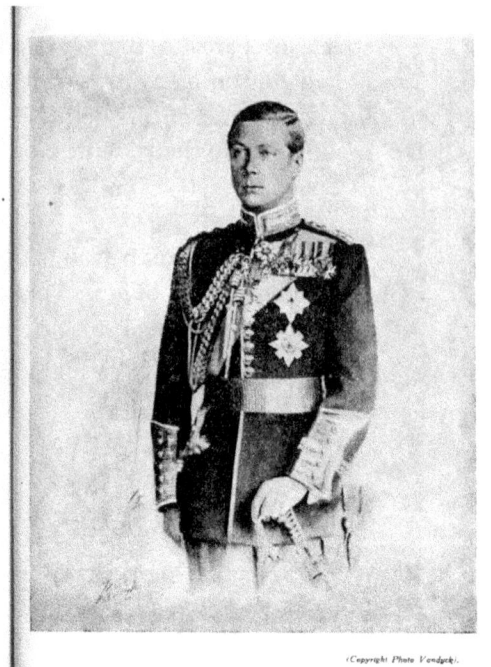

(Copyright Photo Vandyck).

His Majesty
The KING

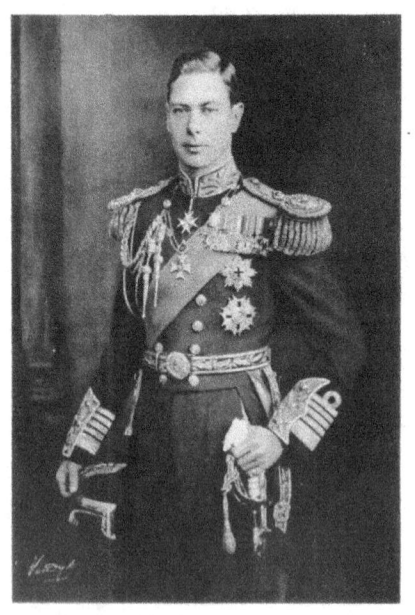

Her Majesty
The QUEEN

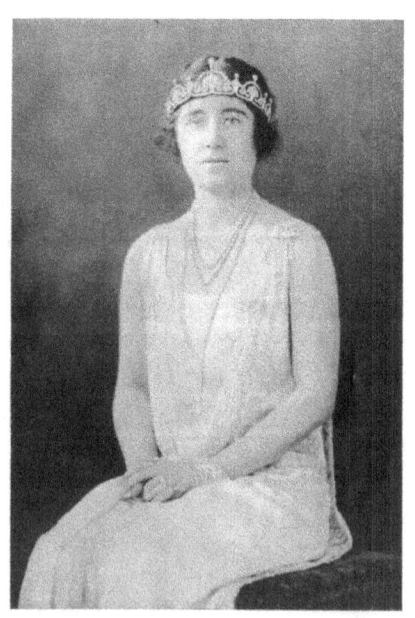

PATRONS OF THE HERTFORD BRITISH HOSPITAL

Copyright of Vandyck

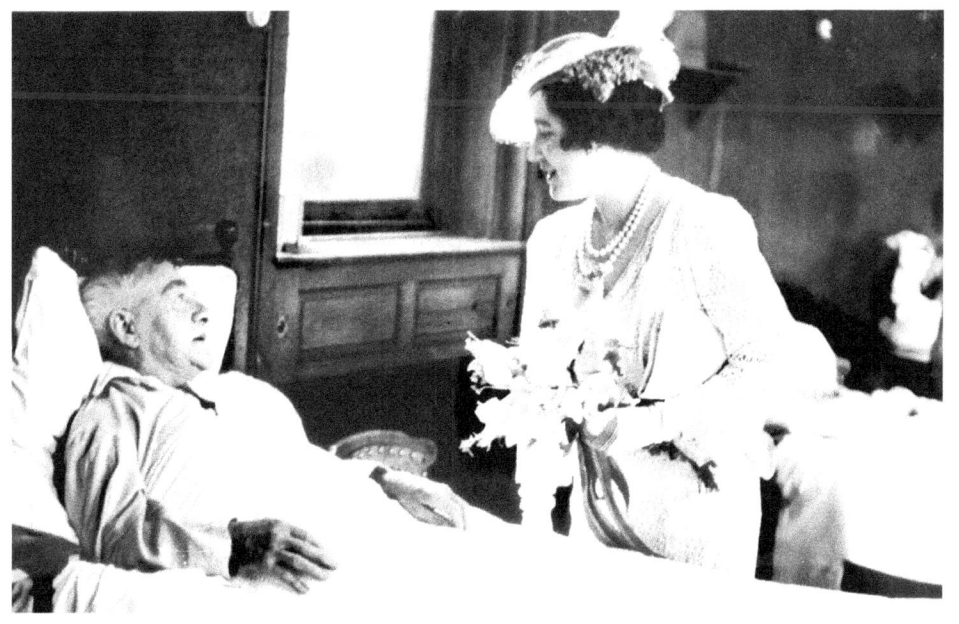

Visit of Queen Elizabeth in 1938
(*Hertford British Hospital*)

(Top Left) Edward VIII (later Duke of Windsor)
(*Hertford British Hospital*)

(Left) King George VI and Queen Elizabeth
(*Hertford British Hospital*)

17. L'Hôpital se prépare pour la guerre.

Tandis que le soleil parisien se levait sur les dernières journées de paix, le président, Sir Alfred Tebbitt, était en désaccord avec les autorités, qui avaient reçu l'ordre de lever un plan du jardin de l'Hôpital, pour creuser des tranchées dans une perspective d'intérêt général. Il fut convenu qu'une telle action ne pouvait être acceptée sans protestation, considérant en premier lieu la qualité du propriétaire de l'Hôpital et du terrain – le gouvernement britannique -, en second lieu le danger qu'un tel projet ferait courir aux malades. Si des tranchées étaient creusées sur le terrain, qui pourrait éviter que l'Hôpital ne fût envahi par des personnes venant de l'extérieur ?

Des masques à gaz avaient été livrés et des sacs de sable protégeaient l'Hôpital. L'idée admise était qu'en cas d'attaque aérienne, les malades et le personnel se réfugieraient dans l'abri, mais le président avait fait remarquer qu'une personne (l'un des concierges) devrait rester à l'extérieur pour surveiller les immeubles et donner l'alarme en cas d'incendie ou d'effondrement. Il rappela aussi l'importance d'un approvisionnement suffisant en « papier au litmus », qui permet de tester l'air, ainsi qu'une bougie allumée. Il fut aussi recommandé d'établir une antichambre pour vérifier, avant admission, les habits des patients et s'assurer qu'ils n'étaient pas contaminés par le gaz.

L'infirmière en chef indiqua que les conditions d'évacuation des salles avaient donné lieu à discussions. L'expérience montra qu'il était plus rapide d'évacuer les malades allongés par les escaliers que par l'ascenseur. Elle indiqua aussi qu'elle disposait de tout ce qui était nécessaire pour que les fenêtres soient protégées et que les lumières soient masquées.

En cas d'évacuation, l'hôpital américain viendrait en aide avec ses ambulances, et la Mère supérieure du couvent du 47, rue Perronet, à Neuilly, offrit de faire des locaux du couvent une annexe de l'Hôpital pour le traitement des soldats blessés. Il fut aussi admis, en principe, que les enfants des réfugiés

17. The Hospital prepares for the war.

As the last sunrise of peaceful days was sliding across the Paris landscape, the Chairman, Sir Alfred Tebbitt, was disagreeing with the officials who had been instructed to draw up plans of the Hospital garden with a view to digging trenches for the use of the general public. It was agreed that such a suggestion could not be accepted without a protest, primarily because the Hospital and grounds were British Government property and, secondly, in consideration of the danger for the patients in the hospital. In the event of trenches being dug in the grounds, what guarantee would the Hospital have that the shelter would not be invaded by the outside public?

Gas masks had arrived and sandbags were protecting the Hospital. It was taken for granted that in the case of an aerial attack, patients and staff would take refuge in the shelter, but the Chairman had pointed out that one person (one of the porters) should remain outside to watch the building and give the alarm in case of fire and collapse. He also reminded them of the importance of a good supply of litmus paper for testing the air, as well as a burning candle. It was further recommended that an ante-chamber should be provided for testing patient's clothing before admission, to determine if it had been contaminated by gas.

The Matron confirmed that the question of the evacuation of the Wards was under consideration. Experience showed it was quicker to carry lying down patients by way of the staircase than by the lift. She also indicated that she had the necessary requirements for making windows secure and for the dimming of the lights.

In the event of evacuation, the American Hospital would help with their ambulances, and the Mother Superior of the Convent at 47 rue Perronet, Neuilly, offered the convent premises as an annex to the hospital for the treatment of wounded soldiers. It was also agreed, in principle, that Polish

polonais seraient reçus à l'Hôpital, où ils seraient examinés par leur propre médecin.

En cas de guerre, l'ambassadeur confirma au ministre de la Défense Nationale et de la Guerre que l'Hôpital resterait ouvert avec son personnel actuel, qu'il continuerait à prendre soin des citoyens britanniques, civils et militaires, comme pendant la dernière guerre. Les dernières minutes des archives disponibles datent du 28 novembre 1939, la guerre ayant été déclarée le 3 septembre. L'Hôpital resta ouvert pour la population résidente qui n'avait pas quitté Paris, comme pour les malades et les blessés des trois armes : Marine, Armée de Terre et Aviation. Il poursuivit sa tâche jusqu'au 10 juin, seulement trois jours avant la capitulation de Paris. Il fut alors décidé d'évacuer tous les malades et de fermer l'Hôpital, avant de le rouvrir dans une installation provisoire, probablement en Bretagne. L'avancée rapide de l'armée allemande fit avorter le projet.

On ne dispose d'aucune information sur l'évacuation des malades et du personnel, alors que la totalité de la colonie britannique, au même titre que bien des Parisiens, était contrainte de fuir dans toutes les directions. Beaucoup gagnèrent la Grande-Bretagne comme ils purent, souvent en bateau, via Bordeaux. D'autres partirent vers ce qui allait devenir la France de Vichy, voyageant sur des routes encombrées de réfugiés et de troupes démoralisées. Nous savons que le Dr Palicot, alors président du Comité médical, manifesta toutes ses qualités et son énergie, en préparant l'évacuation du personnel infirmier et le transfert des malades hospitalisés. Sans son initiative, il est probable que les infirmières auraient été arrêtées et emprisonnées. Le gouvernement français, contraint de quitter Paris, fut suivi dans ses installations successives par toutes les ambassades étrangères. Elles gagnèrent Tours, puis Bordeaux, puis Clermont-Ferrand, avant d'arriver finalement à Vichy. Certains ressortissants britanniques furent arrêtés et incarcérés aux camps de Drancy et Saint-Denis, qui regroupèrent les Britanniques de sexe masculin. Les femmes britanniques furent envoyées à Besançon et à Vittel – parmi elles le peintre écossais Mary Stuart Gibson, qui continua à peindre la vie au sein même des camps.

refugee children could be received at the Hospital, where they would be medically examined by their own doctor.

The Ambassador told the Ministre de la Défense Nationale et de la Guerre that should there be a war the Hospital would remain open with the existing staff to continue to care for British subjects, civil and military, as was the case in 1914-1918. The last recorded minutes that remain are those dated the 28th November, war having been declared on the 3rd September. The Hospital remained open for those of the resident population who remained in Paris, as well as the sick and wounded of the three services: the Navy, Army and Air Force. It continued to do so until the 10th June, only three days before the capitulation of Paris. It was then decided to evacuate all patients and close the Hospital with the intention of reopening it in temporary accommodation, probably in Brittany. However, the rapid advance of the German Armies rendered the programme abortive.

There is no record of the evacuation of the patients and staff at such a late period, when all the British subjects and many Parisians were scattered to the four winds. Most returned as best they could to Britain, many by boat via Bordeaux, others to Vichy-controlled France, travelling on roads choked with refugees and dispirited troops. We do know that Dr Palicot, the Chairman of the Medical Committee, displayed great resource and energy in arranging the evacuation of the nursing staff and the removal of in-patients. Without his initiative it is probable that the nurses would have been arrested and interned. The French Government, forced from Paris, was followed in its wanderings by all the foreign embassies. Firstly they went to Tours, then Bordeaux, then to Clermont-Ferrand before finally ending up at Vichy. Other British nationals were arrested and interned in male internment camps at Drancy and St. Denis. British women, including the Scottish painter Mary Stuart Gibson, were sent first to Besançon and then to Vittel, where she continued to paint and to record life within the camp.

En juin 1940, les nazis entrèrent dans la librairie anglaise, rue de Rivoli, demandèrent au directeur-adjoint présent de leur remettre les clés du magasin, le directeur anglais ayant déjà fui en Angleterre. Le personnel fut licencié sur le champ, tous les livres furent saisis par les nazis et brûlés dans le jardin des Tuileries. Le rez-de- chaussée de la librairie devint un magasin de propagande nazie (affiches, livres) et le premier étage qui était alors un salon de thé fut transformé en club social pour les officiers nazis, dont le Q.G. se trouvait à l'hôtel Meurice non loin de là. Ce n'est qu'en 1946 que W.H.Smith récupéra la librairie. Aujourd'hui encore, des inscriptions en allemand peuvent être vues dans le sous-sol du magasin.

Dans les archives de la Mairie de Levallois, on lit, à la date du 23 mai 1941, que le Commandant allemand avait demandé une liste des appartements occupés par les ressortissants britanniques à Levallois. On sait qu'ils furent tous visités, car leurs caractéristiques sont consignées : état général, nombre de chambres, si elles étaient encore occupées, éventuellement par des familles franco-britanniques.

L'Hôpital et le terrain, légalement sous la protection du gouvernement britannique, furent placés sous la protection d'une puissance amie, d'abord les Etats-Unis, puis la Suisse. Le Comité de direction continua à fonctionner depuis Londres, en s'efforçant de veiller aux intérêts de l'Hôpital dans toute la mesure du possible. En septembre 1944, plusieurs membres du Comité de direction revinrent à Paris, au sein d'une délégation de la Chambre de Commerce britannique, et, immédiatement, ils concentrèrent leurs efforts sur un retour rapide de l'Hôpital à une activité normale.

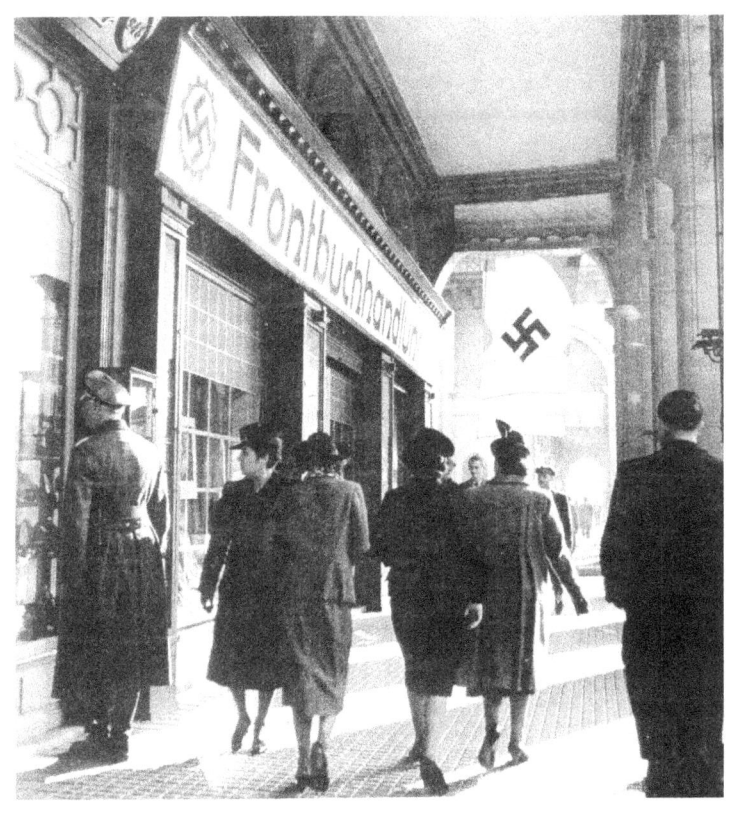

W.H. Smith, rue de Rivoli, Paris during the German
occupation 1940-44
La librairie anglaise de Paris, rue de Rivoli, pendant
l'occupation, 1940-44
(W.H.Smith)

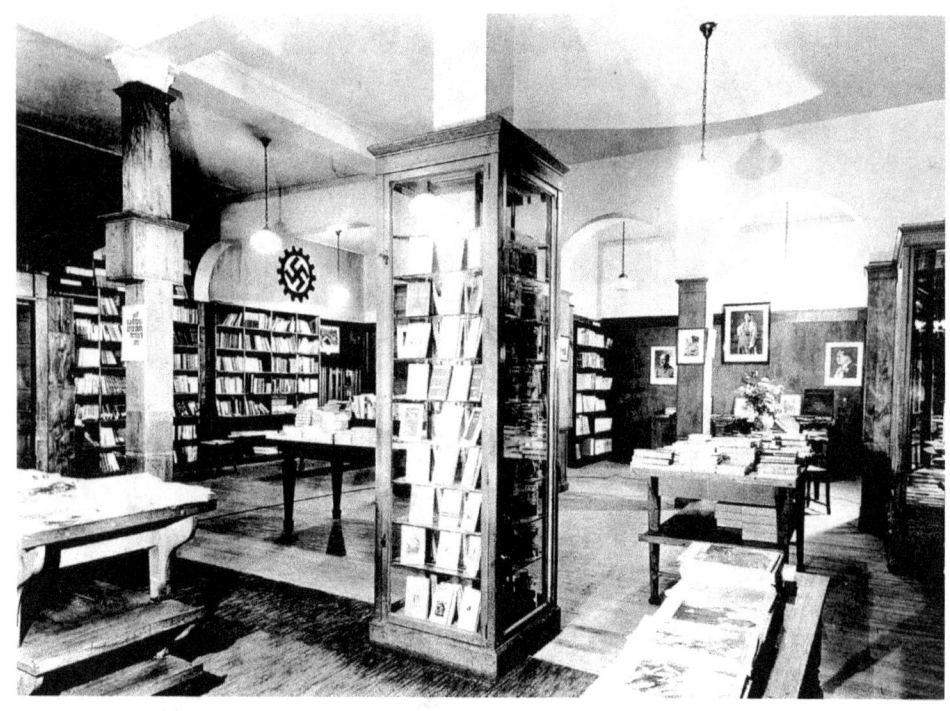

W.H. Smith, rue de Rivoli, Paris during the German occupation 1940-44
La librairie anglaise de Paris, rue de Rivoli, pendant l'occupation, 1940-44
(W.H.Smith)

In June 1940, the Nazis entered the English book-shop, W.H.Smith in the rue de Rivoli and asked the assistant manager to hand over the keys, the British manager having already escaped to England. All the staff were dismissed and the entire collection of books burnt in the Tuileries gardens. The ground floor was used as a centre for propaganda of the Nazi party (books, posters). The first floor, which was previously a tea room, was transformed into a social club for the nazi officers, whose headquarters was situated in the nearby Hotel Meurice. W.H.Smith did not recover their shop until 1946, and trace of this period can still be seen today with inscriptions in German still remaining in the basement.

In the archives of the Mairie of Levallois, dated the 23rd May 1941, it is recorded that the German Commandant had demanded a list of all the apartments occupied by British nationals living in Levallois. They were all visited as there are full details including their condition, number of rooms, and whether there were still occupants, in some cases the French families of English residents.

The Hospital land and buildings, being in the care of the British Government, were placed under the protection of a friendly power, initially the United States of America and later transferred to Swiss protection. The Management Committee continued to function in London and endeavoured to look after the interests of the Hospital as much as was practicable. In September 1944, several members of the Management Committee returned to Paris as part of the Delegation of the British Chamber of Commerce and they immediately focused their attention on restoring the Hospital to its former activity as quickly as possible.

18. Les années d'après-guerre

Paris fut libéré le 25 août 1944.

En septembre 1944, arriva à Paris le nouvel ambassadeur britannique, Duff Cooper, qui, à compter de 1943, peu après la constitution du Comité Français de Libération Nationale à Alger, avait occupé auprès de cet organisme la fonction de représentant britannique. Il joua un rôle essentiel dans la réouverture de l'Hôpital après l'occupation allemande, tâche particulièrement difficile, vu le triste état des bâtiments et des équipements, et le cruel manque d'argent.

Duff Cooper, né en 1890, avait fait ses études à Eton et à Oxford, et il était devenu membre de "The Coterie", un cercle élégant constitué de jeunes intellectuels et de jeunes aristocrates, où il fit la connaissance de la très belle Lady Diana Manners, qu'il épousa en 1919. Diana était une figure extrêmement connue dans les milieux mondains, elle était réputée pour sa beauté et son caractère excentrique. C'était l'une des filles du duc et de la duchesse de Rutland, mais on pensait qu'elle était en fait la fille d'un certain Harry Crust. Elle avait aussi été actrice et s'était rendue célèbre pour avoir joué la Madone dans la reprise de 'The Miracle' mis en scène par Max Reinhardt. Cynthia Gladwyn, dans son histoire de l'ambassade écrit ainsi :

« La nouvelle ambassadrice était d'une divine beauté, qui rivalisait avec le souvenir de Pauline Borghèse. C'était une des femmes les plus remarquables et originales de son temps. Elle unissait dans un étonnant contraste, une éblouissante beauté anglo-saxonne et le tempérament d'une bohémienne. Peu soucieuse des conventions, indifférente au luxe, on aurait pu penser qu'elle venait d'un milieu de romanichels, plutôt que d'une grande famille anglaise aux titres ducaux. Mieux encore, elle brillait par son dévouement envers ses amis, une profonde humilité, une réconfortante absence des particularités et des artifices féminins, et la courageuse volonté, par principe, de vaincre toute adversité

18. The Post-War Years

Paris was liberated on the 25th August 1944.

The new Ambassador, Duff Cooper, who since 1943 had been the British representative on the newly-formed French Committee of National Liberation in Algiers, arrived in Paris in September 1944. He played an essential part in reopening the Hospital after the German occupation, which was particularly difficult considering the state of the run-down buildings and equipment and the severe lack of finance.

Duff Cooper born in 1890, was educated at Eton and Oxford, and became a member of the famous and fashionable circle of young aristocrats and intellectuals known as 'The Coterie', where he met the beautiful Lady Diana Manners to whom he was married in 1919. Diana was an extremely popular social figure, hailed for her beauty and eccentricities. She was one of several daughters born to the Duke and Duchess of Rutland, but her biological father was believed to be Harry Crust. She was also an actress, famous for her role as the Madonna in the revival of 'The Miracle' directed by Max Reinhardt. Cynthia Gladwyn in her history of the Embassy wrote:

'The new Ambassadress was of a goddess-like beauty, which rivalled memories of Pauline. She was one of the most remarkable and original women of our age. Dazzling Anglo-Saxon fairness belies the bohemian in her. Oblivious of convention, indifferent to luxury, her background might have been a race of Romanies rather than an English ducal family. Best of all is the devotion to her friends, deep humility, a refreshing absence of feminine wiles and foibles, and the bravest maxim of rising above all adversity.'

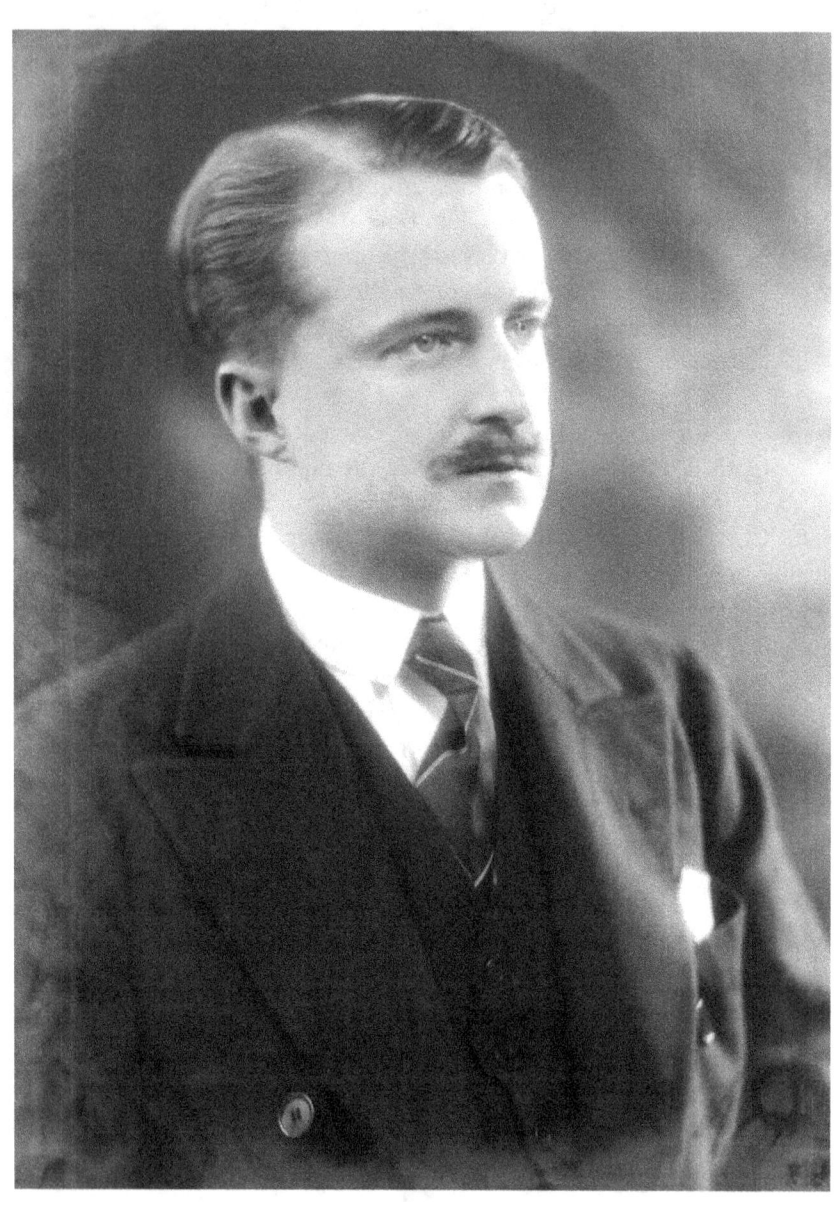

Duff Cooper by/par Cecil Beaton
(*National Portrait Gallery*)

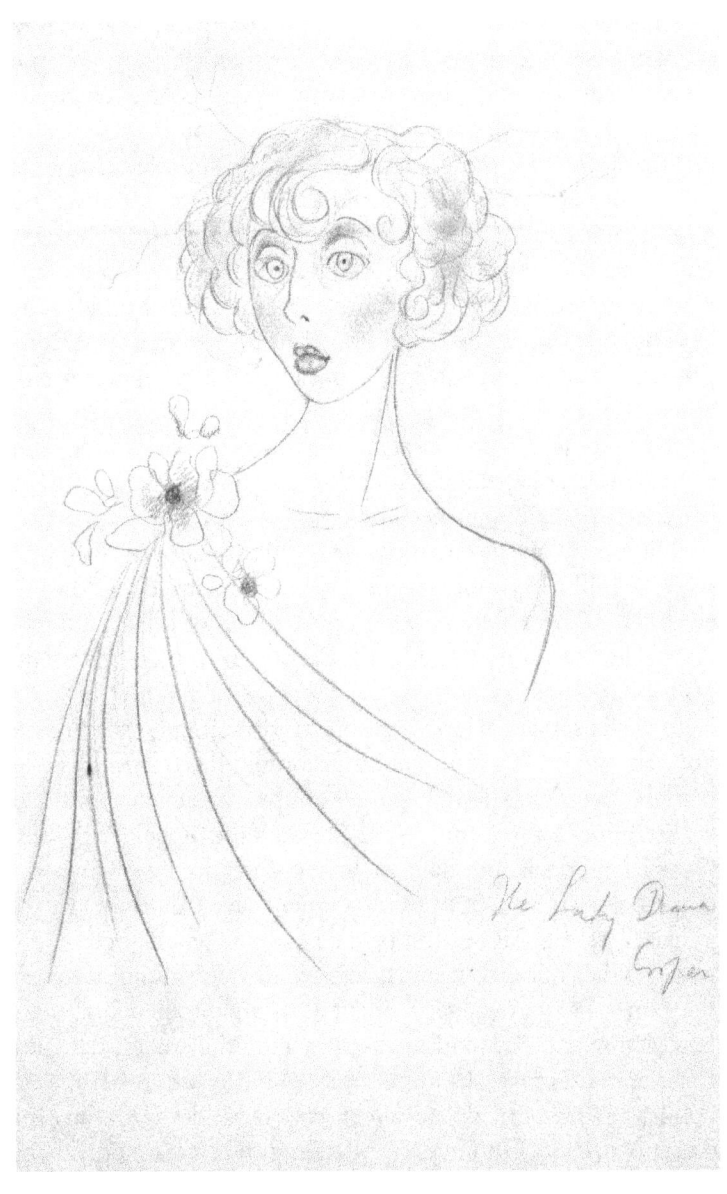

Lady Diana Cooper by/par Cecil Beaton
(*National Portrait Gallery*)

A Paris, Diana bénéficia de tous les avantages et privilèges attachés à sa fonction. « En tant qu'ambassadrice, vous recevez beaucoup de cadeaux, et envers ces donateurs je dispose d'une pouvoir embarrassant avec ma voiture à la porte, l'envoyant ici et là pour prendre où déposer quelqu'un ou la renvoyant à l'Ambassade pour chercher une guitare ou un manteau. » Le pouvoir lui était délicieux, et elle en usait avec enthousiasme pour les autres aussi bien que pour elle-même. Elle se dépensa sans compter pour remettre le Hertford British Hospital « sur pied », sans souci d'être importune : « Réfléchissons : quels sont ceux qui nous ont sollicités, pour qu'à notre tour nous puissions profiter d'eux ! » était son grand principe. Ainsi, lui arriva-t-il, après avoir reçu un appel à l'aide de la mère d'une jeune fille en train de mourir, de consacrer une journée entière, rudoyant, soudoyant, enjôlant tout le monde, jusqu'à ce qu'elle ait trouvé la dose de pénicilline nécessaire.

Diplomate et homme politique, Duff Cooper avait été secrétaire d'Etat à la Guerre en 1931 et ministre de la Marine en 1937. Il avait démissionné après les accords de Munich. Avant de devenir ambassadeur à Paris, il avait été ministre de l'Information sous l'autorité de Winston Churchill, et avait assuré la liaison entre le gouvernement britannique et la France libre en 1943. C'était un auteur accompli, il reçut en 1952 le titre de vicomte Norwich pour honorer sa carrière politique et littéraire. Sa femme refusa de se faire appeler « Lady Norwich », déclarant haut et fort que le nom sonnait trop comme « porridge » et fit publiquement savoir dans un avis de journal qu'elle garderait son titre de Lady Diana Cooper.

La ville que trouvèrent les résidents britanniques en rentrant à Paris avait été libérée de l'occupant allemand, mais elle se trouvait, économiquement et matériellement, dans un triste état. La croix gammée, qui avait flotté sur les bâtiments publics et à la mairie de Levallois, avait laissé des traces au sein de la population. Quoique les Allemands n'aient jamais franchi le seuil de l'ambassade britannique, durant toute la période de l'occupation, Goering garda un œil sur l'édifice et demanda aux Américains de faire de même – ce qu'ils refusèrent. L'ambassade

When in Paris, Diana enjoyed the perquisites and the privileges. 'You get more presents as ambassadress, and amongst these poor givers I have an embarrassing pull, with my car at the door, sending it to and fro for lifts or to the Embassy for a guitar or a coat'. Power was delightful, and she used it with zest for others as well as for herself. She was energetic in getting the Hertford Hospital on its feet again, shameless in her importunities on its behalf: 'Let's think who cadged on us so we can cadge back' was her ruling precept. As an example, she would devote an entire day to bullying, bribing, cajoling until at last she found a dose of penicillin for a dying girl, whose mother had appealed for help.

A diplomat and politician, Duff Cooper was War Secretary in 1931 and First Lord of the Admiralty in 1937, resigning over the Munich agreement with Adolf Hitler. He entered the Cabinet as Minister of Information under Winston Churchill and was the British Government's liaison with the Free French in 1943 and later Ambassador to Paris. He was an accomplished author, and was created Viscount Norwich in 1952 in recognition of his political and literary career. His wife refused to be called Lady Norwich, claiming that it sounded too much like 'porridge' and promptly took out a newspaper advertisement declaring that she would retain her previous style of Lady Diana Cooper.

The Paris that the British residents returned to had been freed of its German occupants, but was economically and materially in a pitiful state. The swastika that had flown on government buildings and the Mairie of Levallois had left its mark on the population. Although the Germans never entered the British Embassy during the entire occupation, Goering had his eye on the house and sent for the Americans to open it up, which they refused. The building was valiantly defended by the Americans and then the Swiss, and thanks are also due to

fut courageusement défendue par les Américains, puis par les Suisses, et un hommage doit aussi être rendu au courage de deux familles : Chrystie, le concierge, et sa femme, ainsi que Spurgeon, le commissionnaire de la haute chancellerie – un ancien jockey – et sa femme, qui vécurent dans la petite maison à l'entrée de l'ambassade durant toute la guerre. Ils endurèrent des moments terribles, mais vinrent à bout de toutes les tentatives d'intimidation. A la fin de la guerre, les scellés qui avaient été apposés sur les entrées de l'ambassade, le 11 juin 1940, étaient toujours en place. Quand Patrick Reilly, le premier membre de l'ambassade arrivé d'Alger, pénétra dans la cour et gagna les marches, il fut accueilli par Chrystie en grande pompe – chapeau haut de forme et redingote pourpre. Mais il n'y avait ni eau, ni électricité, et les pièces de réception étaient encombrées par le mobilier appartenant aux familles qui avaient dû quitter Paris à la hâte. D'autres institutions britanniques eurent un sort moins favorable. La Chambre de Commerce et St. George's Church furent mises à sac et pillées – encore que les objets en argent de l'église aient franchi le cap de la guerre, cachés dans les conduits de chauffage –, tandis que le Standard Athletic Club de Meudon, converti par les nazis en poste anti-aérien, fut totalement détruit lors de l'entrée dans Paris du général Leclerc.

Un flux continu d'exilés revint à Paris, certains arrivant des camps de prisonniers. Les Parisiens s'attendaient bien à voir arriver des prisonniers maigres et épuisés, mais peu imaginaient la réalité du retour des camps de concentration, celle de squelettes vivants, habillés comme des épouvantails. Un journaliste américain écrivit : « Leurs visages étaient gris-vert, avec autour des yeux des cercles marron et rougeâtres qui semblaient regarder sans rien saisir ». L'épuration, autrement dit cette purge non officielle dans laquelle moururent, estime-t-on, 10 000 collaborateurs, dura jusqu'à juin 1945. Le duc et la duchesse de Windsor, venus reprendre leur résidence en France, se virent conseiller de rester dans le cercle de leurs amis britanniques et américains, et d'éviter soigneusement les Français qui n'étaient pas « bien vus ».

the amazing courage of two families; Chrystie, the gate porter, and Spurgeon, the head chancery messenger, who had been a jockey. Together with their wives they lived in the Embassy gatehouse throughout the war and endured terrible conditions, refusing all attempts at intimidation. At the end of the war, notices sealed to the Embassy entrances on the 11th June 1940 were still in place. When Patrick Reilly, the first member of the Embassy to arrive from Algiers, entered the courtyard he was greeted in style by Chrystie on the steps in a top hat and purple frock coat. But there was no water or electricity, and the reception rooms were packed with furniture belonging to the families who had fled from Paris. Other British institutions did not fare so well. The Chamber of Commerce and St. George's Church had been ransacked and looted, although the Church silver survived the war hidden in the heating ducts. The Standard Athletic Club in Meudon, used as a Nazi anti-aircraft station, was blown up as General Leclerc advanced on Paris.

A steady stream of exiles returned to Paris, many from internment. Parisians expected the returning prisoners to look thin and tired from their experience, but few could have imagined the ghastly scenes of the virtual skeletons dressed like scarecrows as they returned from concentration camps. An American journalist wrote: 'Their faces were green-grey with reddish brown circles round their eyes, which seemed to see but not to take in'. The 'épuration', or unofficial purge, in which an estimated 10,000 collaborators died, lasted until June 1945. The Duke and Duchess of Windsor, having returned to take up residence in France, were advised to stick to British and American friends and to be careful to avoid French people who were not 'bien vus.'

Les hivers 1944 et 1945 furent particulièrement rigoureux et il y eut une grave pénurie de nourriture et de fuel. Les plus modestes, qui ne pouvaient s'offrir les prix du marché noir, mouraient de faim. Jan Masaryk, qui était à Paris pour la Conférence de la Paix, écrivit : « Nous rouspétions à propos des files d'attente et des restrictions en Angleterre, mais c'était un état de choses plus juste et nous pouvons en être fiers ». Les usines avaient été détruites ou vidées par les Allemands, tandis que les principaux ports avaient été bombardés et réduits en décombres et en ferraille. Les hôpitaux manquaient de thermomètres, de médicaments ou de bandes Velpeau. Pendant le terrible hiver 1944-1945, on trouvait difficilement dans Paris le plâtre nécessaire pour soigner les fractures.

Dans ses journaux, en mars 1945, Duff Cooper fait état de la visite à Paris du Colonel Gielgud (le frère de l'acteur Sir John Gielgud), membre de la Commission de la Croix Rouge, qui indiqua que 8 000 citoyens britanniques souffraient de malnutrition en France et qui avait un projet pour leur fournir un colis alimentaire mensuel. Il allait regagner Londres pour faire approuver son projet et il souhaitait obtenir le soutien de l'Ambassadeur. Duff Cooper indique que la réouverture du Hertford British Hospital était différée du fait du refus du ministère du Travail britannique de permettre l'envoi d'infirmières anglaises, et Gielgud indiqua qu'il allait tenter de faire quelque chose à ce sujet.

L'Hôpital n'avait pas été atteint par les bombes, mais il était dans un état pitoyable. Passé sous l'autorité de la Croix Rouge, il avait hébergé des cas de tuberculose pendant l'occupation allemande. Des frais considérables étaient nécessaires pour rendre les bâtiments habitables et procéder au renouvellement des appareils et du mobilier. En 1945, il fut finalement décidé d'accepter une offre conjointe de reprise de la gestion de l'Hôpital par la Joint War Organisation, constituée par la Croix Rouge britannique et l'Order of St. John. Pour la remise en état, la Joint War Organisation financerait le gros œuvre, mais l'Hôpital prendrait à sa charge les équipements. Le noyau d'un Comité de direction fut créé et approuvé par les Charity Commissioners en septembre.

The winters of 1944 and 1945 were particularly cold and there was a serious shortage of food and fuel. Poor people who could not afford the black market prices practically starved. Jan Masaryk, who was in Paris for the Peace Conference, mentioned: 'We grumble at our queues and regulations in England, but it is a fairer state of things and something to be proud of.' Factories had been destroyed or stripped by the Germans and the major ports bombed into rubble and twisted steel. Hospitals lacked thermometers as well as drugs and bandages. In the terrible winter of 1944-5, there was little plaster of Paris left to mend the bones.

In his diaries in March 1945, Duff Cooper mentions the visit to Paris of Colonel Gielgud (the brother of the actor Sir John Gielgud) of the British Red Cross Commission, who said that there were about 8,000 undernourished British subjects in France and that he had a scheme for providing them with monthly parcels of food. He was going to London to get his scheme approved and he wanted the Ambassador's support. Duff Cooper mentions that the opening of the Hertford British Hospital was being held up owing to the refusal of the Ministry of Labour to allow nurses to come out from England and Gielgud said he would try to do something about this.

The Hospital had not been damaged but was in a dilapidated condition. It had been used for tuberculosis cases during the German occupation when under the care of the French Red Cross. Considerable expenditure was necessary to put the buildings in habitable condition and to renew fittings and furniture. In 1945, it was eventually decided to accept an offer made by the Joint War Organisation of the British Red Cross Society and the Order of St. John to take on the initial running of the Hospital. The Joint War Organisation would finance the main refurbishing, but the cost of the equipment should be met out of Hospital funds. The nucleus of a Committee was created, and approved by the Charity Commissioners in September.

En 1946, le Comité de l'Hôpital était confiant pour l'avenir, en dépit du fait que le revenu assuré représentait moins d'un cinquième des frais de fonctionnement totaux. Un autre souci concernait les soins pour les malades chroniques, qui devaient bénéficier de locaux à part. Ceci conduisit à la conversion de la salle de maternité, connue sous le nom de « Salle Sassoon », en une salle spécialisée pour les cas de maladies chroniques, avec la construction d'une nouvelle salle de maternité sur le terrain de l'Hôpital. Tout cela fut financé, pour une bonne part, par une donation de £10 000 émanant de la War Organisation de la Croix Rouge britannique et de l'Ordre de Saint John. La Croix Rouge canadienne et la Croix Rouge britannique vinrent aussi en aide, pour la fourniture de linge et d'uniformes pour les infirmières.

L'année 1947 fut la première année durant laquelle l'Hôpital fonctionna à nouveau sous sa responsabilité pleine et entière, mais bien vite des inquiétudes pour l'avenir apparurent, particulièrement au regard de la situation financière. Il fut décidé que le ministère de la Santé britannique serait invité à envoyer un de ses représentants visiter l'Hôpital et porter ainsi une appréciation sur son administration financière. Il indiqua qu'aucune anomalie n'avait été relevée.

En juillet, l'ambassadeur, Duff Cooper, écrivit au secrétaire des Affaires Étrangères, Ernest Bevin, pour expliquer la situation difficile du Hertford British Hospital et du Queen Victoria Memorial Hospital de Nice. Ce dernier avait été vidé et dépouillé pendant la guerre, et il n'avait pas été en mesure d'obtenir des transferts de fonds de la part des autorités du contrôle des changes britannique. Les dons collectés dans le Royaume-Uni en faveur de l'Hôpital étaient aussi bloqués. Mr Bevin accepta le transfert global des souscriptions, mais n'autorisa pas l'achat d'instruments médicaux et d'équipements.

Selon la réglementation de 1947, le Trésor britannique n'autorisait pas les particuliers du Royaume-Uni à envoyer des dons à une institution charitable située à l'étranger, comme le Hertford British Hospital. Mais, heureusement, une règle particulière en faveur de l'Hôpital précisa qu'il était considéré

In 1946, The Hospital Committee was confident of the future, despite the fact that fixed income represented less then one fifth of the cost of running the Hospital. Another preoccupation was the care of the chronic sick, for whom it was agreed that accommodation must be found. This led to converting the existing Maternity Ward, known as the Sassoon Ward, into a Ward for chronic cases and a smaller Maternity Ward being built in the Hospital grounds. All this was largely financed by the £10,000 donation from the War Organisation of the British Red Cross of Saint John. The Canadian Red Cross and the British Red Cross helped with supplies of linen and uniforms for the nurses.

1947 was the first full year that the Hospital had been working under its own aegis since the war and soon there was anxiety about the future, particularly in regard to finance. It was decided that the Ministry of Health should be invited to send one of its representatives to visit the Hospital and advise on its economic administration. He reported that no fault had been found.

In July, the Ambassador, Duff Cooper, wrote to the Foreign Secretary, Ernest Bevin, to explain the predicament of the Hertford British Hospital and also of the Queen Victoria Memorial Hospital in Nice. The latter had been gutted and stripped during the war, and was not able to obtain any funds through the British Exchange Authorities. Donations collected in the U.K. for the Hospital were also being blocked. Mr Bevin accepted the overall transfer of subscriptions, but did not allow for the purchase of medical instruments and equipment.

The rule in 1947 was that the Treasury was not permitted to allow individuals in the U.K. to send charitable subscriptions to a foreign charity. This even precluded the Hertford British Hospital, but luckily a supplementary ruling was made for the Hospital, as it was considered to be in the national interest,

comme d'intérêt national et fonctionnant pour le compte des ressortissants britanniques. Un plafond de £ 5 000 fut concédé pour la prochaine période de douze mois. Cette règle s'appliqua aussi au Queen Victoria Hospital de Nice, mais celui-ci ne rouvrit jamais après la guerre.

La duchesse de Kent accepta gracieusement de venir à Paris pour présider le Bal du Pré Catelan, au Bois de Boulogne. La Princesse Margaret visita l'Hôpital en 1948. La Princesse n'avait que dix-huit ans, elle venait d'entrer dans le monde, elle avait beaucoup de succès, beaucoup de chic personnel et une capacité à briller. Elle éblouissait tout le monde par son sourire et un intérêt profond pour les choses, qui ne semblait en rien superficiel.

Duff Cooper écrivit dans son journal après un déjeuner avec le Roi et la Reine :

« Nous avons passé un très bon moment. La conversation n'a jamais langui et fut vraiment amusante. Margaret Rose est une jeune fille des plus jolies – des yeux charmants, une bouche charmante, très sûre d'elle-même et pleine d'humour. Elle pourrait se créer des ennuis avant longtemps ! La duchesse d'Edimbourg fera sans doute une meilleure reine ».

Son pronostic était bon. La rupture de la liaison entre la Princesse Margaret et Peter Townsend, beau courtisan et as aérien de la Bataille d'Angleterre, son triste divorce d'avec Anthony Armstrong Jones, photographe bohême, la suite de son existence et enfin sa mort prématurée, montrèrent qu'elle n'avait pas tenu les promesses de ses premières années. Contrairement aux précédents souverains, la Reine Elizabeth II n'a jamais visité l'Hôpital, mais sa mère et sa soeur apportèrent à la direction et au personnel un énorme encouragement pendant les années difficiles qui allaient suivre.

En 1948, à la suite du National Health Service Act (loi concernant l'organisation de la santé), pratiquement tous les hôpitaux du Royaume-Uni passèrent sous l'autorité du ministère de la Santé. D'un point de vue financier, les avantages du nouveau système s'expliquaient d'eux-mêmes, puisqu'une autorité centrale assumait la responsabilité complète. Toutefois,

functioning on behalf of British nationals. A maximum of £5,000 was allocated over the next twelve months. A similar decision was made for the Queen Victoria Hospital in Nice but it never reopened after the war.

Princess Margaret visited the Hospital in 1948 and the Duchess of Kent came to Paris to give her gracious patronage to the Pré Catalan Ball in the Bois de Boulogne. The Princess was only eighteen, had just embarked on public life and was very popular, had genuine glamour and star quality and dazzled everyone with her smile and her keen interest, which did not appear to be in any way superficial.

Duff Cooper wrote in his diaries after a lunch with the King and Queen:

'We enjoyed it enormously. Conversation never flagged and was really amusing. Margaret Rose is a most attractive girl – lovely eyes, lovely mouth, very sure of herself and full of humour. She might get into trouble before she's finished. The Duchess of Edinburgh will probably make a better Queen.'

His forecast was right. After the break up of Princess Margaret's relationship with the handsome courtier and former Battle of Britain ace Peter Townsend, and the sadness of her divorce to bohemian photographer Anthony Armstrong Jones, her later life and untimely death did not meet the promise of those early years. Unlike previous sovereigns, the present monarch Queen Elizabeth II has never visited the Hospital, but her mother and sister gave enormous encouragement to the management and staff during the difficult years.

In 1948, under the National Health Service Act, practically all hospitals in the U.K. passed under the control of the Ministry of Health. The advantages of the new system, viewed from the financial angle, were thought to be self-evident since the Central Authority assumed full responsibility. However, hospitals abroad were not included under the National Health

les hôpitaux situés à l'étranger n'entraient pas dans son champ d'action et, en conséquence, le Hertford British Hospital resta un hôpital indépendant, au plein sens du terme. Le revenu annuel émanant du fonds d'origine ne couvrait plus que deux mois de frais de fonctionnement, tandis que la lourde charge restante devait faire appel aux contributions et aux dons.

Le Comité, afin de trouver de nouvelles sources de financement, approcha le King Edward's Hospital Fund. Les archives mentionnent la lettre que le Secrétaire du Fonds, Sir Harold Wernher, écrivit à Sir Orme Sargent, le secrétaire permanent au Foreign Office :

« Le King Edward Fund indique que le Hertford British Hospital (HBH) fournit sur une base volontaire un excellent service à la communauté britannique de Paris. Il y avait 80 000 ressortissants britanniques à Paris avant la guerre, il en reste quelque 10 000 en 1948. Le coût annuel s'est élevé de £ 9 000 avant la guerre à £ 29 000 en 1947. Le Kings Fund n'est pas habilité à concéder une subvention à un niveau suffisant pour assurer le fonctionnement du HBH. Il considère que les 60 lits sont justifiés et que la fermeture ne saurait être envisagée. Bien que le prestige britannique soit en jeu (voir l'hôpital américain à Paris, construit en 1920 pour fournir une gamme complète de services aux citoyens américains), le gouvernement britannique ne peut légalement financer des hôpitaux à l'étranger en vertu du National Health Service Act. Nous n'entendons en rien dicter sa conduite au gouvernement de Sa Majesté, mais le King's Fund est prêt à se mettre à votre disposition pour contribuer à faire des suggestions sur les mesures à prendre ».

En 1948, Mr Hayton du Foreign Office écrivit :

« Il paraît clair que nous n'avons aucune responsabilité concernant les Hôpitaux Britanniques à l'étranger et nul pouvoir pour leur concéder de l'argent. D'après le Hospital Year Book, il y a quelque 30 hôpitaux britanniques à l'étranger, de Buenos Aires à Yokohama, et tout ce qui sera fait en faveur du Hertford British Hospital pourrait constituer un précédent pour bien d'autres hôpitaux ».

Pour la première fois dans l'histoire de l'Hôpital, sa fermeture fut envisagée. Dans le rapport annuel, le président du Comité,

Service Act and, consequently, the Hertford British Hospital remained a voluntary hospital in the fullest sense. The annual income from the original Endowment Fund now only covered two months running costs, and the heavy load of financing the rest had to be found through contributions and fund-raising.

In order to find other sources of income, the Committee approached the King Edward's Hospital Fund. We have on record the letter written by the Secretary of the Fund, Sir Harold Wernher, to Sir Orme Sargent, the Permanent Secretary at the Foreign Office:

'The King Edward Fund reported that The Hertford British Hospital provides on a voluntary basis an excellent service for the British Community in Paris. There were 80,000 British citizens in Paris before the war and some 10,000 in 1948. The annual costs have risen from £9,000 pre-war to £29,000 in 1947. The King's Fund is not warranted in making a grant sufficient to keep HBH going. It is satisfied that the 60 beds are justified and their closure cannot be considered. While British prestige is at stake (compare the American Hospital in Paris, built in 1920 to provide a full range of services to American Citizens), the British Ministry is barred under the National Health Service Act from funding foreign hospitals. It is not for us to say what action His Majesty's Government should take but the King's Fund places itself at your disposal to give help in suggesting what form any action might be taken.'

In 1948, Mr Hayton of the Foreign Office wrote:
'It seems clear that we have no responsibility for British Hospitals abroad and no power to spend money on them. According to the Hospital Year Book there are some 30 British Hospitals in foreign countries from Buenos Aires to Yokohama, so that anything done on the Hertford British Hospital may be used as a precedent on many other hospitals.'

For the first time in the history of the Hospital its closure was considered. Writing in the annual report, the Chairman of

H.C. Welman, envisageait deux solutions : la fermeture de l'Hôpital ou la poursuite de l'activité avec l'assurance d'un soutien adéquat. Mais il qualifiait aussi la première solution, d'impensable : « Dans les faits, l'espoir a été entretenu, et il subsiste encore, sur la base d'une certaine assistance financière, sur laquelle, cependant, il serait peu judicieux de s'étendre aujourd'hui ».

Duff et Diana Cooper restèrent à l'ambassade de Grande-Bretagne à Paris, en dépit du changement de gouvernement en 1945, après la défaite de Winston Churchill, vieil ami et collègue de Duff. Le Général de Gaulle insista particulièrement pour qu'ils restent et le nouveau secrétaire du Foreign Office, Ernest Bevin, devint vite un allié sûr de Diana. Elle était amusée et impressionnée par son allure lourde et rustique « de la taille de trois Bouddhas, grossièrement taillés ». Mais en 1947, les Cooper cédèrent l'ambassade à Sir Oliver et Lady Harvey, tout en continuant à vivre près de Paris, installés dans le château de Saint-Firmin que le gouvernement français leur avait loué à Chantilly.

Ceci était inédit, car la tradition voulait qu'un ambassadeur ne reste pas dans le pays où il avait précédemment été en poste, ce qui causa d'ailleurs avec les Harveys de graves frictions, évoquées dans le roman de Nancy Mitford 'Don't Tell Alfred' (Ne le dites pas à Alfred). Pour l'Hôpital, le maintien de Duff Cooper à Paris constitua un grand avantage. Il connaissait bien sa situation financière précaire et il accepta de devenir un membre actif du Comité de direction. Il allait jouer un rôle majeur et, grâce à ses entrées dans les milieux dirigeants, tant en France qu'en Angleterre, il fut en mesure de trouver une solution qui, pour finir, sauva l'Hôpital.

Duff Cooper fit la déclaration suivante au micro de la BBC, en mai 1947:

« Il est triste de tomber malade dans un pays étranger, mais cela peut arriver à toute personne qui voyage. En de tels moments, tous autant que nous sommes, nous repensons à notre maison, aux visages familiers et aimons entendre parler notre langue maternelle.

A Paris, existe depuis près de 80 ans un Hôpital britannique

the Hospital Committee, H.C. Welman, offered two solutions: 'either closing the Hospital or continuing with the assurance of adequate support'. But he declared that the first solution was unthinkable. 'In this connection, hope has been entertained, and still exists, of some financial assistance on which, however, it would be unwise to rely at present.'

Duff with Diana Cooper remained as Ambassador in Paris, despite the change of government in 1945 and the defeat of their life-long friend and colleague, Winston Churchill. De Gaulle particularly requested that he stayed on and the new Foreign Secretary, Ernest Bevin, soon became a staunch ally of Diana. She was amused and impressed by this hulky uncouth figure 'the size of three Buddhas, hardly hewn at all.' But in 1947, they handed the Embassy over to Sir Oliver and Lady Harvey, although they continued to live near Paris at the Château de St. Firmin at Chantilly that had been rented to them by the French government.

There was, however, no precedent for an Ambassador to remain in the country where he had previously been in post and this caused considerable friction with the Harveys, as recorded in Nancy Mitford's novel 'Don't Tell Alfred'. But for the Hospital, for him to stay in France was a considerable advantage. Duff Cooper was well aware of its precarious financial situation and accepted to become an active member of the Management Committee. He was to play a leading role, and through his contacts with the establishment in France and England, was able to find a solution which would eventually save the Hospital.

Duff Cooper made the following broadcast on the BBC, in May 1947:

'It is a sad thing to fall ill in a strange country, but it is a thing that may happen to anybody who travels abroad. At such a time we all long for our own homes, for familiar faces and for the sound of a native tongue.

In Paris there has been for nearly 80 years a British Hospital

où tout homme et toute femme, britannique de naissance, qui tombe malade ou est victime d'un accident, peut trouver un lit confortable, le soin attentif d'infirmières britanniques, et un médecin britannique qui s'appuie sur l'assistance et l'avis des meilleurs spécialistes français.

L'Hôpital est admirablement situé, dans un coin tranquille de Paris, non loin de la Seine, avec, derrière les bâtiments, un grand jardin, où les convalescents peuvent se reposer et reprendre des forces. Vous pouvez imaginer avec quel soulagement les malades et les blessés pénètrent dans un tel havre de repos, dans l'attente de leur guérison.

Il a pour nom le Hertford British Hospital et il a été fondé par Sir Richard Wallace, qui a fait don à Londres de la Wallace Collection. Il l'a doté de fonds importants au moment de sa disparition, mais le pouvoir d'achat d'une somme donnée n'est plus ce qu'il était et les dépenses de l'hôpital ont fortement augmenté depuis la guerre, avec l'ouverture d'un département spécial pour veiller sur les gens âgés et les malades chroniques.

A l'instar de la mer, qui rejette sur les plages toutes sortes d'objets qui ont perdu l'utilité qu'ils avaient à l'origine, ainsi la marée de la vie humaine abandonne comme des épaves ceux dont la tâche est terminée, qui ont sans nul doute bien rempli leur fonction, mais qui n'ont pas été assez heureux pour pouvoir mettre de côté pour leurs vieux jours.

Beaucoup d'Anglais sont dans ce cas à Paris. Ils sont venus y travailler, il y a bien des années, pleins d'espoir et d'énergie, avec des vocations diverses - artistes, gouvernantes, jockeys; ils sont devenus vieux, mais pas riches.

Pendant les six années de guerre, un rideau est tombé entre eux et leur pays, et quand ce rideau fut rouvert, la scène avait changé. Dans certains cas, ils avaient perdu tous leurs contacts ; dans d'autres, les parents ou amis dont ils dépendaient étaient morts ou avaient disparu. Aussi l'hôpital, en dépit de son dénuement, estima que c'était son devoir de prendre en compte des cas aussi pitoyables. Je ne veux pas vous ennuyer avec trop de chiffres. La situation financière peut être résumée d'une phrase : le revenu de l'hôpital est de £ 4 000 par an, ses dépenses de £ 25 000. Vous constaterez que la situation est très grave, sinon désespérée, c'est pourquoi nous faisons appel à vous, peuple de Grande-Bretagne, pour que vous vous tourniez vers nous et que vous nous apportiez votre aide.

where any man or woman of British birth who falls sick or meets with an accident can find a comfortable bed, the tender care of British nurses, and a British doctor who can rely upon the assistance and advice of the most brilliant French specialists.

The Hospital is admirably situated in a quiet corner of Paris, near to the river and has a large garden stretching out behind it where the convalescents can repose and regain their strength.. You can imagine the relief with which the sick or the injured enter such a haven of healing and rest.

It is called the Hertford British Hospital and was founded by Sir Richard Wallace, who gave to London the Wallace Collection. He left it well endowed when he died but money no longer buys what it used to and the hospital expenses have been increased since the war by the opening of a special section to look after old people and the chronic sick.

As the tide of the sea throws up on the beach and leaves lying there all sorts of objects that once served some purposes but are of no further use to anyone, so the tide of human life leaves lying about those whose work is finished who have no doubt served their purpose, but who have not been fortunate enough to make provision for their old age.

There are many such English people in Paris who came out here years ago full of hope and energy to work at their various vocations – artists, governesses, jockeys, who have grown old but not grown rich.

For the six years of war a curtain came down between them and their own country and when it went up again the scene was changed. In some cases they had lost touch completely; in others the old relations or friends on whom they depended had died or had disappeared. Therefore, the hospital despite its poverty felt that it was, in duty, and in honour, bound to make special provision for such sad cases as these.

I do not want to bother you with a lot of figures. The financial situation can be stated in one sentence: the income of the hospital is £4,000 a year and its expenditure is £25,000 a year. So you will see the situation is very serious if not desperate, and that is why we are making this appeal to you, the people of Great Britain to come over and help us.

Car ce serait terrible si les malades et les pauvres devaient un jour trouver closes les portes de cet hôpital, qui pendant si longtemps a fait tant de bien à tant de gens. Ce serait un jour terrible si les peuples de Grande-Bretagne décidaient qu'ils ne peuvent plus prendre en charge leurs compatriotes en terre étrangère qui ont été victimes d'un sort contraire.

Je puis assurer qu'il n'y a pas d'argent gâché, et que tous les efforts possibles ont été faits et continueront d'être faits pour trouver sur place l'argent nécessaire.

Encore un mot - l'hôpital est très fier du lien étroit qu'il a toujours eu avec la Famille Royale. La salle des hommes est appelée « salle Albert Edward » et la salle des femmes « salle Alexandra », en souvenir de la visite effectuée en 1897 par le Prince et la Princesse de Galles.

Le Roi George V et la Reine Mary, comme le Roi et la Reine aujourd'hui, ont manifesté à de nombreuses reprises leur intérêt pour l'hôpital.

Aujourd'hui, nous avons à Paris une quatrième génération de la Famille Royale, la Princesse Elizabeth et le duc d'Edimbourg. C'est une chance extraordinaire, car nous ignorions qu'ils allaient venir quand il fut décidé de lancer l'appel de ce soir.

Je ne peux mieux terminer qu'en disant combien je souhaite que votre générosité contribue à rendre mémorable la visite de la Princesse, non seulement pour les foules qui l'acclament dans les rues, mais aussi pour les personnes qui sont malades ou qui souffrent, et qui auront l'écho lointain des acclamations.

J'espère que vous enverrez tous des dons, à mon nom – Sir Duff Cooper, c.o. The Westminster Bank, 63 Piccadilly, London W. ».

Résultat direct d'un appel aussi émouvant, les souscriptions et donations atteignirent un niveau record de 12 millions de Francs. Parmi les donateurs figuraient : Sa Majesté la Reine Elizabeth, Sa Majesté la Reine Mary, Son Altesse Royale le duc de Windsor et la duchesse de Windsor, l'Aga Khan, Mrs Meyer Sassoon, le Lord Maire de Londres, Lady Cynthia Asquith, M. Vincent Auriol, Président de la République Française, la comtesse Jean de Beaumont, le comte de Cromer, Lady Michelham, le marquis de Montesquiou-Fezensac, Mrs Harold Nicolson et Mme Jacques Pol-Roger.

It would be bad indeed if this hospital, which for so long a time had been doing so much good for so many people had to shut its gates at last in the face of the poor and the sick. It would be a sad day if the people of Great Britain decided that they could no longer afford to look after their fellow countrymen who had been overtaken by misfortune in a foreign land.

I can assure you that there is no money wasted and that every possible effort has been made and will continue to be made to raise locally the money we need.

One more word – the hospital is very proud of its long association with the Royal Family. The men's ward is called the "Albert Edward Ward" and the women's "Alexandra Ward" in memory of the visit they received from the then Prince and Princess of Wales in 1897.

King George V and Queen Mary and the present King and Queen have on numerous occasions shown their interest in the hospital.

Today, we have in Paris a fourth generation of the Royal Family, Princess Elizabeth and the Duke of Edinburgh. It is a happy chance for we had no idea they were coming when it was arranged to make this appeal tonight.

I cannot end it better than by saying how much I hope your generosity will make the Princess's visit memorable not only to the crowds which are cheering in the streets but also to the sick and suffering who only faintly hear the echo of these cheers.

I hope you will all send contributions addressed to me – Sir Duff Cooper, c/o. The Westminster Bank, 63 Piccadilly, London W.1.'

Subscriptions and donations, mainly as a result of this moving appeal reached a record Fr12 million. Among the donors were: Her Majesty Queen Elizabeth, Her Majesty Queen Mary, H.R.H. the Duke of Windsor and the Duchess of Windsor, the Aga Khan, Mrs Meyer Sassoon, the Lord Mayor of London, Lady Cynthia Asquith, Mr Auriol, the French President, the comtesse Jean de Beaumont, the Earl of Cromer, Lady Michelham, the marquis de Montesquiou-Fezensac, the Hon. Mrs Harold Nicolson and Mme Jacques Pol-Roger.

Le Foreign Secretary, Ernest Bevin continua à soutenir l'Hôpital. Un document du Foreign Office de février 1949 le confirme :

'Pour nombre de raisons, Mr Bevin attache une grande importance à la survie de l'Hôpital et souhaite que toutes les voies permettant d'assurer sa pérennité soient prises en compte. Quoique réduite en taille, la communauté britannique reste très importante et le nombre de touristes et d'hommes d'affaires à Paris allant croissant, il ne fait aucun doute que l'Hôpital constitue un atout, particulièrement si l'on prend en compte l'état des hôpitaux français, car la comparaison avec ce qui prévaut dans notre pays ne leur est pas favorable. Il y a un excellent hôpital américain à Paris et il serait regrettable du point de vue de l'honneur britannique qu'il doive fermer. La fermeture de l'Hôpital laisserait les citoyens britanniques les plus démunis sans autre alternative que le recours à l'Assistance Publique. En outre, Mr Bevin désapprouverait la fermeture du Hertford British Hospital pour des raisons purement politiques, une telle éventualité risquant de donner en France l'impression que le Royaume-Uni n'a plus le souci de maintenir ce genre de liens entre les deux pays ».

Au cours des quatre années qui suivirent, l'Hôpital lutta pour trouver les moyens de faire fonctionner un hôpital efficace et moderne, conscient qu'il ne pouvait espérer d'aide financière d'aucun ministère londonien, en dépit du soutien énergique du Foreign Secretary. Le prestige était en jeu dans le maintien d'un hôpital britannique à Paris, au moment même où, chaque mois, se détachait quelque terre encore soumise à la tutelle britannique. L'ambassade de Grande-Bretagne et le Comité de l'Hôpital avaient constamment à l'esprit que l'hôpital américain avait été rénové après la guerre.

Les encouragements émanant de la Famille Royale continuèrent à se manifester avec la visite de la duchesse de Kent. La collecte de fonds, très active, fut couronnée de succès, avec un bal donné au Pré Catelan, un autre, à l'ambassade de Grande-Bretagne, avec la participation de la Princesse

The Foreign Secretary, Ernest Bevin, continued to support the Hospital. A Foreign Office file of Febuary 1949 confirms:

'For a number of reasons, however, Mr Bevin attaches great importance to the continued existence of the hospital and is anxious that every possibility of safeguarding its future should be taken into account. Although diminishing in size, the British Community is still very large and as increasing numbers of tourists and businessmen visit Paris, there is no doubt that the Hospital is a very great asset, especially in view of the conditions prevailing in the French hospitals which compare unfavourably with those in existence in this country. There is an excellent American Hospital in Paris and it would be unfortunate from the point of view of British prestige if it had to close. The closure of the hospital would leave the poorer subjects with no alternative than to have recourse to the 'Assistance Publique'. Furthermore, Mr Bevin would deprecate the shutting down of the Hertford British Hospital on purely political grounds having regard to the danger that this might well create the impression in France that the United Kingdom was no longer concerned to ensure the preservation of such links between the two countries.'

The following four years, the Hospital struggled to find the means to run an efficient modern hospital, knowing that they would be not be helped financially by any Ministry in London, despite the strong support of the Foreign Secretary. There was a question of prestige in retaining a British Hospital in Paris, while every month an irredentist-loosened fragment of the Empire was detached. The realisation that the nearby American Hospital was being refurbished after the war was permanently in the minds of the Embassy and Hospital Committee.

The encouragement from The Royal Family continued with a visit of the Duchess of Kent. Fund-raising was very active and successful, with a ball at the Pré Catelan, a second one at the Embassy attended by Princess Margaret and an exhibition of paintings by Gustave Caillebotte at the Wildenstein Gallery

Margaret, et enfin, une exposition des œuvres de Gustave Caillebotte à la Wildenstein Gallery à Londres, en juin 1966. Daniel Wildenstein écrivit en préface au catalogue de l'exposition :

'En 1870, tandis que Gustave Caillebotte était garde-mobile au bord de la Seine, pendant le Siège de Paris, Richard Wallace lançait dans la ville un service de soins médicaux et d'ambulances. Comme son père, le quatrième marquis de Hertford, magnifique collectionneur d'œuvres d'art du dix-huitième siècle français, il était chez lui à Paris. Dans les années qui suivirent, Wallace invita l'ambassade de Grande-Bretagne à le seconder en vue de créer un hôpital qui fournirait des soins médicaux et chirurgicaux aux citoyens britanniques démunis. Huit ans plus tard, l'Hôpital fut inauguré en présence du Prince de Galles, qui, par la suite, devenu le roi Edouard VII, joua un rôle si crucial dans les relations franco-britanniques.

J'espère que les visiteurs de cette exposition penseront, comme moi, qu'il est logique que la peinture d'un artiste qui a utilisé sa fortune pour venir en aide à d'aussi grands peintres que Renoir et Monet soit exposée dans une manifestation qui a pour but de fournir des ressources à un hôpital fondé par un autre grand mécène privé, un homme qui aimait la France et ses traditions.

Est-il besoin de le dire, l'Hôpital a un besoin urgent de fonds. Localisé hors du Royaume-Uni, il ne peut bénéficier de l'assistance gouvernementale au même titre que les hôpitaux britanniques. Son statut d'Hôpital britannique ne lui permet pas non plus de bénéficier de l'aide du gouvernement français, dont bénéficient les hôpitaux en France.'

La même année, le Comité prit la responsabilité de la "medical clinic" à l'ambassade de Grande-Bretagne, se chargeant des soins en faveur du personnel des divers établissements officiels britanniques à Paris, et de leurs familles. L'équipement dut être modernisé, avec la construction d'une seconde salle d'opération pour se conformer aux normes françaises. Il apparut qu'un hôpital de soixante lits ne pouvait être géré de façon économique, car les services disponibles auraient

in London in June 1966. Daniel Wildenstein wrote as a preface to the Exhibition:

'In 1870, when Gustave Caillebotte served in the garde mobile of the Seine, during the Siege of Paris, Richard Wallace started a medical and ambulance service in the city. Like his father, the fourth Marquess of Hertford, that magnificent collector of French eighteenth century art, he had made Paris his home. In the following year, Wallace invited the British Embassy to assist him in setting up a hospital there for the medical and surgical treatment of poor British subjects. Eight years later, the Hospital was opened in the presence of the Prince of Wales, who later, as Edward VII, played such a prominent part in Anglo-French affairs.

I hope that visitors to this exhibition will think, as I do, that it is appropriate that the painting of an artist who employed his wealth to assist such great painters as Renoir and Monet, should be shown in an exhibition designed to benefit a hospital founded by another private patron, one who loved France and her traditions.

Needless to say, the Hospital is in urgent need of funds. Situated outside the United Kingdom it is unable to benefit from Government assistance as are hospitals in Britain. Nor, as a British Hospital, does it benefit from all the assistance provided to its French counterparts by the French Government.'

The same year, the Committee assumed responsibility for the medical clinic at the British Embassy and for the care of members of the staff of British official bodies in Paris and their families. The equipment had to be modernised, with the construction of a second operating theatre to conform to French regulations. It became apparent that a sixty-bed Hospital was not economic to run, as existing services could serve more beds at little extra cost. The question of its role

permis de fournir des soins à un plus grand nombre de lits sans grands frais supplémentaires. La position face aux malades de nationalité française fut également évoquée. Environ un tiers des malades étaient maintenant français, les médecins étaient tous français, mais la direction et les infirmières étaient britanniques. Les médecins formés dans le Royaume-Uni et non pourvus de diplômes français ne pouvaient exercer en France, alors même que les diplômes britanniques n'étaient pas exigés des médecins exerçant à l'Hôpital français de Londres.

On discuta de l'obtention, pour l'Hôpital, du statut "d'établissement d'utilité publique", financièrement avantageux. Mais certains membres du Comité de direction pensèrent qu'il risquait d'introduire plus de contrôle sur l'Hôpital de la part des autorités françaises. D'autres pensèrent que l'ambassade britannique devrait au contraire demander ce statut.

En mars 1952, sur proposition de Sir Duff Cooper, il fut décidé à l'unanimité que, à défaut d'une assurance catégorique d'aide de la part du gouvernement de Sa Majesté ou du Fonds Edouard VII, l'Hôpital devrait être fermé. En avril, il fut notifié que ni le ministère de la Santé, ni le King Edward's Fund ne fourniraient d'aide, en dépit de l'intervention personnelle de Sir Duff Cooper, et que les activités de l'Hôpital devraient être réduites. En juin, un accord fut acquis sur la possibilité de vendre tout ou partie des biens immobiliers, en explorant simultanément la création d'un hôpital plus petit, de quelque 25 lits; un contact en ce sens devait être pris avec les héritiers de Sir Richard Wallace.

Au cours de l'été, les services de l'Hôpital furent réduits au minimum et il fut virtuellement fermé. Pendant plusieurs mois, beaucoup de temps et de réflexion furent consacrés à examiner toutes les options possibles, en vue d'un redémarrage selon des modalités nouvelles. En France, le ministère de la Santé donna des preuves tangibles et indubitables de son désir de voir l'Hôpital poursuivre son activité. Des études approfondies montrèrent clairement qu'un travail considérable d'amélioration et de modernisation était nécessaire, notamment la création d'un certain nombre de chambres individuelles

concerning French patients was also debated. Approximately one third of the patients were now French, the doctors were all French, but the management and nursing were British. Doctors, who had been trained in the U.K. but did not have French medical diplomas, could not practice in France, whereas doctors practising at the French Hospital in London did not require British qualifications.

The question of whether the Hospital should apply for the financially advantageous status of 'Utilité Publique' was discussed, but there was a feeling among some members of the Management Committee that this would mean more control of the Hospital by the French Authorities. On the other hand, others thought that the British Embassy should apply for this status.

In March 1952, it was unanimously decided, on the proposal by Sir Duff Cooper, that unless some definite assurance of help was to be received from HM Government or the King Edward VII Fund, the Hospital must be closed. By April it was confirmed that, because neither the Ministry of Health in England nor the King Edward's Fund would be of assistance, despite personal intervention of Sir Duff Cooper, the Hospital's activities should be reduced. In June, it was agreed that the possibility of selling all or part of the property and establishing a smaller hospital of some 25 beds should be explored, and that contact should be made with the heirs of Sir Richard Wallace.

By the summer, hospital services were reduced to a minimum and it was virtually closed. For several months much time and thought were spent in examining all possibilities of re-establishment on a revised basis. The French Ministère de la Santé gave practical and tangible evidence of their undoubted desire to see the Hospital maintained. Exhaustive investigations made it clear that considerable work of improvement and modernisation of the Hospital was necessary, including the establishment of a number of first-class modern private rooms. A thorough re-organisation of services would be essential to

confortables et respectant les normes. Une réorganisation approfondie des services était essentielle pour faire en sorte que l'Hôpital fonctionne à pleine capacité, afin de réduire à un niveau acceptable la différence inéluctable entre les recettes et les dépenses.

Un mémorandum, disponible dans les archives, fait état des regrets du Comité quant à la fin de la collaboration du personnel médical (Honorary Visiting French Medical Staff) entraînée par la fermeture de l'Hôpital. Le Comité souhaitait rendre hommage aux importants services rendus à l'Hôpital par le Dr Palicot, président du Comité médical. Avant la guerre, le Dr Palicot avait été efficacement soutenu et secondé par le Dr Flandin, dans l'exécution de ses missions comme président du Comité médical. Quand l'entrée des Allemands à Paris parut imminente, alors que le Dr Flandin était occupé à d'autres tâches, le Dr Palicot avait fait preuve de beaucoup d'ingéniosité et d'énergie pour mettre en œuvre l'évacuation du personnel infirmier et des malades hospitalisés. Quand Paris fut libéré, le Dr Palicot offrit une coopération sans réserve en vue de la réouverture de l'Hôpital et fournit une équipe de médecins, qui, sous sa direction, maintint avec dévouement la tradition de l'Hôpital.

ensure that the Hospital would work at full capacity, and so reduce the inevitable gap between receipts and expenditure to manageable proportions.

A memorandum on the files regrets that the closing of the Hospital brings an end to the collaboration with the Honorary and Visiting French Medical Staff. The committee especially desired to recognise the important services rendered to the Hospital by Dr Palicot, Chairman of the Medical Committee. Before the War, Dr Palicot most ably seconded and supported Dr Flandin, in the execution of his duties as Chairman of the Medical Committee. When the German Occupation of Paris seemed imminent and Dr Flandin was occupied with other duties, Dr Palicot displayed great resource and energy in arranging the evacuation of the Nursing Staff and the removal of in-patients. When Paris was liberated, Dr Palicot offered wholehearted cooperation in reopening the Hospital and procuring the services of a team of doctors, who under his guidance, had devotedly carried on the tradition of the Hospital.

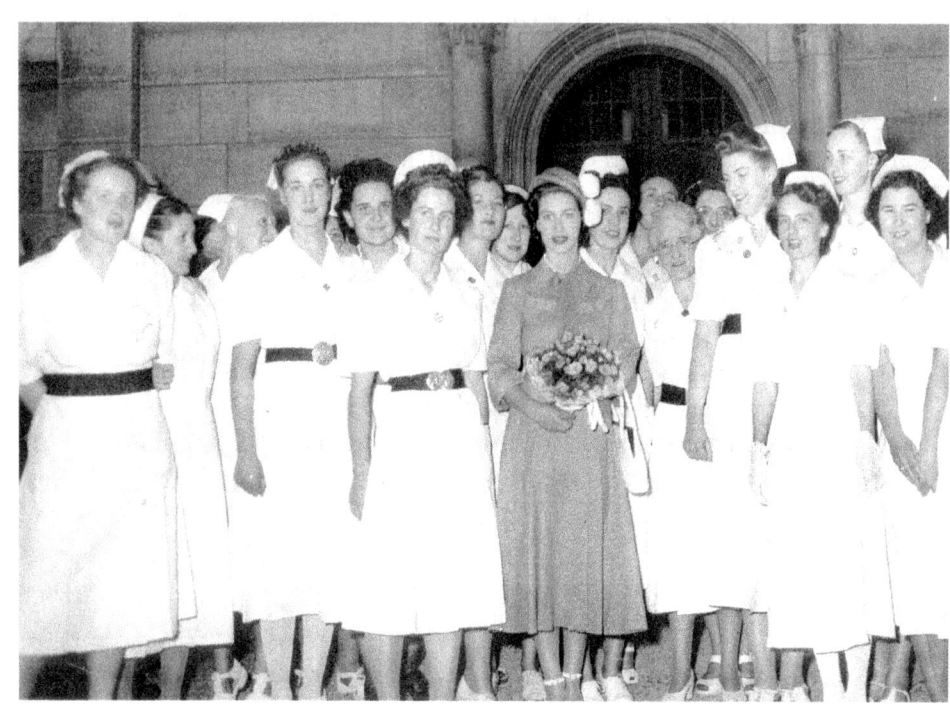

Princess Margaret visits the Hospital in 1947
La visite de la Princesse Margaret à l'Hôpital en 1947
(*Hertford British Hospital*)

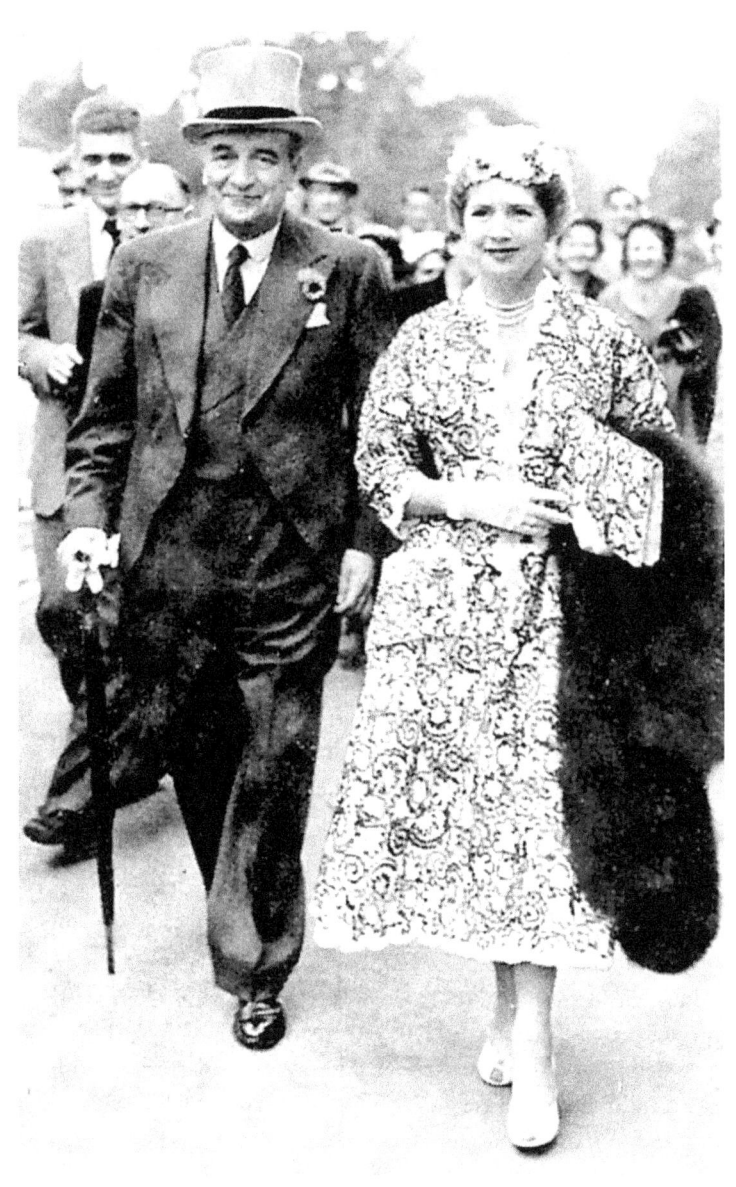

Sir Bernard and/et Lady Docker
(Derby Evening Telegraph)

19. Sir Bernard and Lady Docker

Sir Bernard Docker était un personnage très controversé en Angleterre, surtout du fait de sa femme, Nora, qu'il avait épousée en 1949. De son côté à elle, c'était un troisième mariage. Elle avait eu beaucoup de succès dans son rôle d'hôtesse de salle de bal, au Café de Paris, à Londres, et un précédent mariage avec Sir William Collins l'avait pourvue d'une richesse indépendante de son mari.

Docker était un ancien de Harrow, il avait fait fortune comme administrateur de l'Anglo-Argentine Airways, de la Midland Bank et de Thomas Cook and Sons, mais il était surtout connu comme président de Daimler. Dès les années 1940, Lady Docker avait perçu que les voitures Daimler, quoiqu'elles fussent prisées par la famille royale, risquaient de devenir un anachronisme dans le monde moderne. Elle entreprit d'élever l'image de la société, fût-ce dans la direction d'une mode assez extravagante, en encourageant Sir Bernard à produire des voitures de prestige, modèle unique, dont la première fut la Golden Daimler, ainsi nommée car certains de ses éléments étaient effectivement en or.

A la même époque, Lady Docker acquit la réputation d'avoir des comportements peu reluisants en société - quand elle avait surtout trop bu. "Le couple un peu trop voyant et sans savoir-vivre" distrayait le pays avec sa succession de voitures de fantaisie, ses manteaux de vison, ses réceptions au champagne et enfin le 'Shamara', un superbe yacht de 860 tonnes. Les Docker subirent un contrôle à la suite d'une infraction dans la déclaration des devises en leur possession, alors qu'ils partaient pour le casino de Monte-Carlo. Nora Docker recevait des factures impressionnantes qu'elle faisait passer chez Daimler en frais professionnels, mais certains éléments ne furent pas reconnus comme tels par l'administration fiscale, entraînant de nouvelles investigations. La publicité née de cet épisode et d'autres événements mondains fit du tort à la position de Sir Bernard ; la famille Royale se détourna de Daimler au profit de Rolls Royce.

19. Sir Bernard and Lady Docker

Sir Bernard Docker was a very controversial figure in England, largely on account of his wife, Nora, whom he had married in 1949. It was her third marriage and she had already been a successful dancehall hostess at the Café de Paris in London, and as a consequence of her previous marriage to Sir William Collins was wealthy in her own right.

Docker was an old Harrovian who had made a fortune as a director of Anglo-Argentine Airways, the Midland Bank and Thomas Cook and Sons, but was best known as Chairman of Daimler. From the 1940's, Lady Docker could see that Daimler cars, while popular with the royal family, were in danger of becoming an anachronism in the modern world. She took it upon herself to raise the company's profile, though in an extravagant fashion, by encouraging Sir Bernard to produce show cars, the first of which was the 'Golden Daimler,' parts of which were literally made of gold.

At the same time, Lady Docker earned a reputation for having rather poor social graces when under the influence. 'The gracelessly gaudy pair' entertained the nation with a succession of fancy cars, mink coats, champagne receptions and the magnificent 'Shamara', an 860-ton yacht. They were investigated for failing to declare correctly the amount of money taken out of the country on a visit to a Monte Carlo casino. Nora Docker ran up large bills and presented them to Daimler as business expenses, but some items were disallowed by the Tax Office, thereby drawing further attention. The publicity attached to this and other social episodes told on Sir Bernard's standing; the Royal Family moved their patronage to Rolls Royce.

Sir Bernard Docker fut aussi président du Westminster Hospital pendant 12 ans et président de la British Hospital's Association jusqu'à sa dissolution en 1949. Sa générosité personnelle et ses talents d'organisateur contribuèrent largement à la reconstruction du Westminster Hospital, qui fut ouvert par le Roi en 1939. Toutefois, il fut démoli en 1950 et remplacé par le Queen Elizabeth II Conference Centre, établi désormais sur ce site historique.

A l'occasion du bal de l'Hôpital à Paris, en novembre 1951, les Docker manifestèrent de l'intérêt pour l'Hôpital, et quand sa situation précaire leur eut été exposée par le président, ils firent un don généreux de £500 et eurent la bonté d'indiquer qu'ils seraient intéressés par les développements ultérieurs. Fidèle à sa promesse, Sir Bernard reçut le président plusieurs fois pendant la période d'enquête du sous-comité, et finalement fit inspecter l'Hôpital par Mr C.M. Power, House Governor du Westminster Hospital, et expert renommé dans l'organisation hospitalière.

A la suite de son rapport, les Docker visitèrent l'Hôpital et conclurent que celui-ci pourrait parfaitement être mis aux normes modernes. Ils étaient prêts à prendre la responsabilité totale de la construction d'une nouvelle aile, comportant des chambres individuelles, pour une somme d'environ £30 000. Il fut proposé au Charity Commissioners de prélever £30 000 provenant de l'Endowment Fund pour moderniser l'Hôpital existant, remboursables sur 20 ans.

En juillet, Sir Bernard fut élu président de l'Hôpital à l'unanimité. L'établissement était maintenant fermé, tandis que les architectes engageaient les travaux de modernisation. Un Comité restreint fut nommé pour la reconstruction. Le président était Mr Welman, et les membres étaient Sir Duff Cooper, Sir Charles Henderson et Sir Bernard Docker, avec Lady Docker comme membre honoraire.

En réponse aux commentaires peu amènes de la presse britannique, toujours à l'affût des faits et gestes du flamboyant couple Docker, une résolution du Comité fut votée en octobre et envoyée à Sir Bernard Docker :

Sir Bernard Docker was also Chairman of the Westminster Hospital for 12 years and Chairman of the British Hospitals Association until its dissolution in 1949. He was largely responsible, through his personal generosity and organising efforts, for the rebuilding of the Westminster Hospital which was opened by the King in 1939. However it was pulled down in 1950 and The Queen Elizabeth II Conference Centre now stands on this historical site.

On the occasion of the Hospital Ball in Paris in November 1951, the Dockers showed interest in the Hospital and when its precarious situation was explained to them by the Chairman, they generously made a gift of £500 and were good enough to say that they would be interested to hear of developments. True to his word, Sir Bernard received the Chairman on several occasions during the investigations by the sub-committee, and eventually had the Hospital inspected by Mr C.M. Power, the House Governor of Westminster Hospital and an outstanding expert in hospital organisation.

Following his report, the Dockers visited the Hospital and came to the conclusion that it could well be adapted to modern requirements. They would take the entire responsibility for building a new wing of modern private rooms for approximately £30,000. It was proposed to the Charity Commissioners that £30,000 of the Endowment Fund would be used for modernising the existing Hospital, repayable over 20 years.

In July, Sir Bernard was unanimously elected President of the Hospital, which was then closed while architects worked on its modernisation. A small Committee of Reconstruction was appointed. The Chairman was Mr Welman, and members were Sir Duff Cooper, Sir Charles Henderson and Sir Bernard Docker, with Lady Docker an honorary member.

Despite unfavourable reporting by the English press who were always hounding the flamboyant Dockers, a resolution was passed in October and sent to Sir Bernard Docker:

> « *Le Comité de direction du Hertford British Hospital souhaite faire part à Bernard et Lady Docker de leur sympathie sincère, à la suite de la campagne de dénigrement dont ils ont été l'objet de la part de la presse, et estime que le grand service qu'ils rendent à la Grande-Bretagne et à la France dans leur soutien à l'Hôpital répond de lui-même aux critiques infondées dont ils sont l'objet* ».

En décembre, le plan Docker fut finalisé, à la suite de la visite de Londres à Paris de Sir Stanford Cade et de Mr Power, qui discutèrent des nouveaux équipements médicaux avec le Dr Hazemann et le Dr Huet, de la direction départementale de la santé de la Seine. Des contacts avaient également été établis en vue de l'utilisation de l'hôpital par le SHAPE (Supreme Headquarters Allied Powers Europe), lors de sa réouverture.

Pourtant, en février, Sir Bernard se vit infliger une amende de £50 à Bow Street, pour ce qui fut qualifié par le juge de "modeste délit financier comparé au précédent", et, un mois plus tard, l'ambassadeur fit savoir à Sir Bernard Docker que l'existence d'un hôpital britannique à Paris n'était plus nécessaire. Sir Bernard répondit en donnant sa démission et, dans une déclaration à la presse, invoqua comme raison principale le retard enregistré du côté du Trésor britannique pour autoriser le transfert de fonds depuis le Endowment Fund, et en second lieu un changement de position de l'ambassade de Grande-Bretagne. Toutefois, la décision de l'ambassadeur n'était pas définitive et il déclara qu'il serait prêt à examiner favorablement un projet viable de poursuite de l'activité de l'Hôpital, si un tel projet lui était soumis.

La raison pour laquelle l'ambassadeur avait decider de récuser l'offre faite par les Docker, annoncée par l'ambassadeur, n'est pas totalement claire, mais il en résulta beaucoup d'articles et de lettres dans la presse critiquant cette décision. Fut-ce la personnalité de Sir Bernard Docker, telle qu'elle était perçue, qui était en cause, ou son projet de créer une partie privée au sein de l'Hôpital, ou encore l'avancement des discussions avec le SHAPE ?

'The Management Committee of the Hertford British Hospital wish to convey to Sir Bernard and Lady Docker their sincere sympathy owing to the misrepresentation to which they have been subjected in the Press, and feel that the great service they are rendering both to Great Britain and to France by their support of the Hospital will provide sufficient answer to any unjustified criticism that they have incurred.'

In December, the Docker plan was finalised with the visit of Sir Stanford Cade and Mr Power from London to discuss the new medical set-up of the Hospital with Dr. Hazemann and Dr. Huet of the Direction Départementale de la Santé de la Seine. There had also been contacts with SHAPE (Supreme Headquarters Allied Powers Europe) as to the possibility of using the Hospital for servicemen when it reopened.

However in February, Sir Bernard was fined £50 at Bow Street for what the magistrate called a 'comparatively trivial' currency offence. A month later, the Ambassador told Sir Bernard Docker that there was no need for the continued existence of a British Hospital in Paris. Sir Bernard replied, resigning as President, and in a statement to the Press, gave as the main reason the delay by the Treasury to grant permission for the transfer of the money from the Endowment Fund and, secondly, a change in the attitude of the British Embassy. However, the Ambassador's decision was not final and he said he was prepared to give favourable consideration to a viable scheme for continuing the Hospital, if such were submitted to him.

It is not entirely clear why the decision not to take up the Docker offer was announced by the Ambassador, which resulted in many articles and letters in the Press criticising this decision. Was it the perceived unsuitability of Sir Bernard Docker and his plan for a partly private Hospital or because discussions were already well advanced with SHAPE?

SIR B. DOCKER WITHDRAWS £35,000 GIFT

Loss To British Hospital in Paris

EMBASSY VIEWS "CHANGED"

DAILY TELEGRAPH REPORTER

Sir Bernard Docker, 56, announced last night that he and Lady Docker had "with great regret" withdrawn their gift of £35,000 to the Hertford British Hospital in Paris. He gave as reasons:

Delay of the Treasury in granting permission for the transfer of the money, and

A change in the attitude of the British Embassy in Paris.

The hospital, which has an endowment of £4,000 a year, was founded in 1871 for poor Britons in Paris by Sir Richard Wallace, whose widow gave the Wallace Collection to the nation. It closed its out-patients' wards last Easter. It was then losing £1,300 a month.

EMBASSY VIEW CHANGED

The British Embassy's original attitude, in view of the smaller British colony in Paris since the war, was that the hospital should close. When Sir Bernard made his offer in June the Embassy agreed to a renovation plan estimated to cost £60,000 to £70,000.

But last week the Embassy reverted to its original view. This decision was communicated to Sir Bernard.

Last night Mr. H. C. Welman, chairman of the hospital committee in Paris, expressed "deep regret" at the withdrawal of Sir Bernard's offer. He said the whole question fo the future of the hospital was now being considered.

SIR BERNARD'S REGRET

Sir Bernard Docker's statement last night said:

Sir Bernard and Lady Docker, with great regret, announce the withdrawal of their gift of £35,000 to the Hertford British Hospital. This decision has been influenced by the delay of the Treasury in granting permission for the transfer of the money to Paris, and by a change in the attitude of the British Embassy in Paris.

A great scheme, supported by hospital experts in this country, and by the Charity Commissioners, to preserve a British hospital for British citizens in Paris has now to be abandoned.

Sir Bernard expresses his sympathy with the British community in Paris, who had produced evidence as to the need for preserving this ancient and useful hospital, and his gratitude to the architects, the medical officers of the French Service de Santé, and to the hospital experts in this country who assisted him in preparing the plans of what promised to be a great medical centre, the upkeep of which he had undertaken to secure.

He would emphasise that the plans for modernising and enlarging the facilities of the hospital were undertaken on the unanimous approval of the hospital committee and the British Embassy."

Sir Bernard, who was fined £50 at Bow Street last month for what the magistrate called a "comparatively trivial" currency offence, was formerly chairman of the British Hospitals Association and of Westminster Hospital.

The Hertford British Hospital was closed during the German occupa-

Need Its Doors Close?

British Hospital In Paris

To the Editor of the Daily Telegraph

SIR—May I trespass on your space to register my protest against the closing of the British Hertford Hospital in Paris?

Sir Bernard Docker promised most generously to give £35,000 to the hospital to enable it to be placed on a sound financial footing. Now he has withdrawn his offer because he states that the Treasury have taken so long to make up their minds, and because of a change of heart at the British Embassy.

The fact appears to be that the Ambassador has let it be known that he does not consider that there is any need for a British hospital in Paris. As an ex-assistant military attaché for two and a half years after the war, and as one whose business now takes me to Paris almost every month, I am in complete disagreement with this view.

In the great racing stables in Maison Lafitte and Chantilly a high percentage of the employees are of British nationality or descent. Many French racing owners subscribed to the hospital for this very reason. Many thousands of British tourists visit Paris every year and like to know that they have their own hospital should sickness or accident overtake them. Further, the hospital caters not only for the British colony in Paris, but for British residents all over France.

Lastly, I come to the question of prestige. The hospital, founded by Sir Richard Wallace, who gave the Wallace Collection, has lasted for 80 years, and anyone who doubts the great good it has done has only to consult the records. It is the only British hospital in Paris and it is, in fact, the only English hospital left, supported by voluntary contribution.

In point of fact the Government were approached to make a grant under the National Health Service, but it was considered completely outside the scope of the Service, and would need a special Act of Parliament to enable it to be done.

But why should it be allowed to die from the lack of a most generous gift which costs the taxpayer and Government nothing? In default of the gift being allowed, all British subjects will become dependent on such hospitality as the American hospital can furnish.

One can only hope that the Embassy authorities may be persuaded to change their minds, and that Sir Bernard Docker may be persuaded to renew his offer. Yours faithfully,

R. C. R. M. CLARKE, Major.
London, W.C.2.

Press articles after the withdrawal of Sir Bernard Docker's plan
Articles de presse après le retrait du projet de Sir Bernard Docker.
(*Daily Telegraph*)

ARMY PLAN TO SAVE HOSPITAL

PARIS PROPOSALS
From Our Own Correspondent
PARIS, Monday.

Negotiations between the Hertford British Hospital in Paris and the British Ministry of Defence are "well on the way to completion." This is stated in a report submitted to subscribers by Mr. Welman, Chairman of the Hospital Committee.

Under the proposed arrangements, 20 beds would be retained for civilian patients and five for maternity cases. The Ministry of Defence would carry out modernisation of the hospital, build an extension and be responsible for administration.

It intends to use the accommodation, apart from the reservations mentioned, for members of British forces serving at SHAPE and Fontainebleau. Provision will be made for the eventual return of the hospital to the trustees.

The scheme will ensure the hospital's immediate future. It was closed in July, 1952, owing to recurrent post-war deficits. The report says that the committee and the British community in Paris owe a debt of gratitude to the late Viscount Norwich, " whose actions during the negotiations were decisive."

Press article when the British army takes over the Hospital
Article paru dans la presse quand l'armée britannique prend possession de l'Hôpital
(The Times)

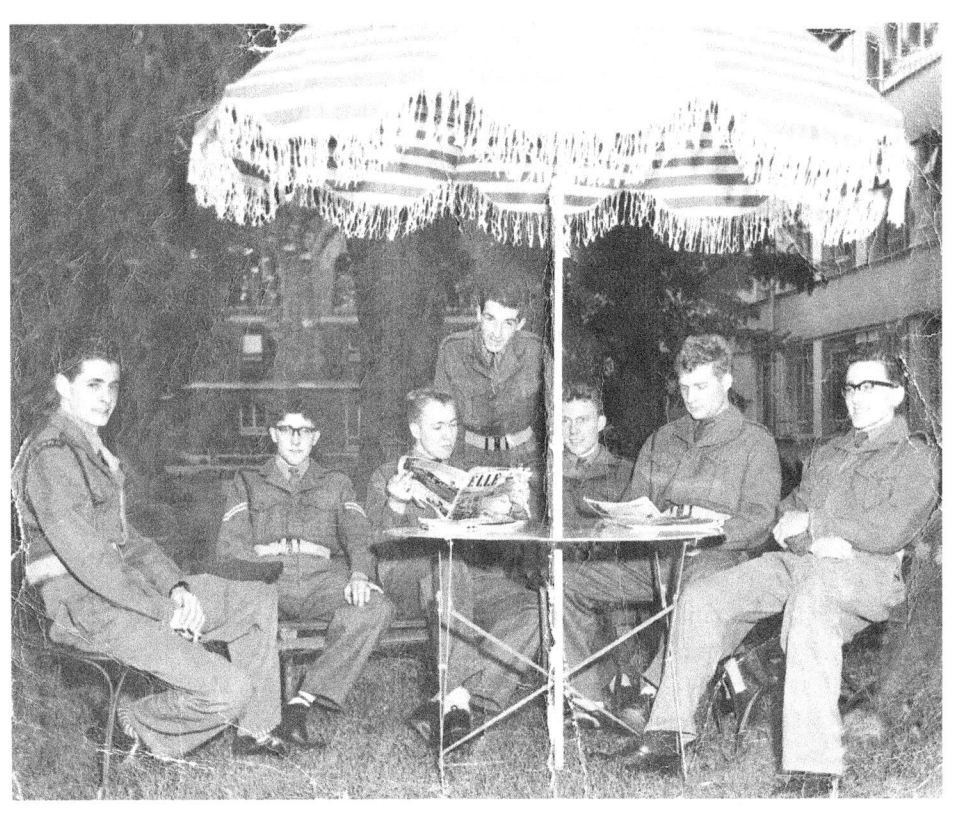

British soldiers off duty in the SHAPE Hospital 1957
Moment de détente des soldats britanniques dans l'Hôpital
militaire du SHAPE 1957
(Blacklock)

20. L'Hôpital Militaire du SHAPE

Des conversations eurent lieu entre les représentants du ministère britannique de la Défense (Ministry of Defence) et du ministère de la Guerre (the War Office) ainsi que leurs départements chargés des affaires médicales. Il en résulta la création d'un hôpital militaire, destiné aux personnels affectés au SHAPE. Ceci fut largement dû à Duff Cooper, dont le rôle durant les négociations fut décisif. Il était resté membre actif du Comité de l'Hôpital pendant la période de fermeture, mais, malheureusement, il mourut sans avoir vu le résultat de son intervention.

Le ministère britannique de la Défense avait pris des mesures pour que l'hôpital français de Fontainebleau prenne en charge toutes les urgences dans sa sphère d'influence, tandis que le Hertford British Hospital serait organisé pour recevoir les cas de médecine générale, en provenance de Fontainebleau et du SHAPE. Plus de £100 000 devaient être dépensées pour des adjonctions structurelles, et le Hertford British Hospital devrait contribuer pour une somme additionnelle de £20 000, portée ensuite à £30 000. Beaucoup de dispositions du plan Docker devaient être adoptées, sans pour autant élever l'Hôpital aux normes du Westminster Hospital, en termes de confort ou de personnel infirmier.

Le SHAPE devait construire un bâtiment de deux étages, portant le nombre de lits à 60, dont 31 destinés aux militaires et 20 aux civils, avec en outre une maternité à part de neuf lits, quatre pour les militaires et cinq pour les civils. Du côté militaire, les chambres individuelles seraient réservées aux officiers. Le prix à la journée pour les civils serait établi à 27/6d, [£1.35] que le Hertford British Hospital financerait.

En novembre 1953, la Commission de Bienfaisance (Charity Commission) décida que le Guaranteed Land Stock, maintenant évalué à £141 000 - héritage laissé par Lady Wallace -, serait converti en « bons du trésor de 1975 », après déduction d'une somme investie en placements à court terme,

20. *The Military Hospital for SHAPE (Supreme Headquarters Allied Powers Europe)*

Discussions now took place with officials of the Ministry of Defence, the War Office and their Medical Department, which resulted in the creation of a military hospital for the men serving in SHAPE. This was largely due to Duff Cooper, 'whose actions during the negotiations were decisive'. He had remained an active committee member of the Hospital during its closure but had sadly died before seeing the results of his intervention.

The Ministry of Defence arranged that the French Hospital at Fontainebleau would take on all emergency cases in that area, and the Hertford British Hospital would be organised to receive general cases from Fontainebleau and SHAPE. Over £100,000 would be spent on structural additions, and HBH would initially be asked to provide a further £20,000 which was later increased to £30,000. Much of the Docker scheme would be adopted, but not to the Westminster Hospital standards of accommodation and nursing.

SHAPE was to build a two-floor addition to the building, and 60 beds would now be available for patients, 31 military and 20 civilian, plus a separate maternity ward of nine beds, 4 military and 5 civilian. On the military side, private rooms would be reserved for officers. The charge for civilian patients would be 27/6d [£1.35] a day, financed by the HBH.

In November 1953, the Charity Commission agreed that the Guaranteed Land Stock, now valued at £141,000, being the legacy left by Lady Wallace, should be transferred to Treasury Stock 1975, after the deduction of a sum to be invested in short-term investments that would be sufficient

qui devraient permettre de générer £20 000, pour un paiement éventuel au Ministry of Defence (ministère britannique de la Défense). L'accord fut signé en novembre 1954, et Lord Carrington, secrétaire parlementaire au Ministry of Defence visita l'Hôpital durant le mois de janvier qui suivit.

Le Professeur Olivier, un éminent chirurgien à L'Hôtel-Dieu, fut nommé président du Comité médical, il fit les recommandations suivantes :

A. Création d'un « Comité médical ».

B. Création d'un « Comité médical exécutif », composé d'un médecin, d'un chirurgien, d'un obstétricien et d'un représentant du personnel militaire au sein de l'Hôpital.

C. Spécialistes : un ophtalmologue, un oto-rhino-laryngologiste, chirurgiens, (plusieurs) médecins.

D. Les « médecins attachés » devraient être choisis de préférence parmi des médecins ayant la qualité d'"internes des hôpitaux de Paris".

E. Les citoyens britanniques devraient avoir la priorité absolue. Afin d'utiliser à plein le potentiel des lits civils et d'amortir au mieux les services de consultations et les examens aux rayons X, l'admission des citoyens français était cependant souhaitable.

F. Tous les types de maladies, sauf les maladies infectieuses seraient traités et les malades civils ou militaires ne seraient pas séparés, comme « les moutons et les chèvres » (sic). Le personnel médical civil devrait travailler la main dans la main avec le personnel militaire et toutes les infirmières seraient sous l'autorité de l'infirmière en chef militaire.

En 1957, le British Military Hospital de Paris fut inauguré par Lady Alexander, l'épouse du Maréchal Alexander, dévoilant une plaque commémorant la collaboration militaire avec le Hertford British Hospital. L'ambassadeur de Grande-Bretagne et Lady Jebb étaient présents, ainsi que Lord Mancroft, représentant le ministre de la Défense britannique. L'après-midi qui suivit, l'Hôpital fut ouvert aux résidents britanniques à Paris pour un thé offert par l'infirmière en chef, qui leur fit les honneurs de ce qui était redevenu l'un des hôpitaux les plus modernes de Paris.

to produce £20,000 for eventual payment to the Ministry of Defence. The agreement was signed in November 1954 and Lord Carrington, Parliamentary Secretary at the Ministry of Defence visited the Hospital in the following January.

Professeur Olivier, an eminent surgeon at L'Hôpital de L'Hôtel Dieu, was named Chairman of the Medical Committee. He made the following recommendations:

A. There should be an Honorary Medical Committee composed of doctors prominent in the medical profession in France.

B. There should be an Executive Medical Committee composed of a doctor, a surgeon, an obstetrician and a representative of the military staff of the Hospital.

C. Specialists: an Ophthalmologist, an Otorhino-laryngologist, and Surgeons, Medical (various).

D. Assistant consultants should be chosen preferably from doctors who are former "Internes des Hôpitaux de Paris".

E. British subjects should have absolute priority. In order to ensure that as few civilian beds as possible should remain unoccupied and to develop consulting and X-Ray examinations, the admission of French citizens was desirable.

F. All types of sickness, except infectious cases will be treated, and the military and civil patients would not be separated, like 'sheep and goats' (sic). The civilian medical staff would have to work hand in hand with the military, and all the nursing staff would be under the control of the Army Matron.

In 1957, The British Military Hospital in Paris was opened by Lady Alexander, the wife of Field-Marshal Alexander, unveiling a tablet commemorating the military collaboration with the HBH. The British Ambassador and Lady Jebb were present and Lord Mancroft represented the Ministry of Defence. In the afternoon the Hospital was open to British residents in Paris who were received at tea by the Matron, and shown around what was once again one of the most modern hospitals in Paris.

En avril 1958, Sir Alexander Drummond, Général de corps d'armée affecté au War Office, visita l'hôpital et ne fut pas satisfait quant à certains détails de l'organisation et de l'administration. Il émit des critiques sur les systèmes de stérilisation séparés des instruments, les pansements et l'introduction d'équipements chirurgicaux et appareils de stérilisation sans en avoir référé au Commandement.

Bien vite, il apparut que les coûts de gestion étaient trop élevés, eu égard au nombre de malades venant du SHAPE. En 1959, le Ministry of Defence manifesta son désir de continuer à utiliser les services de l'Hôpital, sous réserve d'une réduction radicale des frais. 'La situation est grotesque' déclara Mr Montgomery du Ministry of Defence. Sur les 36 lits destinés aux militaires, huit seulement étaient occupés en moyenne, entraînant un déficit annuel de £130 000. Il prévoyait une avalanche de questions à la Chambre des Communes, surtout si les Travaillistes gagnaient les élections. Le ministère entendait doubler le forfait quotidien payé par les malades civils, mais le Comité de l'Hôpital ne pouvait accepter, car la contribution de la Sécurité Sociale française était bien inférieure à un tel chiffre et l'Hôpital n'avait pas les moyens de faire la soudure.

In April 1958, Lt-General Sir Alexander Drummond of the War Office visited the Hospital and was not satisfied with some details of the organisation and administration. He criticised the separate systems for sterilising of instruments and dressings and the introduction of surgical instruments and sterilising boxes without reference to the Commanding Officer.

Very soon, it was apparent that the costs of running the Hospital were too high for the number of patients coming from SHAPE. By 1959, The Ministry of Defence was anxious to continue to use the Hospital, provided that the cost to them could be drastically cut. 'The present situation is farcical' said Mr Montgomery of the Ministry of Defence. There was an average of only eight military patients for the designated thirty-six beds, and an annual deficit of £130,000. He looked forward with no joy to all the renewed questions in the House of Commons, especially if Labour won the election. The Ministry wished to double the daily rate paid by civilian patients, but the Hospital Committee could not accept this because the contribution from Social Security was well below this figure and the Hospital did not have sufficient income from other sources to cover the deficit.

21. *Hôpital civil et Fund Raising*

Le Ministry of Defence décida que la situation ne pouvait continuer ainsi et il passa un accord avec le gouvernement américain pour l'hospitalisation de malades militaires. A compter du 1er décembre 1961, la transition d'un statut militaire à un statut civil se fit en douceur. Ce fut largement dû à l'infirmière en chef, Miss Burnett, et au Major Carter, qui continuèrent à faire bénéficier l'Hôpital de leur expérience, après avoir abandonné leur statut militaire.

A côté du personnel militaire, l'Hôpital avait aussi beaucoup de personnels civils, qui constituèrent le noyau du nouvel hôpital civil. Les infirmières bilingues avaient toutes le diplôme britannique d'infirmière. Le personnel médical et chirurgical, sous l'autorité du Professeur Claude Olivier, était composé de chirurgiens et de médecins français, parmi les plus éminents de la profession.

Le passage du militaire au civil avait exigé une réorganisation de l'Hôpital afin de fournir plus de chambres pour les malades et des logements complémentaires pour les infirmières. Le nombre de lits de l'hôpital fut porté à quatre-vingt-dix, soit en chambres individuelles, soit en chambres dotées de boxes de deux, trois ou cinq lits. Des équipements additionnels étaient aussi indispensables et le service de radiologie fut renforcé pour permettre d'effectuer tous types de radios. Des dépenses complémentaires furent nécessaires pour cette tâche. Le Fonds de bienfaisance (Charitable Fund) accepta que le financement soit prélevé provisoirement sur l'Endowment Fund, sous réserve qu'un nouvel appel aux dons soit lancé pour le remboursement du prêt.

Plus grand et plus moderne, l'Hôpital recevait maintenant une proportion élevée de malades de nationalité française. Sa réputation croissait grâce à l'équipe d'excellents chirurgiens et médecins français, secondés par des infirmières majoritairement anglaises, formées selon des critères militaires de haut niveau. L'activité de la maternité était aussi en forte augmentation, avec

21. The Civilian Hospital and Fund Raising

The Ministry of Defence decided that the situation could not continue and they made arrangements with the American government for the hospitalisation of military patients. On the 1st December 1961, the change from military to civilian was effected smoothly. This was largely due to the fact that the Matron, Miss Burnett and Major Carter both resigned their military commissions in order to aid the Hospital with their experience.

Besides military personnel, the full staff of the Hospital included many civilians, who formed the nucleus of the new civilian hospital. The bilingual nursing staff was composed of Queen Alexandra and British State Registered nurses. The medical and surgical Staff, under the leadership of Professor Claude Olivier, was composed of French surgeons and physicians who were among the most eminent in the profession.

The change over from military to civilian use had necessitated a reorganisation of the Hospital in order to provide more rooms for patients and increased accommodation for nurses. This brought the number of hospital beds up to ninety, either in single rooms, or in cubicles of two, three, or five beds. Additional equipment was also required and the X-Ray department was strengthened to enable most types of radiological photographs to be taken. Extra expenditure had been incurred for this work. The Charitable Commission accepted that temporary financing could be taken from the Endowment Fund on condition that it was replaced by a special fund-raising appeal.

This larger and more modern hospital now received a high proportion of local French patients. Its reputation grew with the team of competent French surgeons and doctors, supported by mainly English nurses with high military standards. The Maternity Department showed greatly increased figures, with an average of 700 births a year. Social Security reimbursements

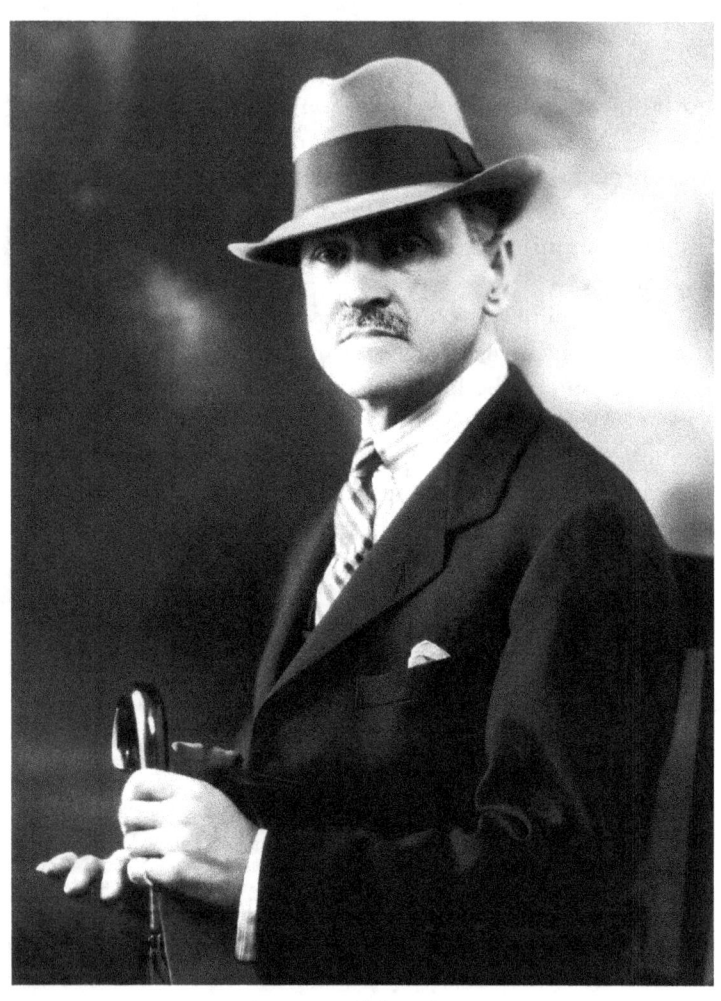

Somerset Maugham
(*Camera Press*)

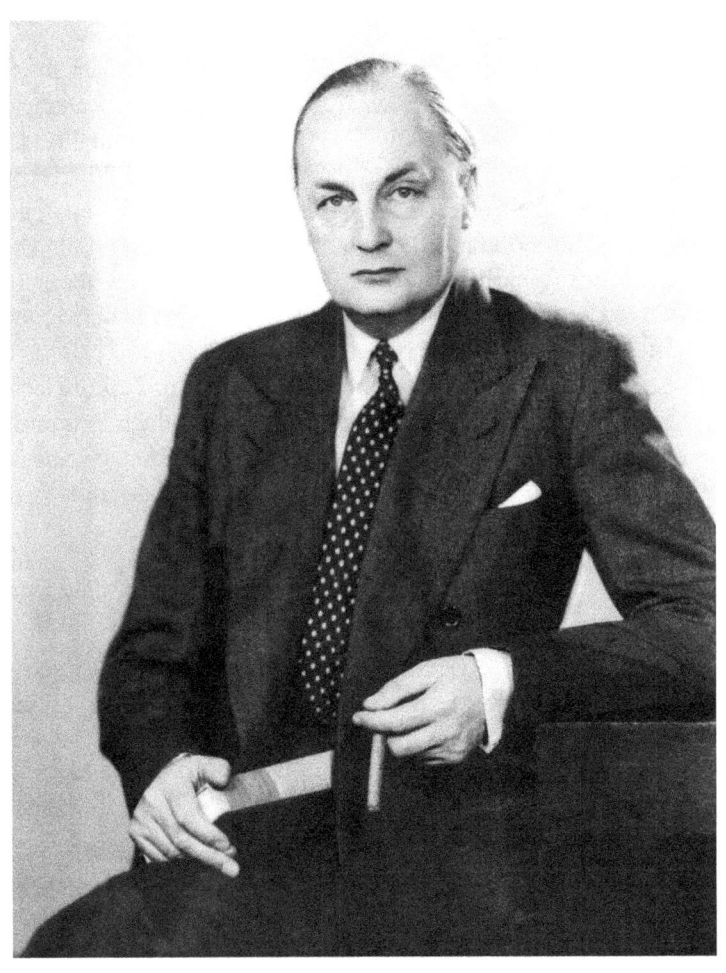

Sir Gladwyn Jebb
(National Portrait Gallery)

en moyenne 700 naissances par an. Les dons et souscriptions avaient considérablement chuté par rapport à l'avant-guerre, mais les remboursements de la Sécurité Sociale contribuèrent à faire baisser les pertes.

La presse du Royaume-Uni insista à nouveau sur l'état critique de l'Hôpital quand Mr R.A. Butler, Foreign Secretary, dans une réponse écrite à une question émanant de la Chambre des Communes, annula la dette de £53 000 envers le War Office, celle-ci étant liée à la forte hausse des charges fixes dans les hôpitaux. Il fit également don au Fonds de Bienfaisance (Charity Fund) de l'édifice appelé "Chamberlain and Hookham", rue Barbès, qui avait servi à loger le personnel quand l'Hôpital était géré par les militaires.

Le 29 janvier 1962, le Général de Gaulle mit son veto à l'entrée de la Grande-Bretagne dans le Marché Commun, suscitant du premier ministre Macmillan la réaction suivante : « Toute notre politique intérieure et extérieure est ruinée ». Sam Spiegel et Lord Mountbatten avaient obtenu la participation de la Princesse Margaret et de Lord Snowdon au gala de présentation de 'Lawrence d'Arabie' à Paris, au profit du Hertford British Hospital mais, après ce camouflet infligé par De Gaulle à la Grande-Bretagne, le Foreign Secretary demanda à la Princesse Margaret d'annuler sa participation. Une excuse fallacieuse fut invoquée : sa présence en Angleterre était requise en tant que Counsellor of State. Ceci causa du tumulte dans la presse britannique, certains voyant dans cette annulation un affront au président français.

Autre conséquence : le Foreign Office s'inquiéta que la visite privée en France que la Reine Mère envisageait ne puisse donner lieu à des interprétations politiques. Sir Martin Gilliat compliqua les choses en spécifiant que la Reine Mère comptait passer une nuit à Paris, afin de pouvoir visiter le Hertford British Hospital, dont elle était présidente honoraire, pour « compenser » l'absence de la Princesse Margaret. Alors la Reine Mère informa Sir Harold Caccia, sous-secrétaire permanent au Foreign Office, qu'elle souhaitait aller du côté de la Loire, et non à Paris. Elle demanda à Sir Martin

helped keep losses down, although donations and subscriptions had fallen considerably compared with pre-war.

The press in the U.K. once again picked up the plight of the Hospital when Mr R.A. Butler, the Foreign Secretary, (in a written reply in the House of Commons) cancelled a debt of £53,000 due to the War Office, arising from inflationary increases of fixed charges in military hospitals. He also gave the Charity, at no cost, the 'Chamberlain and Hookham' building in the rue Barbès, which had been used to house staff when the Hospital was run by the military.

On the 29th January 1962, de Gaulle delivered his veto against Britain joining the Common Market, causing Prime Minister Macmillan to record: 'All our policies at home and abroad are ruined.' Sam Spiegel and Lord Mountbatten had arranged that Princess Margaret and Lord Snowdon would attend a gala showing of 'Lawrence of Arabia' in Paris in aid of the Hertford British Hospital, but after de Gaulle's rejection of Britain, the Foreign Secretary advised Princess Margaret to cancel. The lame excuse given was that she was needed in England as a Counsellor of State. This caused a furore in the British press, some considering the cancellation a slight to the French President.

In the wake of this, the Foreign Office was worried that the Queen Mother's proposed private visit to France might become the cause of a political demonstration, whilst Sir Martin Gilliat complicated matters by stating that the Queen Mother had in mind to spend a night in Paris in order to visit the Hertford Hospital, of which she was Honorary President, to make up for Princess Margaret not going. Then the Queen Mother informed Sir Harold Caccia, the Permanent Under-Secretary at the Foreign Office that she wished to go to the Loire but not to Paris. She instructed Sir Martin to inform Caccia that

d'informer Caccia qu'elle ne considérait pas « raisonnable l'idée que, hormis le Chef de l'Etat, des membres de la Famille Royale, ne puissent visiter des pays étrangers, sans qu'il soit obligatoirement attribué à cette visite un caractère officiel. D'ailleurs elle souligna que, lorsque George VI était encore duc d'York, il avait été plusieurs fois à l'étranger à titre privé, donc « sans être soumis à une telle obligation ». S'étant ainsi exprimée, elle concédait que si l'ambassadeur de Grande-Bretagne avait la conviction que cette visite pouvait constituer un affront envers le Général de Gaulle, elle se « soumettrait bien entendu » à son point de vue, et, sous réserve de l'avis du Foreign Secretary, elle pencherait pour l'annulation pure et simple de sa visite. Elle pouvait émettre cette réserve en toute confiance, car Lord Home était un ami personnel et il lui serait facile de l'amener à épouser ses vues.

Le Comité de direction décida de lancer ce qui allait être le dernier et le plus important des appels en vue de collecter des dons. Il espérait atteindre les £500 000. Cette somme très ambitieuse devait être ainsi affectée : £75 000 pour rembourser les tirages sur le Trust Fund, £95 000 pour de nouveaux équipements et des extensions, et £330 000 en nouveau capital. Un comité pour la collecte des fonds fut constitué, avec Lord Gladwyn Jebb comme président, le marquis de Hertford comme Chairman, le Général de Division Aérienne H.R.Graham comme directeur de campagne et plusieurs membres, parmi lesquels l'écrivain Somerset Maugham, qui habitait alors dans le sud de la France.

Lord Gladwyn Jebb avait été ambassadeur à Paris de 1954 à 1960. Il avait aussi été secrétaire général des Nations-Unies en 1946 et ambassadeur aux Nations-Unies de 1950 à 1954. Sa femme, Cynthia, tint un journal de qualité durant leur séjour à Paris. Elle était l'arrière-petite-fille d'un ingénieur connu, Isambard Kingdom Brunel.

Lord Hertford était l'homme de la situation en sa qualité de Chairman de l'appel de fonds, car il avait l'expérience nécessaire en la matière, avec sa société, la Hertford Public Relations Ltd. Le 8e marquis était le père de l'actuel "Parrain" (Patron) de

she did not think 'the doctrine reasonable that members of the Royal Family other then the Head of State could not pay private visits to foreign countries without becoming involved in functions of a ceremonial character'. She pointed out that when George VI was Duke of York, he had been abroad privately on several occasions without 'being put under such an obligation'. Having made her point, she conceded that if the British Ambassador was convinced that her visit would cause offence to de Gaulle, then she would 'naturally accept' his view, and subject to advice from the Foreign Secretary her inclination would be to call the visit off. She could promise this with confidence since Lord Home was a personal friend, easy to bend to her will.

The Management Committee decided to launch what was to be the last and most important fund-raising appeal. The target set was £500,000. This very ambitious sum was broken down as follows: £75,000 to repay drawings on the Trust Fund, £95,000 for new equipment and extensions, and £330,000 in new capital. A fund-raising committee was formed, the President being Lord Gladwyn, the Chairman the Marquess of Hertford, the campaign director Air Vice-Marshal H.R.Graham and a distinguished group of members, including the author Somerset Maugham, who was living in the South of France.

Lord Gladwyn was Ambassador in Paris from 1954 to 1960. He had been Acting United Nations Secretary-General in 1946 and Ambassador to the United Nations from 1950-1954. His wife, Cynthia, was a noted diarist of their times in Paris and the great-granddaughter of the renowned engineer Isambard Kingdom Brunel.

Lord Hertford, the father of the present Patron of the Hospital, was ideally suited for the role of Chairman of the Appeal, as he had experience in this field with his firm Hertford Public Relations Ltd. As did many aristocrats of his

l'Hôpital. Comme beaucoup de membres de la noblesse de sa génération, il consacra sa vie à sauver et à restaurer sa noble demeure, Ragley Hall, à Alcester, dans le Warwickshire. En 1956, il épousa la comtesse de Caraman Chimay, qui dit un jour : "Ragley, c'est une condamnation à vie !

Somerset Maugham, l'un des écrivains les plus connus de l'époque, était, si l'on peut dire, né à l'ambassade britannique de Paris, en 1874. Son père était senior partner chez Maugham and Dixon, consultant juridique anglais, dont le bureau parisien, installé au 54, Faubourg Saint-Honoré, exactement en face de l'ambassade, traitait pour une bonne part, de par sa fonction officielle, des questions juridiques pour le compte de l'ambassade. Le lieu inattendu de sa naissance relève d'une histoire bizarre. Aux pires moments de la guerre franco-prussienne, une législation avait été envisagée, selon laquelle tout enfant né de parents étrangers serait considéré comme Français, afin qu'il ne pût échapper au service militaire. En fait, cette loi ne fut jamais entérinée, mais, sous cette menace, le second étage de l'ambassade fut transformé en maternité, pour faire naître les enfants en territoire britannique. Maugham avait fait cinq ans d'études de médecine à l'hôpital St.Thomas's. Il avait aussi servi comme interprète pour la Croix Rouge en France pendant la guerre 14-18, où, bien que médecin diplômé, il se retrouva à passer la serpillière ou à faire des pansements.

L'appel de fonds télévisé en faveur de l'Hôpital fut lancé par le comédien Dirk Bogarde, à l'occasion d'un programme de la BBC intitulé « La bonne cause de la semaine» (« The Week's Good Cause»). Son rôle dans le feuilleton « Les médecins » l'avait incité à s'exprimer, comme il le dit, à partir d'un « vrai » hôpital. Des scènes de salles d'hôpital et de salles d'opération furent filmées en fond de tableau, avec un commentaire du marquis de Hertford et de Dirk Bogarde.

Dirk Bogarde était le fils d'un critique d'art néerlandais et d'une actrice écossaise. Son vrai nom était Derek Jules Gaspard Ulrik Niven van den Begaerde, mais il avait servi dans l'armée britannique pendant la guerre. C'était l'idole des adolescentes, tout particulièrement dans son feuilleton des « The Doctor

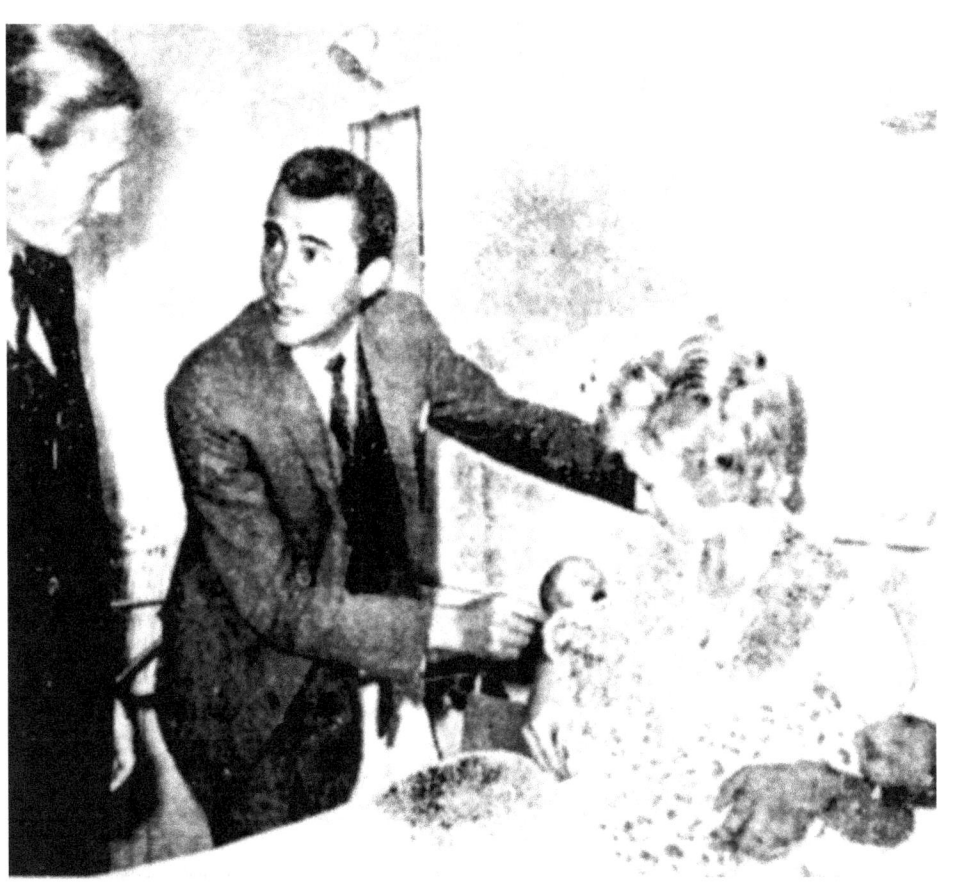

Dirk Bogarde with the /avec le 8th Marquess of Hertford
(Hertford British Hospital)

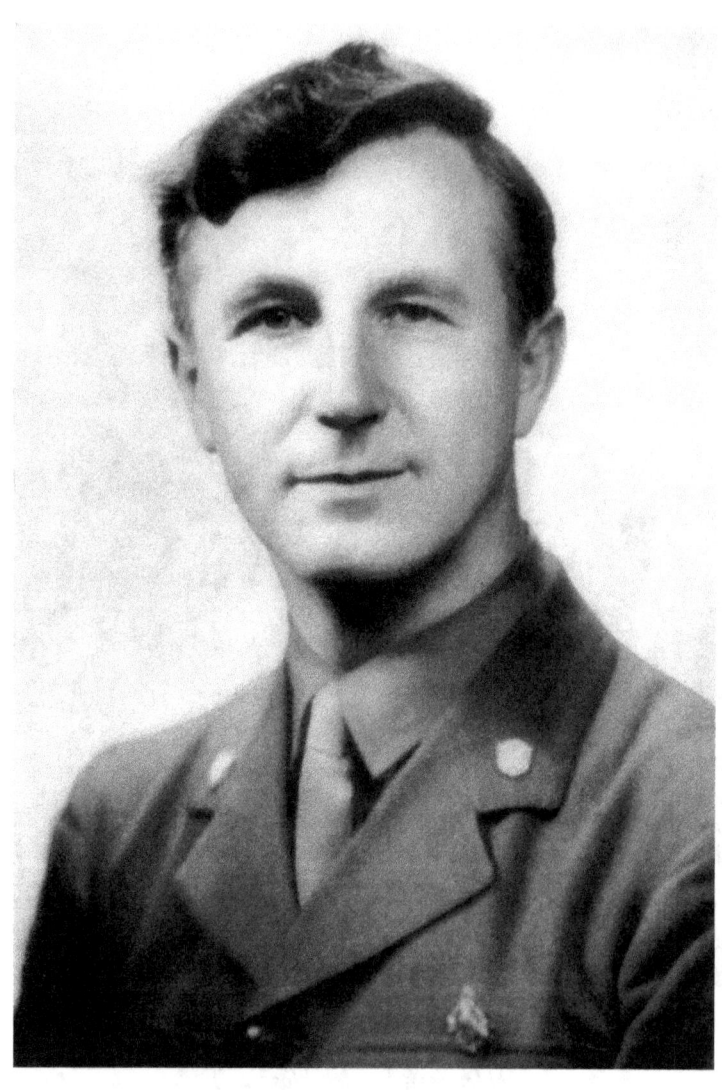

The Reverend Donald Caskie
(The Scots Kirk)

generation, he dedicated his life to saving and restoring Ragley Hall, his country seat at Alcester in Warwickshire. In 1956, he married the comtesse Louise de Caraman Chimay, who once said, 'Ragley is a life sentence.'

Somerset Maugham, who was one of the best known writers of the period, was born at the British Embassy Paris in 1874. His father was senior partner in the firm Maugham and Dixon, 'jurisconsultes anglais', whose Paris office at 54, Faubourg St. Honoré was almost opposite the Embassy, and whose official business largely consisted of handling legal work for the Embassy. The unusual location of his birth came through a quirk of history. At the height of the Franco-Prussian war legislation had been put in train declaring that all children born in France of foreign parents were French, in order that they should do national service. In fact, the law was never finally passed but whilst it threatened, the second floor of the Embassy was turned into a maternity ward so that the children were born on British territory. Maugham had spent five formative years training to be a doctor at St.Thomas's the teaching hospital in South London. He had served as an interpreter for the Red Cross in France during the 14-18 war, when even though he was a qualified doctor he found himself put back to the basic job of swabbing and dressing wounds.

The Hospital Appeal was launched on the BBC Television programme 'The Week's Good Cause' by the actor, Dirk Bogarde, whose role in the "Doctor" films inevitably made him the man to speak, as he says, from a 'real' hospital. Scenes from wards and the operating theatre were filmed as a background to a commentary by the Marquess of Hertford and Dirk Bogarde.

Bogarde was the son of a Dutch art critic and a Scottish actress. His real name was Derek Jules Gaspard Ulrik Niven van den Begaerde but he served in the British army during the war, rising to the rank of Major. He was an idol of teenage girls, particularly with his 'Doctor' series, and later made his

317

Series». Plus tard il établit sa réputation dans « The Servant ». de Joseph Losey, « Mort à Venise » de Luchino Visconti et « Portier de nuit » de Liliana Cavani. Il passa la dernière partie de sa vie en Provence, écrivant deux livres autobiographiques : « A Postilion Struck by Lightning ». (Un postillon frappé par la foudre) et »A short Walk from Harrods » (Petite marche depuis Harrods). Ces deux livres – très amusants – eurent beaucoup de succès.

Le Révérend Donald Caskie, qui fut pendant 26 ans aumônier de l'église écossaise de Paris et de l'Hôpital, évoqua le « rôle important que continuaient à jouer les œuvres de bienfaisance en France aujourd'hui ». Caskie était surtout connu pour ses exploits pendant la 2e Guerre mondiale, au cours de laquelle il avait aidé environ 2000 soldats alliés, marins, fantassins et aviateurs, à s'échapper de la Zone d'occupation. Son récit autobiographique fut publié sous le titre : « The Tartan Pimpernel » en 1957.

Lord Gladwyn présida une conférence de presse, déclarant notamment pour valoriser la cause :

> « Quand j'ai appris que le Hertford British Hospital avait besoin de réunir une somme d'argent importante pour lui permettre de poursuivre son excellent travail, c'est avec joie que j'ai accepté d'être nommé président honoraire de cet appel de fonds pour le Royaume-Uni, Sir Pearson Dixon, mon successeur, exerçant une tâche similaire pour la France.
>
> Il me semblait qu'il fallait inciter les Anglais comme les Français à mettre la main à la poche pour soutenir cette excellente institution : les Anglais car, après tout, nous désirions tous que le drapeau continue à flotter, comme on dit, sur l'Hôpital auquel pourraient recourir, en cas de besoin, les plus pauvres comme les plus riches au sein de l'importante communauté britannique à Paris; les Français, car ils devraient estimer que tout ce qui contribue au bien-être de la communauté britannique dans leur capitale favorise les bonnes relations entre les deux pays, comme d'ailleurs nous devrions estimer que

reputation in Losey's 'The Servant', Visconti's 'Death in Venice' and Cavani's 'The Night Porter'. He lived the later part of his life in Provence, writing two autobiographies: 'A Postillion Struck by Lightning' and 'A Short Walk from Harrods'. Both are extremely amusing best sellers.

The Rev Dr Donald Caskie, a minister in the Church of Scotland, who was for 26 years chaplain of the Scots Kirk in Paris as well as chaplain of the Hospital, spoke of the 'important role the Charity continued to play in France today.' Caskie was best known for his exploits in France during World War II, during which he helped an estimated 2,000 Allied sailors, soldiers and airman to escape from occupied France. His autobiographical account of his extraordinary exploits was published as 'The Tartan Pimpernel' in 1957.

Lord Gladwyn chaired a press conference, furthering the cause which included:

'When I heard that the Hertford British Hospital was trying to raise a substantial sum of money in order to enable it to carry on its good work, I gladly responded to the suggestion that I should be the Honorary President of the Appeal in the U.K.- in France as you know it is Sir Pearson Dixon, my successor, who is undertaking a similar task.

It seemed to me that there was a strong case for asking both the English and French to put their hand in their pockets in support of this excellent institution: the English because after all, we should desire to keep the flag flying, as it were, over a Hospital to which many of the poorer as well as the richer members of the still quite large British community in Paris can have recourse when they are in trouble: the French because they should feel that everything that tends towards the well-being of the British community in their capital is in the interest of good relations between the two countries, just as we

tout ce que nous pouvons faire en faveur des Français pour qu'ils se sentent bien chez nous est une bonne chose en elle-même.

Jamais il n'a été plus souhaitable que maintenant d'encourager ces bonnes relations. Comme vous le savez, j'ai vivement attaqué la politique du Général de Gaulle, quand il a mis son veto à notre entrée dans la Communauté Européenne. Mais, même si vous pensez sincèrement que la politique d'un pays allié est erronée, et même dangereuse, ce n'est en rien une raison pour se livrer à des critiques de la nation que ce gouvernement représente. Les Français sont et resteront un peuple grand et fier. A eux de dire s'ils approuvent ou non les rebuffades politiques infligées à notre gouvernement. En ce qui nous concerne – j'entends le peuple britannique – nous pouvons le supporter, même si nous croyons que cela cadre difficilement avec l'idée de l'Alliance Atlantique, sur laquelle repose notre existence – et la leur. Mais les sentiments blessés ont peu de place dans la politique internationale, même si les bonnes manières n'ont jamais fait de mal à personne. Aussi, plus que jamais, nous devrions essayer, en cette phase critique et difficile, de manifester aide et politesse envers les Français en tant que personnes, et plus que jamais, dans la sphère politique, nous devrions faire tout notre possible pour favoriser les projets communs et essayer de comprendre les points de vue réciproques. En particulier, nous devrions nous abstenir de tout nationalisme émotionnel dépassé – et ce vœu concerne naturellement autant, sinon plus, l'autre côté de la Manche. A cet égard, il est un sujet que je ne peux passer sous silence, aussi douloureux soit-il, car il concerne directement les affaires de l'Hôpital. La visite à Paris de Son Altesse Royale la Princesse Margaret devait avoir pour objet principal l'encouragement par la présence de Son Altesse Royale à un gala de bienfaisance, organisé par le côté français de l'appel de fonds. Je ne souhaite

should feel here that everything that we can do to make the French to feel at home is a good thing in itself.

Never, in fact, was it more desirable than now to encourage such good relations. As you know, I have strongly attacked the policy of de Gaulle in vetoing our entry into the European Economic Community. But there is no reason whatever why, because you sincerely believe that this policy of an allied Government is quite mistaken, and indeed dangerous, you should indulge in criticisms of the nation which that government represents. The French are, and will remain, a great and proud people. It is for them to say whether they approve of the recent political snub administered to our own Government. For our part - and I mean the British people - we can take it, even if many of us believe that it was hardly in accordance with the Western Alliance on which we and they depend for our very existence. But hurt feelings have little meaning in international politics, and in any case good manners never did anybody any harm. More than ever, therefore, should we try, in this difficult and critical time, to be polite and helpful to individual Frenchman, more than ever in the political sphere we should do our best to further common projects and try to understand each other's point of view. In particular we should repress any out-of-date nationalist emotion - and this, of course, goes as much, if not more, for the other side of the Channel as for this. In this connection, there is one matter to which I think I must refer, painful though it is, since it has a direct bearing on the affairs of the Hospital. The visit of Her Royal Highness the Princess Margaret to Paris was to have had as its principal object, the encouragement, through Her Royal Highness's presence at a Gala, of the French side of the Appeal. I do not wish to comment on the cancellation of this visit beyond saying this: it is obvious that it must result in less money coming in

pas commenter l'annulation de cette visite, sauf à dire ceci : il est évident qu'il en résultera une moindre recette émanant des Français. En conséquence, non seulement est-ce un état de fait qui devrait être compensé par une générosité accrue en Grande-Bretagne mais, mieux, en faisant un franc succès de cette campagne, vous pouvez faire quelque chose pour montrer que la politique ne devrait pas interférer – et n'interfère effectivement pas – ni dans les opérations de bienfaisance, ni dans cet esprit d'amitié et de conciliation qu'il revient très particulièrement à la Famille Royale de faire naître.

En conséquence, j'espère sincèrement que le peuple, du nord au sud du pays, fera des dons, même modestes, en faveur du Hertford British Hospital, adressés au British Office, 16 Market Place, Reading, et ce sera le signe sûr que nous savons nous élever au-dessus de considérations d'orgueil blessé et que nous savons rester fidèles à nos grandes traditions.

Il me faut encore ajouter que si, par bonheur, nous dépassions les sommes indispensables à l'Hôpital, nous proposerions de les donner à quelque institution charitable française recommandée par l'ambassadeur de France.»

Le point fort de l'appel de fonds fut la réception à St James's Palace, en décembre 1963, en présence de la Reine Elizabeth, la Reine Mère, et de la Princesse Margaret. La liste des invités, qui figure exhaustivement en annexe, constitue un véritable 'Who's Who' international, ou un Debrett.

St James's Palace fut construit par le Roi Henry VIII sur l'emplacement d'un hôpital, qui portait le nom de Saint-Jacques-Le-Mineur, Evêque de Jérusalem, et qui était destiné aux jeunes lépreuses. Il est resté l'une des principales résidences des rois et reines d'Angleterre pendant trois cents ans mais, quoique les ambassadeurs étrangers continuent à présenter leurs lettres de créances à la Cour de St. James, ils sont en fait reçus à Buckingham Palace.

from the French side than would otherwise have been the case. Not only, therefore, is this something which should be encountered by extra special generosity in Great Britain, but by making a success of this campaign, you can do something to show that politics should not and do not interfere, either with charity or with that goodwill which it is the peculiar function of our Royal Family to engender.

I, therefore, sincerely hope that people up and down the country will send in subscriptions, however small, to the Hertford British Hospital at the British Office, 16 Market Place, Reading, and this will be a sign that we are rising above consideration of wounded pride and are behaving in a way constant with our great traditions.

I need only add that if by any chance we obtain more than the sum needed for the Hospital, we would propose to give it to any deserving French charity recommended by the French Ambassador.'

The highlight of the Appeal was the reception in St. James's Palace, in December 1963, in the presence of Queen Elizabeth the Queen Mother, and Princess Margaret. The guest list, given in full in Annex II, reads like an international 'Who's Who' or Debrett.

St. James's Palace was built by King Henry VIII on the site of a hospital, dedicated to St. James the Less, Bishop of Jerusalem, for young women suffering from leprosy. It remained one of the principal residences of the kings and queens of England for over three hundred years. Although foreign ambassadors continue to be accredited in traditional style to the Court of St. James, they are now received at Buckingham Palace.

Les carnets de Cynthia Gladwyn fournissent un récit détaillé de cette brillante réception:

'A St. James's Palace, des feux étaient allumés dans plusieurs grands foyers, et les pièces paraissaient splendides. Il n'est pas de couleurs plus seyantes que le rouge, l'or et le blanc. L'orchestre jouait et la foule commença à arriver : les « riches distingués », les « riches vulgaires », les hauts fonctionnaires, les relations, les amis, les beautés, les excentriques, les inconnus. Je me tenais, avec Gladwyn et Hugh Hertford, en ligne devant le feu qui nous rôtissait le dos, et je me demandais si nous pourrions bouger quand on nous indiquerait que nous devions aller recevoir la Reine Mère et la Princesse Margaret, qui arrivaient par ce qui est connu comme « le trou dans le mur », une porte menant directement vers Clarence House.

De ce passage vers Clarence House, apparurent d'abord deux chiens corgis, suivis par la Reine Mère, étincelante, scintillante et tout sourire, insistant pour qu'ils puissent bénéficier de leur petite promenade du soir, grâce à la porte donnant sur le jardin. Comme toujours, elle était rayonnante, souriant à tout le monde, disant les mots qu'il faut à chaque personne qui lui était présentée, et assurant à elle seule le succès de la soirée. On pouvait s'y attendre. La Princesse Margaret avait une allure charmante dans une robe bleu turquoise, avec un beau diadème de turquoises et de diamants et un collier assorti – et par bonheur elle était de bonne humeur. Tony avait la peau d'un brun "lampe à bronzer", et les cheveux teints d'une couleur nouvelle et étrange. Par la suite Sachy Sitwell la qualifia de couleur pêche, j'aurais plutôt dit abricot. Pendant ce temps, nous étions, Gladwyn et moi, avec la Reine Mère, cherchant à faire avancer les personnes qu'il convenait de lui présenter et d'écarter les autres. Nous tournions, scrutant la foule, attrapant les timides réticents, qui néanmoins étaient ravis quand l'épreuve de la présentation était terminée, et cherchant particulièrement ceux qui avaient donné généreusement. Mr Sunley, notre atout maître, qui avait

From the diaries of Cynthia Gladwyn, we have her detailed account of this brilliant reception:

'At St. James's Palace, the fires were burning in huge grates, and the rooms looked splendid. There can be no more becoming background than red and gold and white. The band played and the throng arrived: the distinguished rich, the vulgar rich, the officials, the relations, the friends, the beauties, the oddities, the unknown. I, Gladwyn, and Hugh Hertford, stood in a row in front of a blazing fire at our backs, and I was quite wondering whether we could not move elsewhere when we were told we must go to receive the Queen Mother and Princess Margaret, who were arriving by what was known as the hole in the wall, a door leading straight in from Clarence House.

From the passage leading from Clarence house there first appeared two corgis, followed by the Queen Mother, all sparkles and spangles and smiles, insisting on them being given their evening run from the door leading to the garden. As usual she looked radiant, smiled to all, said the right thing to everybody who was presented to her, and altogether ensured the success of the party. One can count on that. Princess Margaret looked very pretty in a turquoise blue dress, with a beautiful turquoise and diamond tiara and necklace to match, and was fortunately in a good mood. Tony had a sun-lamp burnt brown complexion, and his hair had been tinted in a curious new colour. Sachy Sitwell afterwards described it as peach, but I would say more apricot.

Meanwhile I and Gladwyn were with the Queen Mother trying to bring forward the right people to be presented, and ward off those that were unsuitable. We circled around, delved into the crowd, seized on the reluctant shy, who nevertheless were delighted after the ordeal was over, and searched for those who had given generously. Mr. Sunley, our trump card, who had given the Hospital £100,000, seemed sober, which was a big relief as he was to be rewarded with special thanks

donné £100 000 à l'Hôpital, paraissait sobre, ce qui nous causa un grand soulagement, car il devait recevoir les remerciements particuliers de la Reine Elizabeth et être placé auprès de la Princesse Margaret pour le dîner. Paul Getty fut présenté – je l'ai regretté après coup en apprenant que, quoiqu'il ait amené deux ou trois amis avec lui, il n'avait fait don que de cinq livres sterlings.

Beaucoup d'amis français étaient venus, bravant le climat londonien en novembre. Même Violet Trefusis était venue spécialement pour la soirée, se plantant fermement au beau milieu du passage de la Reine. Beaucoup de gens s'étaient donné grand peine pour se donner belle apparence, et avaient sorti les diadèmes de la banque, et l'ensemble avait beaucoup d'éclat et de beauté. Il y eut aussi de la gaieté, ce qui est toujours assez difficile à obtenir dans une grande réception officielle. Tout le monde parut s'amuser pleinement, à commencer par la Reine Mère.

Il est intéressant d'observer sa technique. Elle laisse évoluer lentement et avec grâce sa silhouette scintillante et un peu corpulente dans la foule. Quelqu'un fait avancer une personne à présenter et tente de lui glisser quelque indice - qui elle est, ce qu'elle fait ou d'où elle vient, peut-être n'a-t-elle pas grand besoin d'être éclairée. Elle offre sa main, paraît s'arrêter un instant, après quoi elle trouve le moyen de dire quelques mots qui invariablement sont parfaitement adaptés à la situation, exactement ce qu'il fallait dire. Elle semble enchantée de parler à la personne en question et ce plaisir se lit sur son visage. La conversation peut être courte ou longue, jamais trop longue, mais le moment difficile qui permet d'y mettre un terme est géré avec maestria. Elle bouge lentement avec un charmant sourire, avec comme un regret de devoir poursuivre son chemin. Plus de serrements de mains, d'inclinaisons ou de révérences, et la personne qui a été présentée conserve l'heureuse impression que la Reine Mère n'aurait rien souhaité d'autre que de poursuivre. Un don véritable.

from Queen Elizabeth and was to sit next to Princess Margaret at supper. Paul Getty was presented, which I afterwards regretted upon hearing that though he had brought two or three friends with him, he had sent a mere five pounds to the cause.

Many French friends came over, braving the November climate of London. Even Violet Trefusis came, just for the night, planting herself firmly in the royal path. Most people had taken much trouble with their appearance, and got their tiaras out of the bank, and so the scene had great brilliance and beauty. Also it had gaiety, which is always a little difficult to achieve in a large formal party. Everybody appeared to enjoy themselves thoroughly, from the Queen Mother downwards.

It is interesting to watch her technique. Her stout glittering form moves slowly and gracefully through the crowds. One brings forward the person to be presented and tries to give some clue as to who he is or what he does or where he comes from; maybe one can't illuminate her much. She gives her hand, and then seems to pause an instant, after which she somehow contrives to say a few words which invariably are exactly fitting to the occasion, in fact, the right thing. She looks enchanted to be talking to the person, and visibly pleasure glows from his face. The conversation may be short or long, never too long, but the difficult moment of bringing it to an end is brilliantly achieved. She just moves on slowly with a charming smile and a lingering look of reluctance at parting. So there is no more shaking hands, bowing or curtseying to be done, and the person who was presented is left with the happy impression that the Queen Mother would have liked nothing better than to remain. It is a great gift.

Après cela, ceux qui avaient été triés sur le volet devaient gagner la pièce qui jouxte la salle du trône, où se trouvaient deux grandes tables de dix-huit ou vingt couverts. Ici me manquait terriblement le personnel sur lequel je pouvais compter à l'ambassade. La moitié des personnes sélectionnées n'avaient pas compris qu'elles devaient s'asseoir et continuaient à converser dans les salons : mais tout se termina bien, tables garnies, dîner froid et champagne, et, bien après une heure du matin, les membres de la famille royale reprirent le chemin du « trou dans le mur », apparemment ravis de la soirée'

Il y eut beaucoup d'articles de presse et de photos, en particulier sur la présence de Bernard Sunley, avec ce don de £100 000, le plus important jamais reçu par la Fondation dans les 93 années de son existence. Le Daily Express, assez vicieux, rappela que Mr Sunley avait été impliqué dans un incident avec une actrice, Mildred Mayne, giflée au foyer du Strand Theatre, alors que la Princesse Margaret assistait à une première de bienfaisance. « Nous avons eu une longue conversation », dit Mr Sunley après coup, en fumant un énorme cigare. « J'ai tout expliqué à la Princesse Margaret sur cette histoire du théâtre. Elle estimait que c'était une vaste plaisanterie. »

Bernard Sunley avait quitté l'école à 14 ans, il était devenu jardinier à Harewood Estate. Par la suite, il changea totalement de voie en faisant une carrière dans la construction et les travaux publics. Avant et pendant la deuxième guerre mondiale, il obtint beaucoup de contrats d'usines d'armement et d'aéroports. En 1950, il était à la tête de deux groupes de sociétés très performants, à savoir le Bernard Sunley Investment Trust pour la construction et la gestion immobilière, et le Blackwood Group qui s'occupait de la distribution de pelleteuses. Le Bernard Sunley Charitable Foundation, fondée en 1960, avait maintenant des actifs de £79 millions. Elle a concédé des subventions de plus de £81 million depuis sa création, faisant aujourd'hui de sa Fondation l'une des plus respectées de Grande-Bretagne.

Quatre mois après la réception de St. James's Palace, un déjeuner fut organisé avec S.P. Grounds, Chief record Commissioner, Lord

After this those specially selected were to go into the room beyond the Throne Room where two large tables of eighteen or twenty were. Here I badly missed the supporting staff on whom I could rely at the Embassy. Half the people expected had not realised we had sat down, and were still chatting away in the drawing-rooms: but all was well in the end, the tables filled, cold supper and more champagne served, and it was well after one when the royal party made a move back through the hole in the wall, apparently well pleased with the evening.'

There were many press articles and a photo, particularly relating to the presence of Bernard Sunley, whose gift of £100,000 was the largest donation the hospital had received since its foundation 93 years before. The *Daily Express*, somewhat perversely, mentioned the fact that Mr Sunley had been involved in a slapping incident with the actress Mildred Mayne in the foyer of the Strand Theatre when Princess Margaret attended a charity premiere there. 'We had a long chat', said Mr Sunley afterwards from behind a huge cigar. 'I told Princess Margaret all about that affair at the theatre. She thought it was a great joke'.

Bernard Sunley had left school at 14 and became head gardener on the Harewood Estate. In complete contrast he went on to develop his career in building and civil engineering. Prior to and following the outbreak of World War II, he undertook many contracts for construction of armament factories and airfields. By 1950, he had two successful groups of companies, namely the Bernard Sunley Investment Trust in construction and property and the Blackwood Group in earthmoving distribution. The Bernard Sunley Charitable Foundation, founded in 1960, now has assets of £79 million. It has made grants of more than £81 million since its foundation, making it today one of Britain's most respected charities.

Four months after the St. James's Palace reception, a lunch was arranged with Mr S.P. Grounds, Chief Charity Commissioner,

Gladwyn, Lord Dundee (représentant le Foreign Secretary), Lord Hertford, Bernard Sunley et Mr Shapland, qui était son comptable et co-administrateur de la Bernard Sunley Foundation. Mr Ground a laissé un récit de ce déjeuner :

'Mr Sunley avait manifestement durci sa position à la veille de cette rencontre avec la gent nobiliaire et une bonne part du temps fut consacrée à des discussions sur les avantages et désavantages des privilèges héréditaires, ainsi que sur les perspectives du gouvernement à l'approche des prochaines élections : il trouva ici et là le temps de discuter les perspectives du Hertford Hospital, et Mr Shapland, à un certain stade, réussit à me passer un chèque de £10 000, à savoir le don initial du Bernard Sunley Charitable Foundation au Hertford British Hospital. Je dis à Mr Shapland qu'il serait préférable de le faire à l'ordre du Trésorier Payeur, mais en tout état de cause, Mr Fairfax-Cholmeley allait venir à Londres la semaine suivante et pourrait l'endosser. Mr Shapland laissa entendre que je ferais mieux de garder le chèque. Mr Sunley indiqua qu'il souhaitait que sa donation donnât lieu à l'apposition dans les bâtiments de l'Hôpital d'une plaque commémorative à la mémoire de sa mère; il n'indiqua pas clairement s'il souhaitait que sa donation constitue une dotation en capital ou puisse être dépensée si l'administrateur le jugeait nécessaire : il attendait évidemment beaucoup de la remise de ce chèque et suggéra que les administrateurs s'occupent de la publicité auprès de la presse. »

Bernard Sunley avait indiqué, dans une lettre du 8 février, que les administrateurs de sa fondation de charité feraient tous leurs efforts pour effectuer des paiements annuels, mais les fonds dont ils disposaient étaient constitués d'actions et de dividendes. En avril, Bernard Sunley accepta de devenir administrateur et membre du Comité de direction, mais en mai il écrivit :

Je suis très surpris des résultats récents – ou devrais-je dire l'absence de résultats – obtenus par l'appel de fonds. Pour parler

Lord Gladwyn, Lord Dundee (representing the Foreign Secretary), Lord Hertford, Bernard Sunley and Mr Shapland, who was his accountant and co-trustee of the Bernard Sunley Foundation. Mr Grounds has left a report of the luncheon:

'Mr Sunley had evidently fortified himself against the encounter with the peerage and a considerable part of the time was occupied by his discussions on the advantages and disadvantages of hereditary privilege, and the prospects of the Government at the next election: he found time, at intervals, to discuss the prospects of the Hertford Hospital, and Mr Shapland, at one stage, succeeded in passing to me a cheque for £10,000, representing the initial donation of the Bernard Sunley Charitable Foundation to the Hertford British Hospital. I told Mr Shapland that it would be better to make it payable to the Official Custodian, but in any case Mr Fairfax-Cholmeley would be coming to London next week and could endorse it over. Mr Shapland hinted that I would do well to retain the cheque. Mr Sunley said that he wished his donation to be commemorated by a plaque, to be displayed on the Hospital Building, in memory of his mother; he did not seem entirely clear whether he intended his donation to be capitalized, or be expendable as income if the Trustee so wished: he evidently wished much more of an occasion to be made of handing over the cheque, and suggested that the trustees should arrange for press publicity.'

Bernard Sunley had indicated in a letter dated the 18th February that the Trustees of his Charitable Trust would use their best endeavours to make the yearly payments, but the funds they had available arose in the form of dividends on stocks and shares. In April, Bernard Sunley agreed to become a Trustee and a member of the Management Committee, but in May he wrote:

'I am most disturbed at the recent results or, should I say lack of results, achieved by the Appeal. To be frank, I am not accustomed to

franchement, je n'ai pas l'habitude d'être impliqué dans des affaires qui échouent, et je n'ai pas l'intention de l'être dans le futur'.

En juin, il avait eu vent de commissions reçues contractuellement par certains membres du Fund Raising Committee :

'Certes, je suis très naïf, mais honnêtement, j'ignorais que ce genre de choses existait, et j'ose à peine imaginer ce que mes administrateurs pourront me dire quand ils seront mis au courant.'

Bernard Sunley mourut prématurément en 1964, à l'âge de 54 ans. L'annuité de £10 000 continua à être payée jusqu'en 1974, contribuant à l'achat d'équipements essentiels et à la rénovation des bâtiments de l'Hôpital durant ces années difficiles. Cinq ans plus tard, Mrs Mary Soames, l'épouse de l'ambassadeur de Grande-Bretagne, honora ce très généreux bienfaiteur en inaugurant une 'salle Bernard Sunley' en présence de sa veuve et de sa famille.

Durant les neuf années suivantes, l'Hôpital, modernisé par l'armée et soutenu par des donateurs, en particulier par le revenu émanant de Bernard Sunley, fut encore en mesure de fonctionner comme un hôpital privé. Une très grande proportion des malades était maintenant française. La maternité, dirigée par le Docteur Torre, avait été agrandie et la réputation de l'hôpital, grâce au Professeur Olivier et à son équipe de chirurgiens, était excellente. Mais en 1966, - conséquence de l'impossibilité continue d'obtenir des prêts pour financer les investissements de l'Hôpital -, le Comité décida qu'aucun nouveau prêt ne serait demandé, et avec l'accord des Charity Commissioners, les placements de l'Hôpital furent vendus et les fonds dégagés furent utilisés pour rembourser les emprunts bancaires.

La rénovation du site de la rue Barbès, qui avait été donné à l'Hôpital par Rab Butler, le Foreign Secretary, fut réalisée en 1972. L'ambassadeur, Sir Christopher Soames, inaugura le site, où quatre niveaux de bureaux procuraient des ressources pour le Fonds de bienfaisance. Le cinquième étage fut réservé pour des logements d'infirmières, et le rez-de-chaussée abrita le Centre International de Dermatologie.

being associated with ventures that fail, nor, in fact, do I intend to be in the future'.

In June, he had heard that certain members of the Fund Raising Committee had received commissions on contracts that had been placed by him.

'I am obviously very naive, but I honestly did not know that this sort of thing went on, and I hesitate to think what my Trustees will say when this is brought to their notice.'

Bernard Sunley died prematurely, aged only 54 in 1964, but the yearly instalments of £10,000 continued to be paid until 1974, helping the purchase of essential equipment and refurbishment of the Hospital buildings during these difficult years. Five years later, the Hon. Mrs Mary Soames, wife of the Ambassador, commemorated this very generous benefactor, by naming the 'The Bernard Sunley Ward' in the presence of his widow and family.

For the next nine years the Hospital, modernised by the Army and supported by local subscribers and, particularly, the Bernard Sunley income, was still able to run as a private hospital. A very high proportion of the patients were now French. The Maternity Department under Doctor Torre had been developed and the Hospital's medical reputation, thanks to Professor Olivier and his team of surgeons, was excellent. But in 1966, as a result of continued failure to raise bank loans against the collateral of the Hospital's investments, the Committee decided that no further loans should be asked for, and with the approval of the Charity Commissioners, the Hospital investments were sold and the funds used to pay off bank loans.

The development of the rue Barbès site, which had been donated to the Hospital by Rab Butler the Foreign Secretary, was completed in 1972. The Ambassador, Sir Christopher Soames, inaugurated the site, where four floors of office accommodation now provide revenue for the Charity. The fifth floor was made available as the nurses' home and the ground floor housed the International Dermatology Centre.

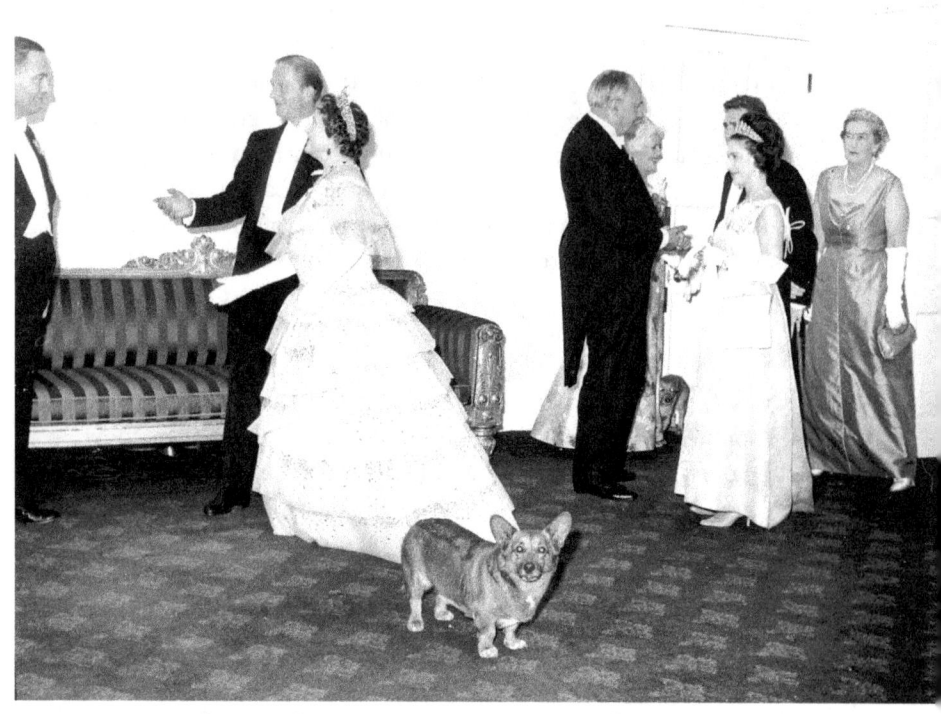

The Queen Mother and Princess Margaret, with the
Marquess of Hertford at the St James Palace Reception, 1963
La reine mère et la princesse Margaret, avec le marquis de
Hertford à une réception au St James Palace, 1963
(*Hertford British Hospital*)

DEFENDONS L'HOPITAL ANGLAIS

Depuis que la menace de fermeture de l'hôpital anglais est connue, des actions multiples ont été entreprises, il nous a paru bon de faire le point.

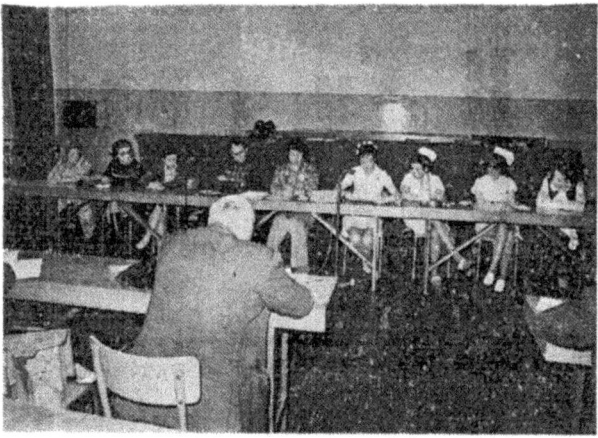

La tribune de la conférence de presse de la section C.G.T. de l'Hôpital Anglais.
Avec les représentants des infirmières, au milieu et de gauche à droite : Vassili DUMAY (secrétaire de l'Union Locale C.G.T.) ; Suzanne COUPEAU (de l'Union Départementale C.G.T., chargée de la Santé) ; Mme BARRERE (secrétaire de la section C.G.T. de l'Hôpital Anglais).

Press Article concerning the threatened closure of the Hospital, 1975
Article de presse concernant la menace de fermeture de l'Hôpital en 1975

22. Menaces de fermeture et changement de statut

Mais à nouveau les pertes s'accumulaient. Le fonds d'origine avait été utilisé pour rembourser les emprunts, et les objectifs de dons n'avaient en rien été atteints. Le bâtiment d'origine, datant de 1890, avec les lits séparés par les rideaux, était inadapté pour rendre l'hôpital plus rentable. Les médecins, tous Français, ne souhaitaient pas être impliqués financièrement, mais ils acceptèrent de consacrer 50% de leurs honoraires au fonctionnement de l'Hôpital. Le niveau des infirmières fut critiqué et des comparaisons insidieuses furent faites avec la discipline prévalant à l'époque de l'hôpital militaire. En 1972, les commissaires aux comptes avaient examiné le bilan :

> 'L'Hôpital a subi de nouvelles pertes au cours des années passées et manque si gravement de fonds de roulement que la continuation de son activité de soins est conditionnée par des apports de fonds extérieurs. Aussi on peut se demander si les bases sur lesquelles ont été établis les comptes sont valides'.

Le Professeur Olivier estimait que l'Hôpital avait un avenir viable, mais une fermeture temporaire et des travaux de rénovation devaient être envisagés, car il ne pouvait poursuivre sur les bases actuelles.'

En 1975, le Comité fut contraint de se prononcer sur le futur de l'Hôpital. La position de l'ambassade fut confirmée par Mr Ewart-Biggs, le Ministre Plénipotentiaire, qui avait été très actif au sein de la communauté britannique, consacrant beaucoup de temps aux activités de l'Hôpital. Il fut nommé ambassadeur en Irlande en mars 1976 et mourut tragiquement trois mois plus tard, tué par une mine de l'IRA (Irish Republic Army).

La situation n'était pas celle de 1952, le Comité conclut alors :

> 'Au vu de la nécessité pour le Trust de s'en tenir à son objet original – éventuellement modifié – au regard des sujets britanniques, également au vu des pertes

22. Threatened Closure and Change of Status

But once again losses started to accumulate. The initial endowment had been spent to pay off loans and the fund raising target had in no way been achieved. The original 1890 building, with its cubicle accommodation, was not suitable for the more remunerative type of cases. The doctors, who were all French nationals, were not prepared to be involved financially, but did agree to transfer 50% of their fees to the running of the Hospital. The standard of nursing was criticised and invidious comparisons were made with the disciplines of the previous military hospital. In 1972, the auditors had qualified the balance sheet:

> 'The Hospital has sustained further losses during the past year and is so short of working capital that its ability to continue operating depends on the continuing provision of funds from external sources. It is therefore questionable whether the going concern upon which the accounts have been prepared is appropriate'.

Professor Olivier believed the Hospital had a viable future, but temporary closure and reconstruction had to be considered as it could no longer continue under the present conditions.

In 1975, the Committee was forced to vote on the future of the Hospital. The Embassy position was confirmed by Mr Ewart-Biggs, the Minister Plenipotentiary, who had been very active in the British Community, spending much time on the Hospital's activities. He went on to become Ambassador to Ireland and three months later was tragically killed there by a landmine planted by the I.R.A.

The situation was not unlike 1952, when the Committee then concluded:

> 'In view of the necessity for the continuation of the Trust to meet its original, or eventually modified, objects in connection with British subjects, and in view

complémentaires qui ne pourraient être couvertes par le nantissement ou la vente des actifs subsistants du Trust, il est proposé, comme seule voie assurée, de fermer l'Hôpital aussi vite que possible, pour éviter une nouvelle érosion ou une perte de valeur éventuelle des actifs subsistants'.

Le vote s'établit ainsi : 9 pour et 3 contre, le Professeur Olivier votant contre et remerciant les deux autres administrateurs qui avaient voté dans son sens.

La situation était très différente de celle qui prévalait vingt ans plus tôt, car l'Hôpital recevait maintenant ses malades de Levallois et des alentours, tandis que seulement 10 à 15% étaient Britanniques. Tous les médecins et l'essentiel du personnel infirmier et administratif étaient maintenant français ou avaient un conjoint français.

Le maire, Parfait Jans, prit la tête du soutien de l'Hôpital dans les mois qui suivirent. Né en 1926, c'était un immigrant de première génération, enfant de parents venus du Val d'Aoste en Italie. Il avait été berger et bûcheron, mécanicien et chauffeur de taxi. Mais il s'était élevé socialement, ce qui lui permit de devenir maire de Levallois-Perret de 1965 à 1983, député communiste de 1967 à 1986 et conseiller général du département des Hauts-de-Seine de 1977 à 1982. Auteur prolifique, il a aussi écrit une vingtaine de livres sur son Val d'Aoste natal. Pendant son mandat de maire, il vit sa commune passer d'un environnement industriel en une ville où les activités de services prévalaient, impliquant des besoins en bureaux. Il supervisa cette transformation, tout en créant de nouveaux centres de vie culturelle, sportive et éducative, et il fut particulièrement actif dans l'aide aux jeunes chômeurs, créant aussi des équipements pour les jeunes enfants et les personnes âgées. En 1983, Monsieur Balkany reprend la Mairie de Levallois et à son tour réalise les transformations majeures que nous connaissons aujourd'hui.

Madame Lesley Barrère, infirmière-chef du bloc opératoire et secrétaire de la section C.G.T. de l'Hôpital, avait le même genre de formation que beaucoup d'infirmières britanniques.

of the fact that any further losses incurred can only be covered by the pledging or realisation of the Charity's remaining assets, it is proposed that the only safe course is to close the Hospital with as little delay as possible in order to avoid further erosion and eventual depletion of the remaining assets'.

The vote was: 9 for and 3 against, with Professor Olivier voting against, and thanking the two other trustees who voted with him.

But the situation was actually very different from twenty years before, in that the Hospital was now drawing its patients from Levallois and the surrounding area, and only 10-15% were British. All the doctors and many of the nursing and administrative staff were French or married to French nationals.

The Mayor, Parfait Jans, became a leading personality in support of the Hospital during the coming months. Born in 1926, he was a first generation immigrant of parents originating from the Val d'Aoste in Italy. He had been a shepherd, a woodcutter, a machine fitter, and a taxi driver. But he rose to be Mayor of Levallois-Perret from 1965 to 1983, Member of Parliament in the Communist Party from 1967 to 1986 and Conseiller Général du Departement des Hauts-de-Seine from 1977 to 1982. He was a prolific author and editor, having written some twenty books about his native Val d'Aoste. During his eighteen years as Mayor, he saw the transformation of his Commune from an industrial environment to one largely catering for service industries that needed office accommodation. He supervised this transformation, at the same time creating new cultural, sporting and education centres, and was notably active in aiding the young unemployed, also creating centres for young children and the ageing population. ageing population. In 1983, Monsieur Balkany was elected Mayor of Levallois and continued the major transformations of the city we know today.

Madame Lesley Barrère, head nurse in the operating theatre and secretary of the C.G.T. section of the Hospital, had a similar background to many of the British nurses. She had

Elle avait été formée au St. George's Hospital, avant de démarrer au Hertford British Hospital en 1963, peu après avoir obtenu son diplôme. Elle projetait de rester seulement une ou deux années en France, mais son mariage avec un Français changea la donne. Elle se souvient :

'L'annonce de la fermeture imminente de l'Hôpital tomba sur tout le personnel concerné comme un coup terrible. Nous savions tous depuis quelque temps que la situation était critique, mais personne ne s'attendait à une chose pareille. Pouvions-nous faire quelque chose ? Chercher une aide extérieure, après tout l'Hôpital était l'équivalent d'un hôpital municipal pour les gens de Levallois. Viendraient-ils nous soutenir dans une action que nous pourrions entreprendre pour tenter de redresser la situation ? La création d'une section syndicale fut envisagée. Mais quel syndicat ? Après des contacts avec un ou deux d'entre eux, la C.G.T. apparut comme la meilleure option ! Il y eut des froncements de sourcils. Des points d'interrogation. Des points d'exclamation. Mais ils sont communistes. Vous ne pouvez raisonnablement prendre ce chemin-là. Et pourquoi pas ? Ils ne nous imposent en rien de prendre la carte du parti et ils semblent prêts à nous donner une aide réelle. Ainsi avec un soutien sans faille et une énergie inlassable, ils nous aidèrent à préparer et imprimer lettres, tracts et pétitions destinés aux autorités administratives et aux particuliers de Levallois.

Le maire de Levallois, Parfait Jans, s'avéra également être un « bosseur » infatigable pour notre cause. Il intervint à multiples reprises auprès des autorités françaises compétentes et sa porte fut toujours ouverte pour nous donner avis et soutien. Une conférence de presse fut organisée au cours de laquelle les représentants de la section syndicale de l'Hôpital lurent une déclaration aux journalistes de divers journaux locaux et répondirent ensuite aux questions. C'était une expérience entièrement nouvelle et passablement intimidante, mais nous étions déterminés à faire tout ce qui était en notre pouvoir pour maintenir le British Hospital, sans pour autant méconnaître que des changements radicaux étaient inévitables.

A la suite de cette conférence de presse, le personnel de l'Hôpital – nous – commença une série de distributions de tracts

trained at St. George's Hospital before coming to the Hospital in 1963, soon after obtaining her diploma. Her intention was to remain in France for only one or two years, but marriage to a Parisian changed her plans. She recounts:

'The announcement of the impending closure of the Hospital came as the most tremendous shock to all the staff concerned. We had known for some time that the situation was critical but no one expected this. Was it possible for us to do something? To look for outside help somewhere, after all this was the equivalent of a municipal hospital for the people of Levallois. Would they support any action we could undertake to try and redress the situation? A Trades Union syndicate was suggested. But which syndicate? After approaching one or two, the best option appeared to be the C.G.T.! Raised eyebrows. Question marks. Exclamation marks. But they're communist. You can't possibly go down that road. Why not? They don't oblige us to join the party and they seem to be prepared to give us plenty of backing. So, with their unfailing support and tireless energy they helped us to prepare and print letters, tracts and petitions for the various authorities and the citizens of Levallois.

The Mayor of Levallois, Parfait Jans, proved to be another tireless worker on our behalf. He intervened ceaselessly with the relevant French authorities and his office door was always open to us for advice and support. A press conference was organised where representatives of the Hospital Trade Union Syndicat read a declaration to journalists from various local papers and subsequently replied to questions. This was an entirely new and somewhat intimidating experience but we were determined to do everything possible to maintain the British Hospital, recognising at the same time that radical changes were necessary and inevitable.

Following the press conference we, the Hospital staff, began a series of handing out tracts to the local population, installing

à la population locale, installé à l'heure du déjeuner, à la sortie des bureaux, des banques et de divers lieux de travail, pour faire signer des pétitions. Les infirmières y participèrent en uniforme, cristallisant immédiatement un énorme capital d'intérêt et de sympathie. Il ne faudrait pas en déduire pour autant que seul le personnel infirmier se battait pour maintenir l'Hôpital ouvert. Les différentes catégories de personnel étaient toutes également dévouées à la cause et profondément impliquées.

L'un des moments les plus mémorables concernant la population de Levallois fut notre apparition sur le marché très animé du dimanche matin, avec nos tracts et nos pétitions – toujours avec nos uniformes, bien faits pour attirer l'attention. En ce qui concerne le grand public, ce fut sans doute la journée qui marqua le plus grand succès de notre action. Les gens étaient déjà inquiets de la fermeture imminente d'un hôpital dont ils appréciaient beaucoup les services et ils nous apportèrent leur plein soutien, signant les pétitions avec un énorme intérêt et un grand enthousiasme.

Un incident assez amusant se produisit ce matin-là quand apparut Mademoiselle Daudet, adjointe de l'infirmière en chef. Pour une raison inexplicable, elle trouva notre attitude absolument intolérable et elle nous menaça avec fureur d'un licenciement immédiat si nous n'arrêtions pas sur le champ : la réaction des Levalloisiens nous fit chaud au cœur.'

La municipalité prit immédiatement la décision de réduire le coefficient d'occupation des sols de 1.6 à 0.7, afin de décourager ou d'empêcher un achat spéculatif du site pour réaliser des constructions commerciales ou industrielles. La solution envisagée par le maire consistait à obtenir le changement de statut de l'Hôpital, en le faisant passer de 'clinique conventionnée' à 'hôpital privé'. Ceci pouvait être acquis moyennant l'accord des autorités médicales françaises, en l'occurrence la DDASS et la Caisse Régionale de Maladie de Paris. Ce nouveau statut devait permettre de sortir l'Hôpital de ses pertes structurelles en lui attribuant désormais un financement par les autorités de santé françaises. Il y aurait désormais un budget accepté, sous la forme d'un forfait quotidien par lit, négocié annuellement avec la Direction.

ourselves outside offices, banks and various places of work at lunchtime with petitions to sign. The nurses participated wearing nurse's uniform which immediately gave us an enormous capital of interest and sympathy. At the same time it would be wrong to think that only the nursing staffs were fighting to keep the Hospital open. The different categories were all equally committed and deeply involved.

One of the most memorable events concerning the people of Levallois was our appearance at the busy Sunday-morning market with our tracts and petitions, dressed in the required eye-catching uniforms. This was probably our most successful day as far as the general public was concerned. They were already very anxious about the impending closure of a local hospital which they greatly appreciated and they gave us their full support, signing the petitions with enormous interest and enthusiasm.

One rather amusing incident occurred that morning when Mademoiselle Daudet, the Deputy Matron, appeared. For some unexplainable reason she found our behaviour absolutely intolerable and furiously threatened us with instant dismissal if we didn't stop immediately and the response of the Levalloisiens was most heart warming.'

The Municipality immediately took the decision to reduce the area that could be built on to less than half, knowing that this would discourage and prevent speculative buying of the site for commercial or industrial buildings. The Mayor's solution was to obtain the change of status of the Hospital from a 'Clinique Conventionnée' to an 'Hôpital Privé'. This could only be done with the agreement of the French Health Authorities, represented by the DDASS (Direction Départementale Des Affaires Sanitaires Et Sociales) and the Caisse Régionale de Maladie de Paris. This new status would stop the Hospital from being a loss-making structure as it would now be financed by the French Health authorities. There would be an agreed budget, in the form of a bed day-rate to be negotiated annually with management.

L'un des principaux problèmes était d'obtenir le financement intercalaire, mettant ainsi un terme à l'ancien régime, et les Charity Commissioners avaient autorisé la souscription d'un emprunt sur quatre ans, d'un montant de 2,5 millions de francs au plus, cautionné par le terrain et les bâtiments si cela s'avérait nécessaire. Ce nantissement fut évité, car la municipalité se porta garante des sommes exigées pour le remboursement des dettes avant le changement de statut. Le président de l'Hôpital, Michael Grainger, passa des heures et des heures de patientes négociations pour arriver à un accord.

Une des différences essentielles du nouveau statut venait du fait que les médecins étaient désormais salariés, au lieu d'être payés en honoraires, selon le régime libéral des « cliniques conventionnées », chaque médecin se voyant allouer un certain nombre de vacations. Certains médecins n'appréciaient pas cette modalité, notamment les deux principaux chirurgiens, le Professeur Olivier et le Docteur Rettori, qui avaient largement contribué à élever la réputation de l'hôpital pendant de nombreuses années. Le Professeur Olivier, avant de quitter l'Hôpital, recommanda la nomination de nouveaux chefs de départements : les Drs Puissan, Torre, Juvin et Martin.

One of the main problems was to obtain finance to close off the existing regime. The Charity Commissioners had authorised a four-year borrowing of not more than two and a half million francs and gave their agreement for the Hospital land and property to be used as collateral, permitting borrowing if necessary. This, in fact, was not necessary as the Municipality acted as guarantors for the loans required to pay off debts before the change of regime. The Chairman of the Hospital, Michael Grainger, spent hours of patient negotiation in making this arrangement.

The main differences in the new status was that doctors were now salaried instead of the liberal fee-paying regime of the 'Clinique Conventionnée', each doctor being allocated a certain number of 'vacations'. This did not suit some doctors, notably the two principal surgeons: Professor Olivier and Doctor Rettori, who had so enhanced the reputation of the Hospital for many years. Professor Olivier, before leaving, recommended the appointments of new Heads of Departments: Dr Puissan, Dr Torre, Dr Juvin and Dr Martin.

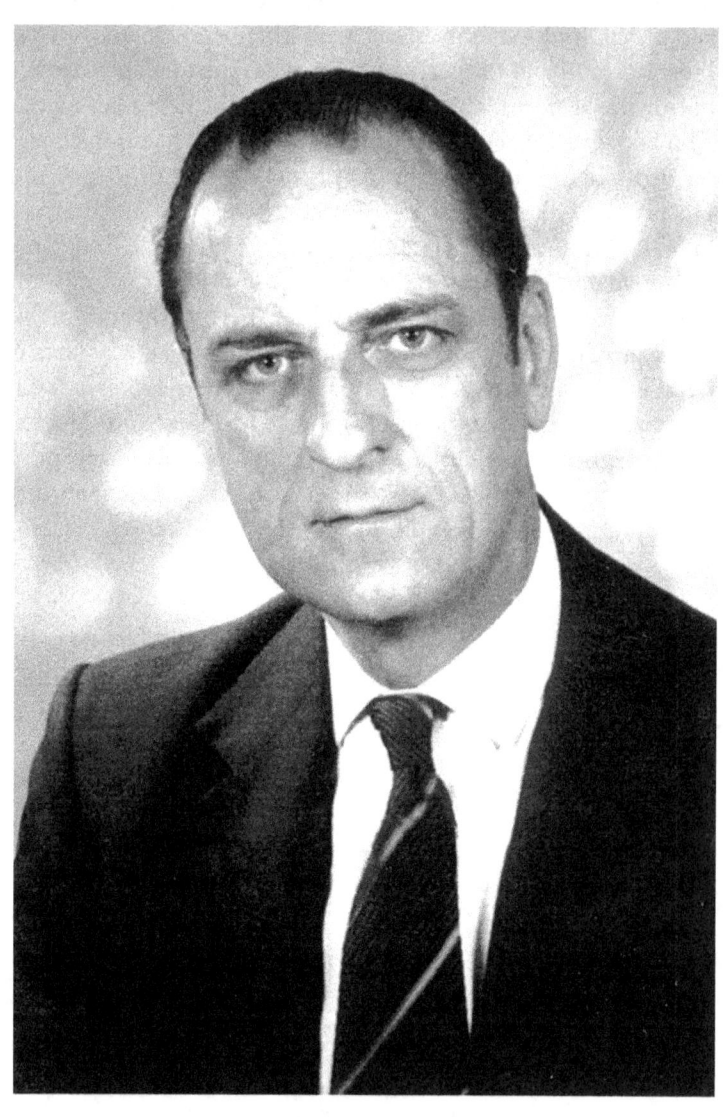

Michael Grainger
(*Hertford British Hospital*)

CLARENCE HOUSE

I have heard that after more than 40 years you are leaving L'Hôpital Franco-Britannique and I just wanted to write and say how much your enormous contribution has been appreciated by staff and patients, and how much you will be missed.

I am only sorry that I have not had the opportunity of meeting you properly, although I gather that you joined the parade, dressed in medical uniform from the First World War, which celebrated my beloved Grandmother's 100th birthday 3 years ago. I know how proud she was to have been Patron of the hospital which, of course, was previously the Hertford British Hospital until the 1980s, when Her Majesty inaugurated the present building under its new name.

I understand that since joining the Hospital in 1964 your vision has helped to drive forward its development, both medically and physically, in a remarkable way, and that you were instrumental in realizing the vision of the present facilities. Word has reached me of the extraordinary care and attention that you have devoted to all those who have attended the hospital for treatment, many of whom have come from Britain, and I know that you have been enormously popular and highly regarded. It was particularly imaginative to start the scheme in which British and French doctors meet every year and have an opportunity to build relationships and compare approaches in medicine.

I also wanted to congratulate you on receiving "le statut de medicin consultant honoraire" which you will hold for the next two years. I do hope that your farewell is a happy and memorable occasion and that you enjoy your retirement from the hospital. At least you will have more time to pursue your interest in Latin, English and History!

This brings you my warmest best wishes, together with the enclosed photograph which I thought might serve as a small reminder of my Grandmother's 100th birthday that I hope you enjoyed as much as I did.

Message from H.R.H. the Prince of Wales on the retirement of Dr Juvin

23. Reconstruction d'un Hôpital moderne

L'Hôpital avait été sauvé financièrement. Les exigences immédiates d'appels aux dons et aux versements annuels avaient disparu, mais le Comité était pleinement conscient que, sans des fonds nouveaux pour reconstruire un hôpital moderne, son avenir serait toujours précaire. La comparaison avec les nouvelles cliniques établies dans l'environnement n'était pas favorable. Accueillir des malades dans des salles communes de dix-huit lits, ou dans des chambres à un ou deux lits, trop peu nombreuses, avec des équipements sanitaires dépassés, tout cela devenait très difficile.

Heureusement, un nouvel ambassadeur de Grande-Bretagne à Paris allait imprimer sa marque sur l'avenir de l'Hôpital. Sir Nicholas Henderson avait été ambassadeur en Espagne, en Pologne et en Allemagne, avant d'arriver à Paris pour prendre, de 1975 à 1979, ce poste qui aurait normalement dû être son dernier poste diplomatique. Ce ne fut pas le cas car, au moment de sa retraite, Margaret Thatcher, premier ministre, demanda à Sir Nicholas de prendre l'ambassade de Washington, où, avec sa femme Mary, il accumula un énorme capital de sympathie, contribuant à forger la relation privilégiée qui s'instaura entre le président Reagan et Mrs Thatcher.

Mary Henderson s'intéressait particulièrement aux hôpitaux : son père étant le Professeur Cawadias, un pédiatre qui avait quitté la Grèce au milieu des années 1920, pour s'installer à Wimpole Street. Pendant la guerre, Mary resta en Grèce, aux côtés de sa mère, et passa une bonne partie de cette période en servant comme infirmière de la Croix Rouge à Athènes. Pendant l'occupation allemande, elles furent l'une et l'autre arrêtées et internées dans un camp de concentration allemand, avant d'être libérées après le débarquement des troupes britanniques.

Le Comité de l'Hôpital avait travaillé sur des plans de reconstruction, mais sans avoir une idée claire des modalités de financement d'un projet de 15 millions de francs. Ses membres savaient que la solution ne se trouvait ni du côté du

23. Rebuilding of a modern Hospital

The Hospital had been saved financially. The immediate need for fund-raising and annual subscriptions had disappeared but the Committee was painfully aware that unless significant finance could be found to rebuild a modern Hospital, its future would always be in jeopardy. The comparison with new clinics that had been established in the area was not favourable. Accommodating patients in the eighteen-bed wards, or the few single and double rooms that were available, all with outdated sanitary conditions was proving very difficult.

Fortunately, a new Ambassador was to arrive in Paris, who would leave his mark on the future of the Hospital. Sir Nicholas Henderson had been Ambassador in Spain, Poland and Germany before arriving in Paris to take up what would normally have been his last post from 1975 to 1979. However, on retirement, Margaret Thatcher invited him to serve as Ambassador to Washington, where he was enormously popular, and with his wife Mary, helped to form the special relationship which developed between President Reagan and Prime Minister Mrs Thatcher.

Mary Henderson had a special interest in hospitals, as her father Professor Cawadias was a paediatrician who had left Greece in the mid-1920's to set up a practice in Wimpole Street. Mary remained with her mother in Greece during the war and served a good part of this time as a Red Cross nurse in Athens. During the German occupation they were arrested and interned in a German concentration camp, and only released with the landing of the British troops.

The Hospital Committee had been working on plans for the reconstruction, but without any clear idea of how it would be at all possible to finance the Fr 15 million rebuilding project. They knew that it could not be found through British

gouvernement français, ni du côté des donations privées en France et en Angleterre.

Les premiers contacts avec les autorités françaises sur le sujet de la reconstruction furent courtois, mais peu prometteuses. Pourtant, la visite traditionnelle que firent à l'Hôpital le nouvel ambassadeur et Lady Henderson devait avoir des conséquences considérables. Peu de choses furent dites durant la visite elle-même, mais, peu après, le président de l'Hôpital fut invité à déjeuner par Kenneth James, le ministre plénipotentiaire et Eustace Gibbs (maintenant Lord Wraxall), le consul général. Aucune raison particulière à ce déjeuner ne fut invoquée, mais, 'entre la poire et le fromage', le président apprit que Mary Henderson, forte de son ancienne expérience d'infirmière pendant la guerre, avait dit à son mari que les bâtiments et les salles étaient dans un tel état que l'Hôpital devrait être fermé plutôt que de défendre les couleurs britanniques.

Quoique le jugement de Mary Henderson fût parfaitement réaliste, il ne reflétait pas l'opinion d'ensemble du Comité de l'Hôpital, qui avait tout de même réussi, deux ans plus tôt, à éviter la fermeture avec l'aide du personnel et du maire de Levallois. Le président demanda que la question fût discutée avec l'ambassadeur lui-même et il fut reçu dès le lendemain. Sir Nicholas Henderson écouta attentivement les arguments, décrocha son téléphone et demanda à sa secrétaire d'appeler le ministre français de la Santé, Simone Veil. Une réunion fut organisée.

Simone Veil, considérée comme l'une des personnes les plus courageuses qui soit, était aussi l'une des plus influentes et des plus puissantes en France. Alors qu'elle avait 17 ans, elle-même et ses parents furent emprisonnés par les Nazis à Auschwitz et Bergen-Belsen. Elle-même, sa mère et ses sœurs furent victimes d'atrocités inimaginables. Seules Simone Veil et l'une de ses sœurs en réchappèrent. Cette tragique expérience lui donna le courage de mener à bien tout ce qu'elle entendit faire dans la vie. Elle en donna à nouveau la preuve à cette occasion. Juriste de formation, elle fut ministre de la Santé sous Valéry Giscard d'Estaing, faisant voter les lois sur la libéralisation de l'avortement en 1974. Elue au parlement européen en 1979,

Government funding or by fund raising in the private sector in France and England.

Initial soundings with the French Health authorities on the subject of rebuilding were courteous but not promising. However the traditional visit of the Ambassador and Lady Henderson to the Hospital was to have considerable consequence. There was little comment during their visit, but soon after, the Chairman of the Hospital was invited to lunch with Kenneth James, the Minister Plenipotentiary and the Hon. Eustace Gibbs (now Lord Wraxall) the Consul General. No specific reason was given for the lunch, but 'entre la poire et le fromage', the Chairman was informed that Mary Henderson, with her previous war nursing experience, had advised her husband that the Hospital buildings and wards were in such a state that it should be shut, rather than continue to fly the British flag.

Although her statement was realistic, it did not reflect the general opinion of the Hospital Committee, who with the staff and the Mayor of Levallois, had saved the Hospital from closure only two years previously. The Chairman requested that the matter should be discussed with the Ambassador and was received the following day. Sir Nicholas Henderson listened attentively to the arguments, picked up his phone and requested that his secretary put him through to the Minister of Health, Simone Veil. A meeting was arranged at very short notice.

Simone Veil is acknowledged as one of the most courageous, powerful, and influential people in France. When only 17 years old, she and her family were prisoners of the Nazis at Auschwitz and Bergen-Belsen, suffering unimaginable atrocities. Only Simone Veil and one sister returned. This tragic experience gives her the courage to accomplish anything that she chooses to do. She exemplifies this courage today . A qualified lawyer, she was Minister of Health under Valéry Giscard d'Estaing, securing the passage of a liberalised abortion law in 1974. Elected to the European Parliament in 1979, 1984 and 1989 she served as its first popularly elected President. From 1993 to 1995 she was French Housing and Social Affairs Minister,

1984 et 1989, elle en devint présidente quand pour la première fois le président dans cette fonction fut élu. De 1993 à 1995, elle fut ministre d'Etat du Logement et des Affaires Sociales et, en 1998, elle fut nommée au Conseil Constitutionnel.

L'ambassadeur et le président de l'Hôpital furent reçus par Simone Veil, dans son ministère, en avril 1977 et, après une présentation par Nicholas Henderson, qui évidemment la connaissait bien, elle demanda à brûle-pourpoint : « Pourquoi sauverais-je votre Hôpital ? ». Les arguments invoqués par ses visiteurs furent sans doute assez convaincants, car elle demanda que les plans de reconstruction de l'Hôpital lui soient présentés – à elle et à ses collaborateurs. Les plans furent établis par un architecte nommé Pasquenelli, spécialiste de la construction des hôpitaux du secteur public. Il fut admis que le bâtiment d'origine de 1890 et l'extension construite par l'armée ne pouvaient valablement être modernisés et qu'un hôpital entièrement nouveau devrait être construit sur le site. La question de la poursuite de l'activité de l'Hôpital pendant les travaux fut aussi prise en compte. En témoignage de sa bonne volonté, Simone Veil vint à l'Hôpital lors d'une "journée portes ouvertes" et elle remit elle-même les prix aux gagnants d'un concours de peinture destiné aux enfants pour décorer la salle de la maternité, sur le thème « la mère et l'enfant ».

A la même époque, Sir Peter Vanneck, le 650e Lord Maire de Londres visita l'Hôpital avec Lady Vanneck, à l'occasion d'une visite officielle rendue à son homologue parisien Jacques Chirac. Vanneck était persona grata auprès de Chirac, car il possédait lui aussi une maison en Corrèze. Depuis la Révolution, il n'y avait eu qu'une visite à Paris du Lord Maire de Londres, c'était donc la seconde. Il sembla apprécier de se trouver à la tête d'un petit cortège composé des Sheriffs, du Chief Commoner, du Sword Bearer, du Sergeant in Arms et du City Marshal, qui tous l'accompagnèrent partout, portant leurs fourrures, plumes, jabots de dentelle et leurs décorations médiévales. Très populaire, le Lord Maire était aussi un francophile qui parlait très bien le français et devint plus tard membre du parlement européen à Strasbourg.

Mais les négociations avec le ministère, en 1978 et au début de 1979, furent difficiles, en dépit de l'intervention active

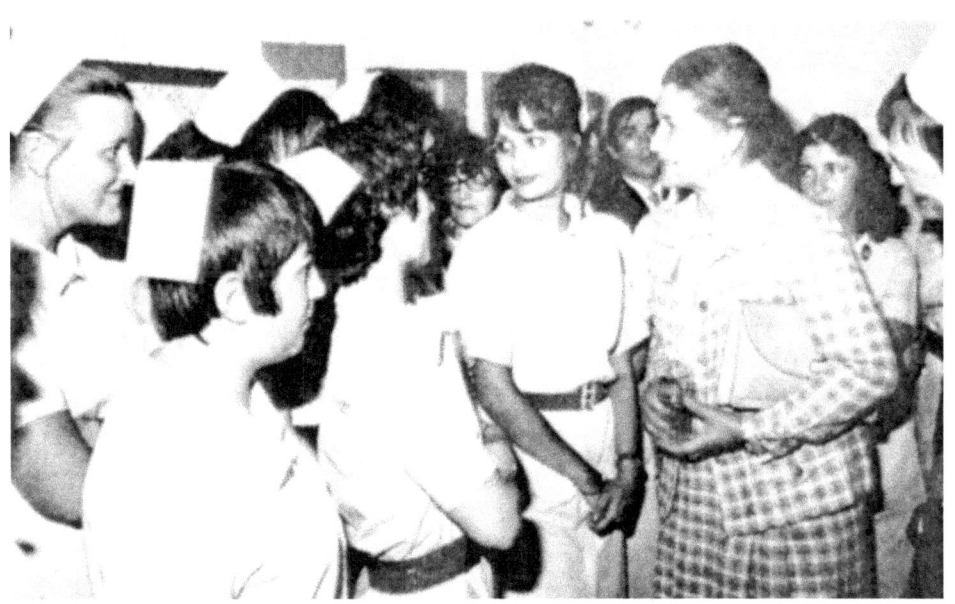

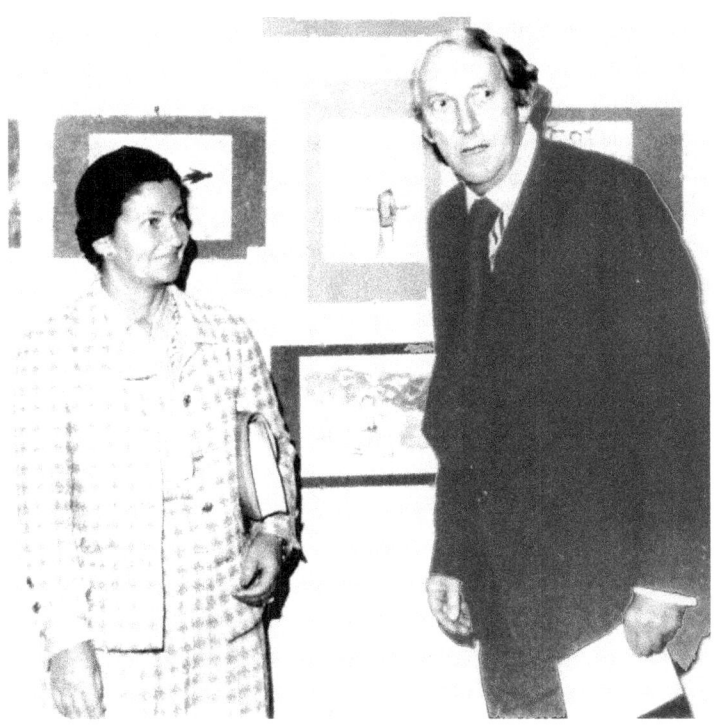

Simone Veil visits the Hospital with Sir Nicholas Henderson
Simone Veil visite l'Hôpital avec Sir Nicholas Henderson
(photo Henderson)

British Hospital in Paris opens new section

From Our Own Correspondent
Paris, Oct 17

The first stage of reconstruction of the British Hospital in Paris was opened this evening by Mme Simone Veil, the Minister of Health and Social Security, and Sir Nicholas Henderson, the British Ambassador.

The hospital owes its foundation to the British philanthropist, Sir Richard Wallace. He organized and largely paid for the ambulance service during the siege of Paris in the Franco-Prussian war in 1871 and the idea of the hospital grew out of that.

In both world wars the hospital was used to care for the sick and wounded. During the German occupation it was handed over to the French Red Cross, with the British Red Cross taking over after the liberation until 1946.

The hospital has now been fully integrated into the French hospital service and most patients are French. It still retains a strong British flavour, however, because although most of the medical staff are French a very high proportion of the nurses are British.

It has a particular role nowadays of caring for patients who are not covered by social insurance and are unable to pay for medical care. British residents and visitors also tend to prefer to go to the hospital for treatment.

Financed in large by the French medical service, the hospital is now undergoing a reconstruction and modernization programme. The section opened tonight is the maternity outpatients department.

After the official speeches Mme Veil gave prizes to children in an art competition organized by the hospital.

Press article after the visit of Simone Veil, 1980
Article dans le Times, après la visite de Simone Veil, 1980
(*The Times*)

and in 1998 she was appointed to the French Constitutional Council.

The Ambassador and the Hospital Chairman were received by Simone Veil in her Ministry in April 1977. After the introduction by Nicholas Henderson, who obviously knew her well, she asked 'Why should I save your Hospital?' The visitors' arguments must have been sufficiently convincing for her to suggest that they prepare plans for rebuilding a new Hospital and present them to her and her colleagues. The plans were drawn up by architect Pasquenelli who specialised in the construction of Hospitals in the public sector. It was decided that the 1890 original building and the extension built by the army could not possibly be converted and modernised, and that a completely new hospital should be built on the site. The problem of keeping the Hospital open during the works was also a major consideration. As a token of goodwill, Simone Veil came to an 'open day' reception at the Hospital, when she gave out prizes to winners of a children's painting competition, using as its motif 'mother and child' to decorate the Maternity Ward.

During the same period, Sir Peter Vanneck, the 650th Lord Mayor of London, visited the Hospital with Lady Vanneck, whilst on an official visit to his Paris counterpart Jacques Chirac. Vanneck was *persona grata* with Chirac, also owning a house in Corrèze. His was one of only two visits of a Lord Mayor of London to Paris since the French revolution. He apparently enjoyed leading the little procession composed of the Sheriffs, the Chief Commoner, the Sword Bearer, the Sergeant in Arms and the City Marshal, all of whom accompanied him everywhere wearing furs and feathers, frills and medals. A very popular Lord Mayor, a Francophile who spoke excellent French, he later became a European MP at Strasbourg.

But negotiations with the Ministry during 1978 and early 1979 were difficult, despite the active and effective intervention

de l'ambassadeur, du ministre plénipotentiaire et du consul-général. Quelque 400 établissements en France faisaient la chasse aux subventions et Simone Veil insista auprès de Nicholas Henderson pour que le soutien qu'elle apportait à l'Hôpital reste confidentiel. Pourtant, en tant que ministre de la Santé, elle fit l'honneur exceptionnel de faire une visite officielle à l'Hôpital et d'inaugurer l'aile de la maternité rénovée. On la vit aussi souvent aux réceptions de l'ambassade.

En 1979, la situation était critique : Henderson quittait Paris et la vie diplomatique, tandis que Simone Veil était aussi sur le point d'abandonner ses fonctions ministérielles pour devenir présidente du parlement européen. Pourtant, une ultime réunion en avril allait s'avérer décisive, et la dernière lettre de Nicholas Henderson comme ambassadeur à Paris, adressée au président de l'Hôpital, informait ce dernier que Simone Veil avait signé une subvention exceptionnelle 'hors budget' de 4 800 000 F. Cette subvention fut officiellement confirmée par le nouveau ministre de la Santé, Jacques Barrot, le 31 décembre 1979, par un Arrêté qui accordait à l'Hôpital un montant total – y compris les prêts gouvernementaux – de 16 millions de F pour la reconstruction de l'Hôpital.

Dans ses mémoires "Mandarin : les Carnets d'un Ambassadeur", Henderson écrit:

'Selon une rumeur qui est venue à mes oreilles, Madame Veil aurait l'intention de quitter son poste ministériel pour être candidate à l'assemblée européenne sous l'étiquette UDF (autrement dit Giscardienne). Selon ma tactique habituelle, prêchant le faux pour savoir le vrai, je lui ai dit que je pouvais imaginer ce qu'elle allait faire. A cela, elle répondit qu'aucune décision n'avait été prise. J'aimais discuter avec elle et, très aimablement, elle me dit qu'elle regrettait beaucoup notre départ de Paris. Elle nous a beaucoup aidés à propos du Hertford British Hospital. L'une des choses que je suis le plus heureux d'avoir accomplies durant mon affectation a été le rattachement de cet hôpital au système français de la sécurité sociale. Sa modernisation devrait pouvoir maintenant être menée à bien sans difficulté. J'ai veillé à ne pas la remercier trop ouvertement pour l'aide qu'elle nous avait apportée, car je pense que je risquais

of the Ambassador, The Minister Plenipotentiary and the Consul-General. Some 400 establishments in France were requesting subventions, and Simone Veil particularly requested Nicholas Henderson that her support for our Hospital should remain confidential. She did, however, make the exceptional honour, for a Minister of Health, to make an official visit to the Hospital to inaugurate the refurbished maternity wing, and she was often seen at receptions in the Embassy.

In 1979, the situation was critical: Henderson was retiring from the diplomatic corps and leaving Paris and Simone Veil was also about to relinquish her ministerial role to become the first President of the European Parliament. However, a final meeting in April was to prove fruitful, and Nicholas Henderson's last letter as Ambassador in Paris to the Chairman of the Hospital informed him that Simone Veil had signed an exceptional subvention 'hors budget' for Fr4.8 million. This subvention was officially confirmed by the new Minister of Health, Jacques Barrot, on the 31st December 1979, in a decree granting the Hospital a total figure, including government loans, of Fr16 million for the rebuilding of the Hospital.

In his memoirs, 'Mandarin: the Diaries of an Ambassador' Henderson wrote:

'I had heard a rumour that Madame Veil was intending to resign her ministerial post and stand for the European Assembly as a UDF(i.e. Giscardian) candidate. I adopted my usual tactic and indicated to her that I assumed she was doing this. To which she replied that no decision had been taken. I liked talking with her and she kindly said how sad she was at the prospect of our leaving Paris. She has been a great help with us over the Hertford British Hospital. One of the things I am most pleased to have done during my time in Paris has been to get the hospital incorporated in the French social security system. Its modernisation should now take place without difficulty. I made a point of not thanking Simone Veil too openly for the help she has given because I think it might make it difficult for her with her officials if I gave the impression that she had done us a great favour. Nevertheless we ought to feel grateful

de la mettre en porte-à-faux avec ses hauts fonctionnaires si j'avais donné l'impression qu'elle nous avait fait une grande faveur. Néanmoins, nous devrions lui en être reconnaissants, car je ne suis pas certain que l'hôpital eût pu redémarrer d'un bon pied sans son intervention personnelle'.

L'Hôpital pouvait aussi être vraiment reconnaissant de l'intervention de l'ambassade et de l'équipe exceptionnelle constituée par Nicholas Henderson, Kenneth James et Eustace Gibbs, qui n'ignoraient pas que, sans leur intervention auprès des autorités françaises de la santé, l'Hôpital n'avait aucune chance de survie à long terme. Les plans de reconstruction pouvaient maintenant être engagés, intégralement financés par le système de santé français.

L'Hôpital pouvait maintenant regarder l'avenir avec calme et confiance, probablement pour la première fois depuis les années 1920. Un bâtiment d'hôpital entièrement nouveau, avec tous les services attachés, allait être édifié, et le fonctionnement quotidien de l'Hôpital serait désormais financé par le système de santé français. Le Comité de direction restait composé de citoyens britanniques - avocats, comptables, hommes d'affaires, architectes, promoteurs immobiliers, tous membres éminents de la communauté britannique à Paris, mais les directeurs de l'Hôpital étaient maintenant tous français, ayant reçu la formation de l'école de gestion hospitalière de Rennes. Le Dr Martin Guest fut nommé aux côtés de collègues français, quand les médecins britanniques furent autorisés à travailler à nouveau en France à compter de 1978.

La collecte des dons se poursuivit avec un défilé de mode à l'ambassade britannique, en présence de la Princesse Anne. Pour l'Hôpital, ce fut la dernière grande manifestation de bienfaisance à l'ambassade britannique, avec une réception dans les jardins par une splendide journée de juin. Le 'Tout Paris' fut invité à assister à un spectacle soutenu par de grandes sociétés britanniques : Marks and Spencer, Burberrys, Rayne, Laura Ashley, Church, Dunhill, Burton, Sephora et Jaeger.

La première pierre fut posée par la Princesse Alexandra en février 1981, cent quatre ans après l'inauguration du bâtiment

because I am not sure we would have got the hospital on to the right footing without her personal intervention'.

The Hospital should also be truly grateful for the intervention of the Embassy and the exceptional team of Nicholas Henderson, Kenneth James and Eustace Gibbs, who knew all too well that without their intervention with the French Health Authorities the Hospital had no long term chance of survival. The plans for rebuilding could now go ahead, entirely financed by the French Health Service.

The Hospital could look forward to the future calmly and confidently, probably the first time since the 1920's. A completely new Hospital building, including all the services, was to be built, and the daily running of the Hospital would be financed by the French National Health Service. The Management Committee was still composed of British nationals: lawyers, accountants, businessmen, architects and property developers, all prominent members of the British Community in Paris, but the Hospital Managers were now French, having been trained at the Rennes school for hospital management. Dr. Martin Guest was appointed alongside his French colleagues, as British doctors were allowed to work again in France from 1978.

Fund-raising continued with a spectacular Fashion Show at the British Embassy, organised by the Ambassador, Sir Reginald and Lady Hibbert, and attended by Princess Anne. For the Hospital, it was the last great charity event at the British Embassy, with a reception in the gardens on a splendid June day. 'Tout Paris' was invited to see a show sponsored by leading British Companies: Marks and Spencer, Burberrys, Rayne, Laura Ashley, Church, Dunhill, Burton, Sephora, and Jaeger.

The foundation stone was laid by Princess Alexandra in February 1981, one hundred and four years after Sir Richard

de l'hôpital d'origine par Sir Richard et Lady Wallace. Sa Majesté la Reine mère avait été invitée à procéder à l'ouverture du nouvel hôpital, invitation qu'elle avait aimablement acceptée. Comme pour toutes les visites royales, elle fut organisée en liaison entre l'Ecuyer Royal, Sir Ralph Anstruther, l'ambassade britannique et, dans ce cas précis, l'Hôpital.

Une réunion eut lieu avec le préfet des Hauts-de-Seine, au cours de laquelle le protocole fut évoqué. Il fut inopportunément dit que Patrick Balkany, vice-président du Conseil Général aurait la préséance sur le maire de Levallois-Perret, lors de la présentation à la Reine Mère. Quelqu'un avait tout simplement oublié que le maire de Levallois, Parfait Jans, était maire et député - qu'il aurait donc dû passer avant M. Balkany. Ceci causa une tempête politique qui remonta à l'Elysée. Par la suite, le président de l'Hôpital, Brian Cordery, reçut un coup de téléphone du maire de Levallois-Perret qui l'informa personnellement qu'il n'assisterait pas à l'inauguration !

and Lady Wallace had inaugurated the building of the original Hospital. Her Majesty the Queen Mother had graciously accepted an invitation to open the new Hospital. As in all royal visits, there was detailed planning between the Royal Equerry - Sir Ralph Anstruther, the Ambassador - Sir John Fretwell, and the Hospital.

One meeting was held with the 'Préfet' of the 'Hauts de Seine' at which protocol was discussed. It was ill-advisedly said that Patrick Balkany, a right-wing RPR member and Vice-Président of the Conseil Général, should come before the Maire of Levallois-Perret in the line up to be presented to the Queen Mother. Someone, however, had overlooked that the Mayor of Levallois, Parfait Jans, was also Member of Parliament and should have come before Mr Balkany, his main opponent at that time. This caused a political storm right up to the Elysée. The Chairman of the Hospital, Brian Cordery subsequently received a phone call from the Mayor of Levallois-Perret personally informing him that he would not be coming to the opening!

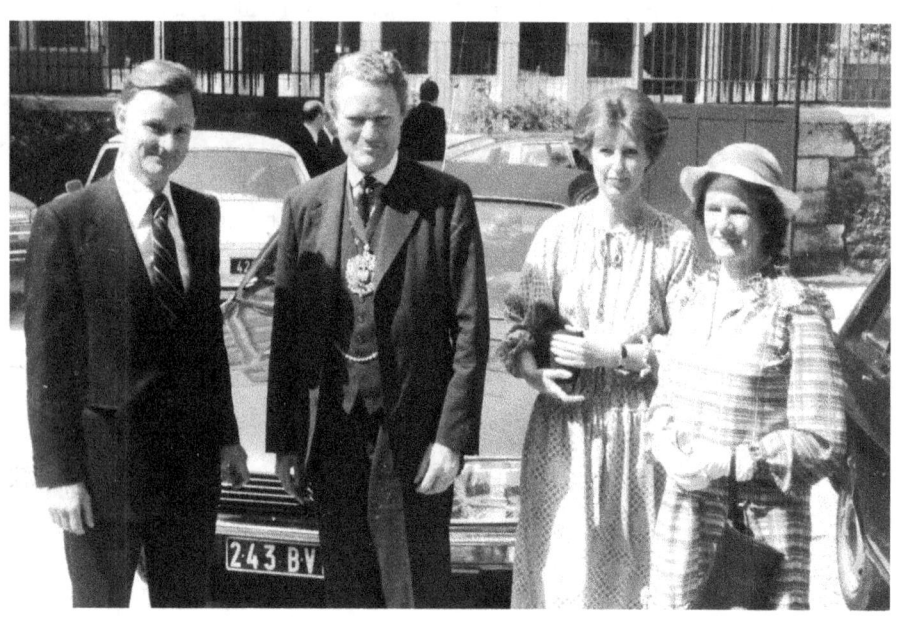

Visit of the Lord Mayor of London and Lady Vanneck, received by the author and Mrs Howard
Visite du Maire de Londres Sir Peter et de Lady Vanneck, accueillit par l'auteur et Madame Howard
(*Hertford British Hospital*)

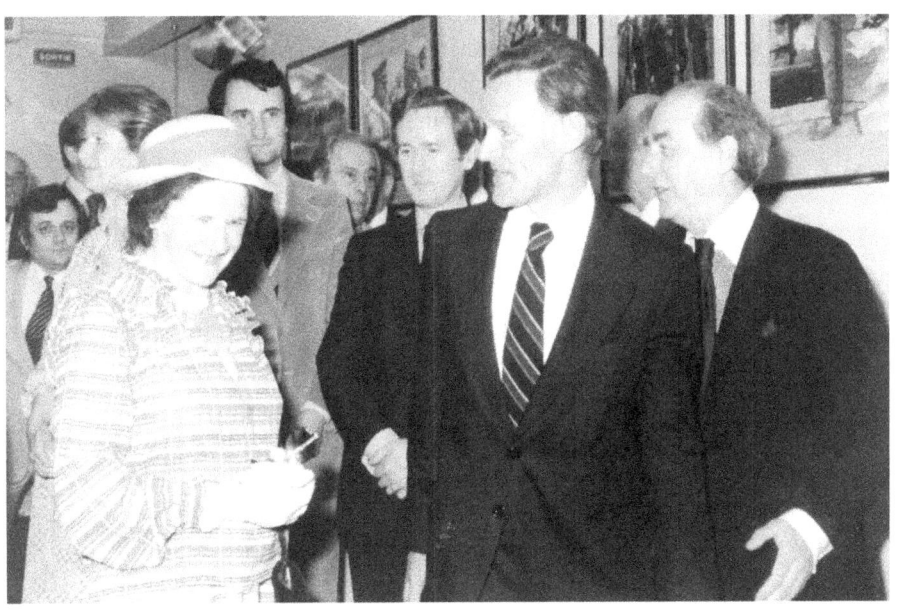

The author with Lady Vanneck, Kenneth James (now Sir Kenneth) - the
Minister Plenipotentiary, Brian Cordery and the architect Pasquinelli
L'auteur avec Lady Vanneck, Kenneth James (maintenant Sir Kenneth) - le
Ministre Plénipotentiaire, Brian Cordery et l'architecte Pasquinelli
(Hertford British Hospital)

24. L'inauguration du nouvel hôpital, 1982

Quoiqu'elle eût 82 ans, La Reine Elizabeth, la Reine Mère, présidente de Hertford British Hospital, inaugura le nouvel Hôpital en mai 1982. Elle était déjà présidente honoraire avant la guerre de 1939-1945, ayant fait sa première visite en 1931, quand elle était duchesse d'York. En Grande-Bretagne, elle avait gagné l'immense affection de la Nation, quoique des critiques se soient élevées occasionnellement à propos de son train de vie – trente personnes pour s'occuper de sa maison -, du nombre de ses chevaux de course et de rumeurs de découverts chez Coutts, banquier de la Cour. C'était peut-être la jalousie, et, en tout état de cause, elle estimait que c'était ainsi que devait vivre la Reine Douairière !

La police était sur les dents quand la Rolls Royce pénétra dans la cour. Une copie du discours prononcé par la Reine Mère, passant à l'occasion de l'anglais au français, est disponible aux archives Royales de Windsor :

> 'Je suis enchantée d'être parmi vous aujourd'hui, dans des circonstances qui marquent un jalon si important dans l'histoire du Hertford British Hospital.
>
> Il y a juste un siècle, Sir Richard Wallace avait posé la première pierre du bâtiment d'origine. Il avait eu la généreuse intention de construire un hôpital pour les citoyens britanniques vivant à Paris. La présence parmi nous aujourd'hui de deux de ses descendantes, Madame Jacques Pol-Roger et Madame Vernes, à l'occasion de l'ouverture de la nouvelle extension, rapproche opportunément les deux événements. L'hôpital d'origine, au cours du siècle écoulé, a eu une histoire mouvementée, subissant à la fois la traversée des deux guerres mondiales et des incertitudes quant à son avenir dans les périodes de paix.
>
> Mais tout au long de son histoire, il a bénéficié du dévouement d'une succession de Comités, qui n'ont jamais perdu de vue la volonté de faire du Hertford

24. Inauguration of the New Hospital, 1982

Although aged 82, Queen Elizabeth the Queen Mother, Patron of the Hospital, inaugurated the new Hospital in May 1982. She had been the Hospital Patron since before the 1939 war, having made a visit for the first time in 1931 when she was Duchess of York. She had earned the considerable affection of the British nation, although there was occasional criticism of the cost of her large Household of over thirty, the number of her race horses in training and rumours of overdrafts at Coutts the Court bankers. This was perhaps envy in that she could get away with it and, anyway, she believed this was how a Dowager Queen should live!

Security was on high alert as the Rolls Royce drove into the courtyard. A copy of the Queen Mother's bilingual speech, is in the Royal Files at Windsor.

'I am delighted to be with you today, on an occasion which marks such an important landmark in the history of the Hertford British Hospital.

Just over a century ago, the foundation stone of the original building was laid by Sir Richard Wallace, whose generous intention it was to build a hospital for British subjects, living in Paris.

And it is particularly appropriate that his descendants, Madame Jacques Pol-Roger and Madame Vernes should be here today for the opening of the new extension.

In the 100 years since the original Hospital was completed, it has experienced many changes of fortune, with two World Wars and occasional uncertainty as to its future in time of peace.

But throughout its history, it has been served by a succession of devoted Committees, who have never faltered in their aims to make the Hertford British Hospital an establishment which combines the best of

British Hospital un établissement qui associe le plus haut niveau de la pratique médicale française à un personnel hospitalier anglais et à une direction anglo-française – et ici je voudrais plus particulièrement rendre hommage à Mr Brian Cordery, dont la présidence a inspiré ce nouveau développement aujourd'hui mené à son terme. Je veux aussi saluer comme ils le méritent les médecins, les infirmières et le personnel, dont la loyauté et le dévouement au cours des années récentes ont contribué si remarquablement à satisfaire les espoirs de tous ceux qui étaient concernés par l'Hôpital.

Sans la générosité… - sans l'aide généreuse du gouvernement français, nous n'aurions jamais pu construire la nouvelle aile et nous avons pleinement conscience de la bonne volonté dont a fait preuve le ministère de la Santé et de la Sécurité Sociale envers l'Hôpital. Nous avons pu nous appuyer sur le soutien du préfet des Hauts-de-Seine et du maire de Levallois-Perret, et je tiens à leur exprimer mes remerciements – à eux et à toutes les personnes concernées à la préfecture et à la mairie.

Afin de souligner… – afin de mieux définir le nouveau statut de l'Hôpital, et en témoignage de notre profonde gratitude envers les autorités françaises, j'ai le plaisir d'annoncer que, suivant une recommandation du Comité de direction, l'Hôpital sera à partir d'aujourd'hui connu sous le nom de "Hertford British Hospital - Centre Hospitalier Franco-Britannique ». Ce titre souligne la tradition maintenue depuis si longtemps de l'amitié entre nos deux pays et ce grand ami de la ville de Paris, Sir Richard Wallace, notre fondateur, serait certainement d'accord [tout ce paragraphe exprimé par la Reine Mère en français]. Aussi ai-je maintenant le grand plaisir de déclarer ouverte cette nouvelle aile du Hertford British Hospital.'

Aucune mention ne fut faite explicitement de l'intervention des deux personnes qui avaient rendu possible la reconstruction de l'Hôpital : Nicholas Henderson et Simone Veil, sans nul

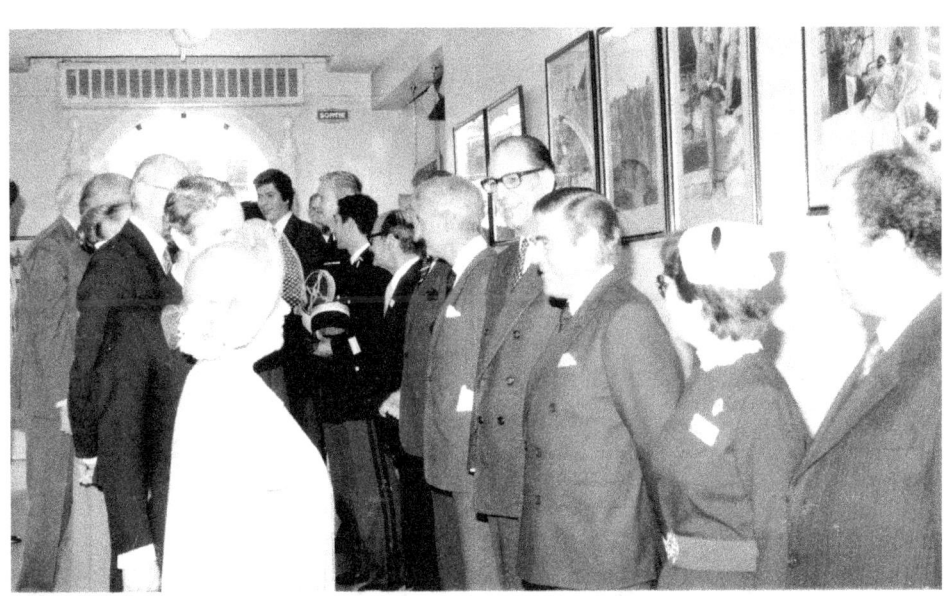

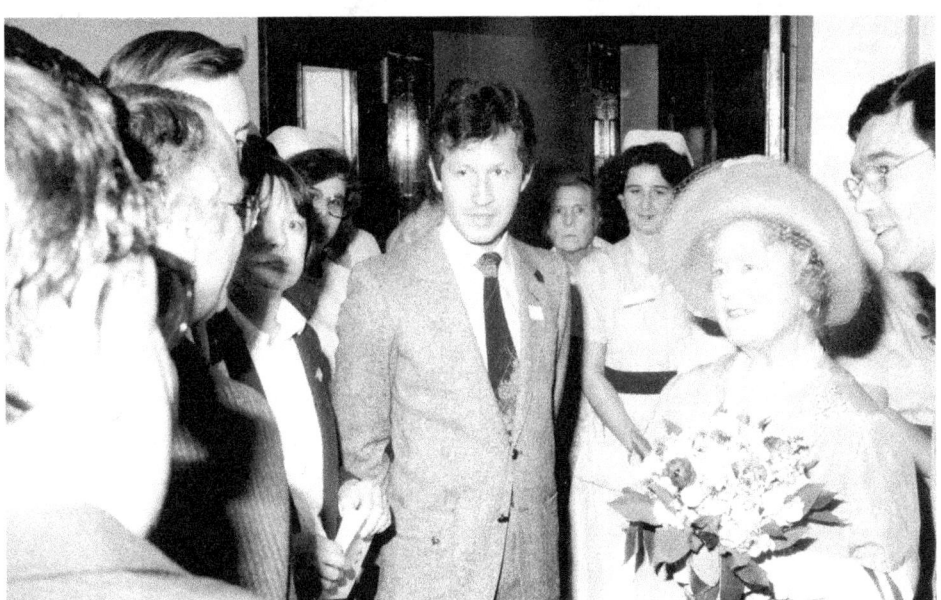

Queen Elizabeth, The Queen Mother opens the new hospital
in 1982
La Reine Elizabeth, la Reine Mère, inaugure le nouvel
Hôpital, 1982
(*Hertford British Hospital*)

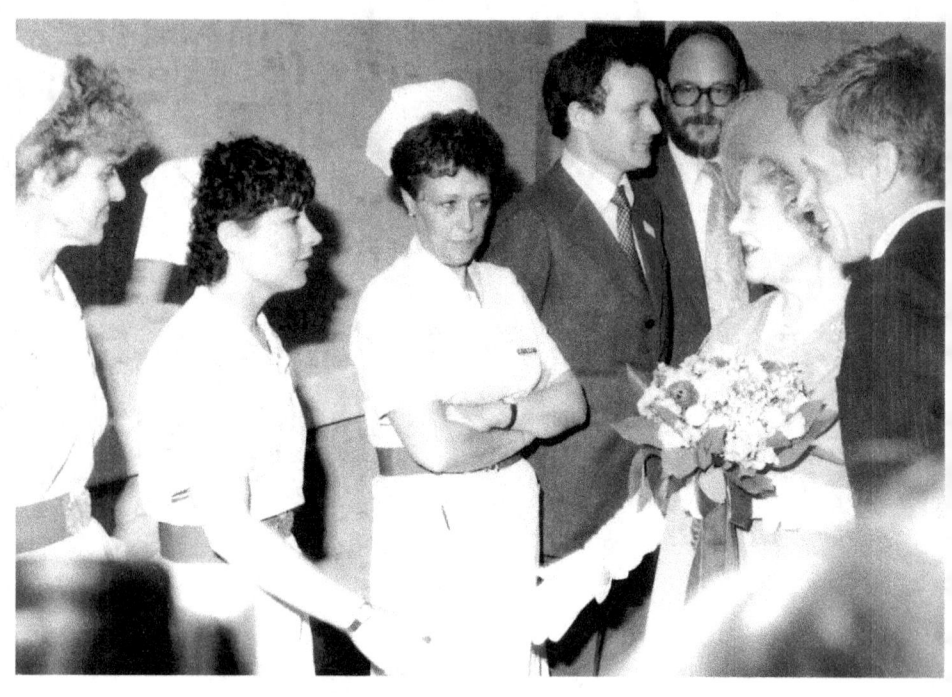

Queen Elizabeth, The Queen Mother opens the new hospital
in 1982
La Reine Elizabeth, la Reine Mère, inaugure le nouvel
Hôpital, 1982
(*Hertford British Hospital*)

French medical practice, English nursing and Anglo-French management, and here I should like to pay my tribute to Mr Brian Cordery under whose inspired Chairmanship this new development at the Hospital has come to fulfilment.

Great credit is also due to all the doctors, nurses and staff, whose loyalty and dedication over recent years has contributed so greatly to the fulfilment of the hopes of all those concerned with the Hospital.

Sans la générosité – without the generous help of the French Government, we could never have built the New Wing and we are most conscious of the goodwill towards the Hospital which has been so evident on the part of the ministry of Health and Social Security.

We have been able to count on the support of the Préfet of the Hauts de Seine and of the Maire of Levallois-Perret, and I should like to express my thanks to them and to the officials of the Préfecture and the Mairie.

In order to underline – Afin de mieux définir le nouveau statut de l'Hôpital, et en témoignage de notre profonde gratitude envers les Autorités Françaises, j'ai le plaisir d'annoncer que, suivant une recommandation du Comité de Direction, l'Hôpital sera à partir d'aujourd'hui connu sous le nom "Hertford British Hospital" Centre Hospitalier Franco-Britannique.

Ce titre souligne la tradition maintenue depuis si longtemps de l'amitié entre nos deux pays et ce grand ami de la ville de Paris, Sir Richard Wallace, notre fondateur, serait certainement d'accord.

So now it gives me great pleasure to declare open this new wing – of the Hertford British Hospital.'

No mention was made of the intervention of the two people who had brought about the rebuilding of the Hospital: Nicholas Henderson and Simone Veil, which might have

doute « pour des raisons diplomatiques ». Mais les carnets de Nicholas Henderson font mention d'une rencontre avec la Reine Mère pendant la visite du président Reagan à Londres en 1982 :

« *La Reine Mère, comme à son habitude, était d'humeur enjouée. Elle voulait me raconter sa récente visite à Paris, au cours de laquelle elle avait inauguré une nouvelle aile du Hertford British Hospital, pour lequel j'avais fait un appel de fonds juste avant de quitter Paris* ».

Les présentations eurent lieu et le personnel eut la possibilité de parler de façon informelle à la Reine Mère. Elle planta aussi un arbre en souvenir de sa visite. Le Palais avait récusé l'idée d'une truelle en argent qui aurait été offerte à la Reine, présentée sur un coussin de velours. Une vieille bêche venant de la cabane du jardinier fut utilisée ! Comme il n'était pas question que la Reine Mère se fît aider, elle prit la vieille bêche à pleines mains et commença à pelleter pour planter l'arbre. Le Préfet lui dit : « Vous êtes très douée, Votre Majesté ». Dans un français parfait, elle répondit : « J'ai l'habitude, vous savez ».

Quand l'année suivante, le président eut l'honneur de recevoir l'OBE (Order of the British Empire) à Buckingham Palace, c'était la Reine Mère qui remettait les décorations. Quand il lui fut présenté, cette dernière, d'un mouvement habile de la main, saisit l'information que lui glissait son aide de camp et lui lança « Hello, Mr Cordery, comment se porte mon arbre ? ».

L'arrière-petite-fille de Sir Richard Wallace, Odette Pol-Roger, qui disparut en 2000, était une vraie amie de l'hôpital. Elle était toujours présente durant les manifestations destinées à la collecte des fonds et toujours généreuse – avec le champagne Pol-Roger pour la circonstance. La notice nécrologique du « Daily Telegraph » constitue un excellent hommage à cette femme haute en couleur et généreuse :

'Elle était sans doute surtout connue en Grande-Bretagne pour son amitié avec Sir Winston Churchill, qui était assez avisé pour mettre le champagne au premier rang de toutes les boissons – et le Pol-Roger au

been for diplomatic reasons. But Nicholas Henderson's diaries mentioned meeting the Queen Mother during President Reagan's visit to London in 1982:

'The Queen Mother was in characteristically jovial spirits. She wanted to tell me about her recent visit to Paris where she had opened a new wing of the Hertford British Hospital, the appeal for which I had launched just before leaving Paris'

Presentations were made and the staff was able to talk informally to the Queen Mother. She also planted a tree in memory of her visit. The Palace had turned down the idea of a silver trowel being presented to the Queen Mother on a velvet cushion, as being too ostentatious. An old spade from the gardener's shed was used! No question of being assisted, the Queen Mother took the old spade and began shovelling the earth to plant the tree. The Préfet said 'Vous êtes très douée, votre Majesté'. In perfect French she replied 'J'ai l'habitude, vous savez'.

When a year later the Chairman had the honour of receiving an OBE at Buckingham Palace, the Queen Mother was officiating. On his being presented, the Queen Mother deftly with a slight movement of the hand acknowledged the information being given to her by the aide-de-camp and said; 'Hello, Mr Cordery, how is my tree getting on?'

Sir Richard Wallace's great-granddaughter, Odette Pol-Roger, who died in December 2000, was a true friend of the Hospital. She was always present during fund-raising events and ever generous with the Pol-Roger Champagne to accompany the occasion. The obituary in the 'Daily Telegraph' is an excellent tribute to this colourful and generous lady:

> 'She was perhaps best known in Britain for her friendship with Sir Winston Churchill, who wisely prized Champagne above all other drinks, and Pol Roger above all other Champagnes. 'Champagne imparts a feeling of exhilaration,' he believed. 'The

premier rang de tous les champagnes. " Le champagne fait naître un sentiment de joie de vivre", estimait-il. "Les nerfs sont tendus, l'imagination est également remuée; l'intelligence devient plus vive." Il rappelait aussi ces mots de Napoléon : 'Je ne peux vivre sans champagne. Pour fêter la victoire ou noyer la défaite'.

Churchill avait été un client fidèle de la société depuis 1908, mais son amitié avec la famille ne débuta qu'en 1945, quand Alfred Duff Cooper lui présenta Odette Pol-Roger lors de la réception donnée à l'ambassade de Grande-Bretagne à Paris pour l'armistice. Le premier ministre, qui avait une admiration romantique pour la France, fut captivé par l'élégance et la beauté de Mme Pol-Roger, comme il fut d'ailleurs captivé par le champagne servi pour le déjeuner ce jour-là, du Pol-Roger 1928, un cru qui avait du corps.

Alors commença, sous l'œil indulgent de Mrs Clementine Churchill, un petit flirt sans conséquence qui dura jusqu'à la mort de Sir Winston, en 1965. Quand il quitta la France, il donna des instructions pour qu'Odette Pol-Roger soit invitée à dîner chaque fois qu'il reviendrait à Paris. En 1947, lors du bal donné pour le départ de Duff Cooper, Churchill fit son entrée au bras de Mme Pol-Roger, qui portait une robe de satin rouge.

Chaque année, pour son anniversaire, Odette Pol-Roger faisait envoyer à Churchill une caisse de vieux Champagne, habituellement du 1928 - jusqu'à l'épuisement du stock qui intervint en 1953. Par la suite, elle lui réserva les crus les mieux choisis ; en 1965, il n'avait pas dépassé la récolte de 1934 !

En retour, Churchill lui envoya un exemplaire de ses mémoires avec ces mots : « Cuvée de Réserve/Mise en bouteille au Château Chartwell », du nom de sa noble demeure dans le Kent. Il proclama aussi que le 44 avenue de Champagne, à Epernay, où elle habitait, était l'adresse la plus buvable de la planète. "Invitez-moi à Epernay", déclara-t-il, "et je presserai les grappes avec mes pieds." L'image était explicite, mais malheureusement il ne devait jamais se rendre en Champagne; il donna pourtant à son cheval favori le nom d'Odette Pol-Roger et, en 1952, il lui demanda de venir à Brighton pour voir

nerves are braced, the imagination is equally stirred; the wits become more nimble.' He recalled, too, some words of Napoleon: 'I cannot live without Champagne. In victory I deserve it, and in defeat I need it.'

Churchill had been a loyal customer of the firm since 1908, but his friendship with the family did not begin until 1945, when he was introduced to Odette Pol-Roger by Alfred Duff Cooper at the British Embassy Armistice Day party in Paris. The Prime Minister, who had a romantic admiration for France, was captivated by Mme Pol-Roger's elegance and beauty, as he was by the champagne served at lunch that day, Pol-Roger 1928, a full-bodied vintage.

Thus began a harmless flirtation (indulged by Mrs Clementine Churchill) that lasted until Sir Winston's death in 1965. When he left France, he gave instructions that every time he returned to Paris, Odette Pol-Roger was to be invited to dinner. In 1947, at the Duff Cooper's leaving ball, Churchill made his entrance on the arm of Mme Pol-Roger, who was wearing red satin.

Each year on his birthday, Odette Pol-Roger would dispatch Churchill a case of vintage Champagne-usually the 1928 until the supplies ran out in 1953. Thereafter she reserved the choicest wine for him; by 1965, he had only worked his way through to the harvest of 1934!

In return Churchill sent her a copy of his memoirs inscribed with the words 'Cuvée de Reserve/Mise en bouteille au Château Chartwell', his palatial home in Kent. He also proclaimed her home - 44 Avenue de Champagne, Epernay - to be the world's most drinkable address. 'Invite me to Epernay' he declared 'and I will press the grapes with my feet.' It was a vivid image, but he was sadly never to visit Champagne; he did, however, name his favourite racehorse after Odette Pol-Roger, and in 1952 asked her to the Brighton races to see the horse run. She was not victorious that time ('Oh that mare' recalled Mme Pol-Roger,

le cheval courir. La victoire, cette fois, n'était pas au rendez-vous ("Oh cette jument" se souvenait Mme Pol-Roger, "elle nous en a donné, des soucis"), mais le jour du couronnement de la Reine, elle gagna les « Black Prince Stakes », à Kempton Park. Quand Churchill mourut, Odette Pol-Roger fit partie de la courte liste des amis du défunt conviés à assister au service funèbre à St. Pauls Cathedral. Par la suite, les Pol-Roger cherchèrent le moyen convenable de lui rendre hommage et décidèrent de mettre une bordure noire sur leurs étiquettes.

En 1984, la société attribua le nom de Churchill à une de ses cuvées de prestige, avec ce style de champagne robuste et vieilli qu'il appréciait et qu'Odette Pol-Roger lui avait fourni si longtemps.

Née à Paris en 1911, son nom de jeune fille était Odette Wallace. Elle était la fille du Général Georges Wallace, qui avait brillamment combattu dans l'armée française pendant la Grande Guerre. Son arrière-grand-père n'était autre que Sir Richard Wallace, le grand collectionneur d'art et philanthrope qui, en 1879, avait légué à la nation britannique la résidence de Hertford House, à Londres, et les trésors qu'elle contenait. C'était à prévoir : Odette et ses deux sœurs se virent affublées dans le beau monde du sobriquet de "The Wallace Collection".

Avec ses cheveux blonds, son allure élancée et ses yeux bleu gris, Odette Wallace était considérée comme l'une des plus belles femmes de Paris, et Cecil Beaton la photographia. A la suite de son mariage, encore très jeune, avec Jacques Pol-Roger, un grand sportif, co-dirigeant de l'affaire familiale, le couple s'établit à Epernay, auprès des parents de Jacques.

La maison de Champagne, créée par Pol (Paul) Roger en 1849, était installée dans cette ville, à une vingtaine de kilomètres au sud de Reims. Après la mort de ce dernier, en 1899, ses fils changèrent le nom de famille en Pol-Roger, et, peu après, au tournant du siècle, Pol-Roger fut l'une des quelque vingt grandes marques qui fixèrent les normes de qualité de la profession, encore en vigueur aujourd'hui.

"we had trouble with her"), but on the day of the Queen's Coronation she did win the Black Prince Stakes at Kempton Park. When Churchill died, Odette Pol-Roger was one of those on the short list of personal friends invited to attend his state funeral service at St Pauls Cathedral. Afterwards the Pol-Rogers searched for a suitable tribute to him, and found it by deciding henceforth to border their bottle labels in black.

In 1984, the firm named its prestige cuvée after him, making it in the robust, mature style of champagne that he liked, and with which he had been for so long supplied by Odette Pol-Roger.

She was born Odette Wallace in Paris in 1911, the daughter of General Georges Wallace who had fought with distinction in the French army during the Great War. Her great-grandfather, Sir Richard Wallace, having bequeathed Hertford House and its treasures to the British nation, with certain inevitability, Odette and her two sisters were known by the *beau monde* as the 'Wallace Collection'.

With her fair hair, slim figure and blue-grey eyes, Odette Wallace was acknowledged to be one of the prettiest women in Paris, and was photographed by Cecil Beaton. Following her marriage at a young age to Jacques Pol-Roger, a noted sportsman and a co-director of the family firm, she and her husband went to live near his parents at Epernay.

The Champagne house had been established in this town, fifteen miles south of Reims, by Pol (Paul) Roger in 1849. After his death in 1899, his sons changed the family's surname to Pol-Roger, and a few days later, at the turn of the century, the company was one of the twenty or so Grandes Marques which came together to fix the levels of quality which still prevail.

Odette Pol-Roger avait un grand attachement pour son beau-père, Maurice (le fils aîné du fondateur Pol-Roger), plus occupé par la chasse que par les affaires : il se targuait d'un tableau de 525 sangliers, tués dans les forêts de Champagne. Un jour où on lui avait demandé quand il s'occupait des affaires de la société, il répondit : « Entre ma prière du matin et mon départ à la chasse ». Pendant la 2e guerre mondiale, il finança le mouvement de résistance local, pour lequel Odette Pol-Roger agit souvent comme « messagère », effectuant parfois en douze heures le trajet d'Epernay à Paris. Elle fut arrêtée une seule fois par la Gestapo, au motif qu'elle avait continué à arborer l'insigne de la RAF. Elle fut relâchée après cinq heures d'interrogatoire.

Dans les années 1940 et 1950, elle devint l'ambassadrice non officielle de la société et, après la mort de son mari en 1956, elle devint l'un de ses administrateurs. Avec son gai sourire, son charme exubérant et son goût pour les fêtes, il ne lui était pas difficile de remplir la tâche qu'elle s'était assignée – "encourager les gens à boire du champagne" (quel travail !) et bien vite elle en vint à personnifier, de façon pétillante, le Pol-Roger.

Elle devint ainsi l'une des "Veuves", alors à la tête des quelques grandes marques qui avaient conservé un caractère familial, les autres "Veuves" étant la Princesse Henri de Polignac, chez Pommery & Greno, Lily Bollanger et Camille Olry-Roederer.

Son goût personnel (et une connaissance vive et précise de la langue) manifestait une affinité avec tout ce qui était anglais. Ses maisons, d'Epernay et de Normandie, comme son appartement parisien, sur la rive gauche, très confortables, étaient décorés avec un mélange éclectique d'objets, parmi eux une remarquable collection de porcelaines de Meissen, qui rappelaient le style élégant d'une grande maison de campagne anglaise.

Ses passions aussi étaient bien anglaises : le jardinage (auquel elle consacra plus de temps après qu'elle eut pris sa retraite, cessant d'aider ses deux neveux, qui désormais eurent la tâche de faire marcher Pol-Roger et de promouvoir l'affaire familiale), l'élevage des poulets (pour lequel elle reçut la médaille du Mérite Agricole) et la pêche à la mouche.

Odette Pol-Roger was devoted to her father-in-law, Maurice (Pol-Roger's eldest son), who cared rather more for hunting than he did for business; he bagged a record 525 wild boar in the forests around Champagne. Once asked when he attended to the affairs of the firm, he replied 'between saying my prayers and the time I go out to shoot'. During the Second World War he financed the local resistance movement, for which Odette Pol-Roger sometimes acted as a courier, cycling for 12 hours from Epernay to Paris. She was once arrested by the Gestapo, but only because she had persisted in wearing the RAF badge on her dress. She was released after being questioned for five hours.

In the 1940s and 1950s she was the unofficial ambassadress for the firm, and after her husband's death in 1956 became one of its directors. With her merry smile, ebullient charm and love of parties, she had no trouble in fulfilling the task she set for herself – 'to encourage people to enjoy Champagne --what a job! and she soon came to be seen as the sparkling embodiment of Pol-Roger.'

She was also one of a number of widows (Veuves), then at the top of the few remaining family-run Grandes Marques; the others included princess Henri de Polignac at Pommery & Greno, Lily Bollinger and Camille Olry-Roederer.

Her personal taste (and crisp command of the language) demonstrated an affinity with all things English. Her houses at Epernay and in Normandy, and her flat on the Left Bank in Paris, were decorated with a comfortable, eclectic mixture of objects – including an excellent collection of Meissen porcelain – very reminiscent of a grand English country house.

English too, were her passions: for gardening (for which she had more time after retiring from helping her two nephews who ran Pol-Roger to promote the family business); for raising chickens (which brought her a Mérite Agricole award) and for fly-fishing.

Elle passait ses étés dans son château de Normandie, sur l'Andelle, l'une des meilleures rivières à truite en France, et elle y invita souvent des amis britanniques. Peu de choses pouvaient la détourner du plaisir d'effectuer une bonne prise. «Hier soir», raconta-t-elle au Daily Telegraph en 1970, «Je dinais à Paris, à l'ambassade, avec Christopher Soames, après quoi je suis montée dans ma voiture et j'ai regagné la Normandie. Comme le soleil se levait, je m'apprêtais à prendre enfin un peu de repos, quand, regardant par la fenêtre, j'ai aperçu une énorme truite dans le cours d'eau qui traverse la propriété. Je me suis emparée de ma canne, et me suis précipitée dehors et je l'ai attrapée – toujours habillée en robe de soirée. Bon ! Il faut savoir profiter des bonnes choses de la vie, n'est-ce pas? »

She spent summers at her château in Normandy on the Ardelle, one of the best trout rivers in France, to which she often invited friends from Britain. There was little that could distract her from the chance of a fine catch. 'The other night' she told *The Daily Telegraph* in 1970, 'I was in Paris, dining at the Embassy with Christopher Soames, and afterwards I got into my car and drove to Normandy. As the sun was coming up I was thinking of getting a bit of sleep when I looked down from my bedroom window and saw a huge trout in the stream which runs through the property. So I grabbed my rod and rushed down and caught him - still in my dinner gown. Well! Life must be enjoyed, no?'

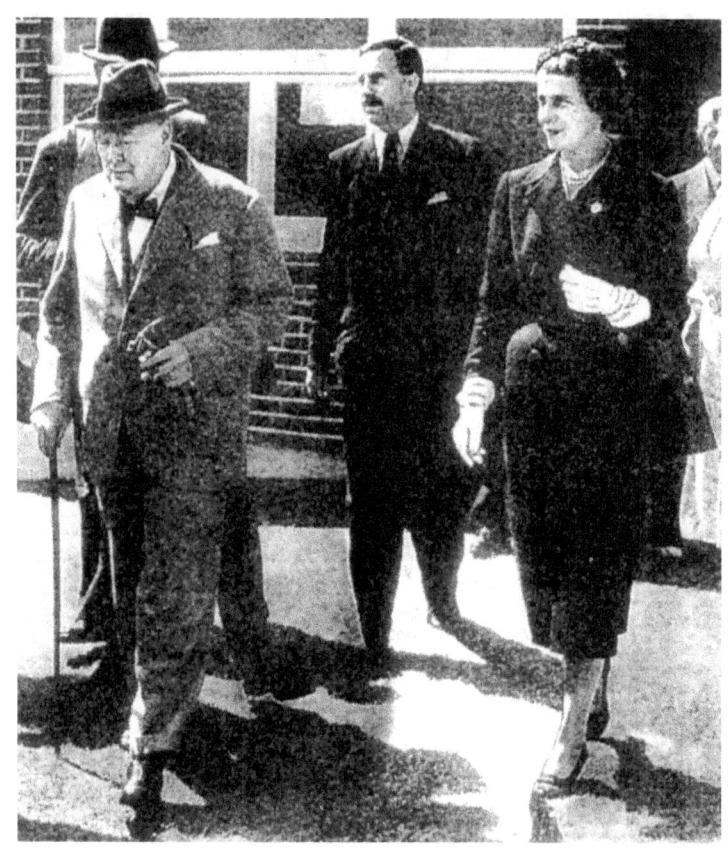

Odette Pol-Roger with Sir Winston Churchill
Odette Pol-Roger avec Sir Winston Churchill
(Pol-Roger)

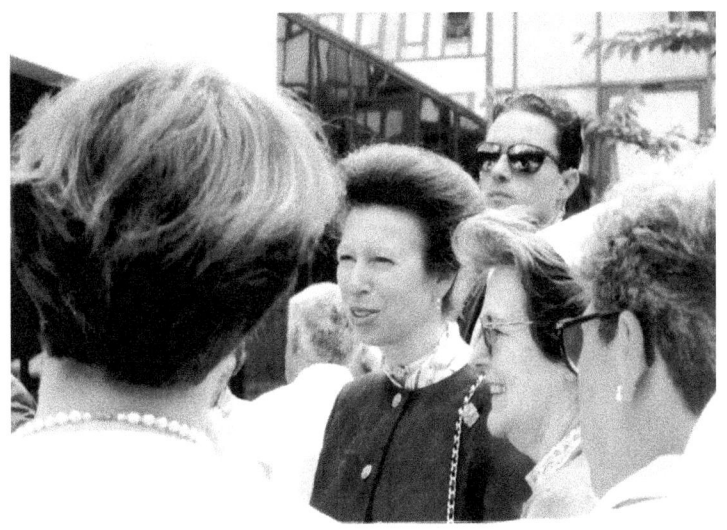

Princess Anne visits the Hospital – 1985
La visite de la Princesse Anne en 1985
(*Hertford British Hospital*)

25. Le Nouvel Hôpital

En 1982, l'Hôpital abordait une nouvelle phase de sa vie, avec un bâtiment moderne et parfaitement équipé. En 1879, à l'origine, Sir Richard Wallace avait fait construire un hôpital modèle, l'un des plus avancés à Paris du point de vue technique. Quelque 80 ans plus tard, en 1957, le département médical du ministère de la Défense britannique avait modernisé et agrandi l'Hôpital. Grâce à Simone Veil et aux services de santé français, un nouvel hôpital avait été construit.

Le bâtiment de 1879, 'La cathédrale', était virtuellement vide, bien qu'il hébergeât encore l'administration et le département des consultations. Les membres du Conseil d'Administration devaient maintenant décider du meilleur usage pour ce bâtiment historique. La possibilité de créer une maison de retraite fut envisagée pour la première fois, mais, avec les tribulations financières du passé, l'idée ne fut pas retenue. Le Comité chargé de l'immobilier envisagea même la démolition pure et simple de l'hôpital de Richard Wallace, mais le maire de Levallois, Patrick Balkany, s'y opposa formellement et fit en sorte qu'il soit classé 'monument historique'.

David Goodchild, président de l'Hospital Corporation, assisté de Gyles Longley, prit la responsabilité du développement du bâtiment, désormais vide. Ainsi, furent créés 6200 m² de surface de bureaux de haut niveau par l'adjonction de deux ailes supplémentaires dans les jardins, ceux où avait été installée une Fontaine Wallace. Le premier locataire fut la filiale française de McCann Erickson, une agence de publicité qui resta vingt ans dans les lieux. Des revenus financiers complémentaires provenaient des 1800 m² du bâtiment de la rue Barbès.

Les maires de Levallois ont tous joué un rôle important dans le devenir des hôpitaux de leur commune. Patrick Balkany, né à

25. The New Hospital

In 1982, the Hospital was now to take on a new life in a fully equipped modern building. In 1879, Sir Richard Wallace had initially established a model hospital, among the most technically advanced in Paris. Some 80 years later in 1957, the medical department of the Ministry of Defence had modernised and enlarged the Hospital, and now thanks to Simone Veil and the French Health Service, a new Hospital had again been built.

The original 1879 Hospital Building, 'La cathédrale', was virtually empty although it still housed the administration and outpatients department. The trustees had now to decide how this historic building could best be used. The possibility of creating a retirement home was debated for the first time, but with previous experience of financial instability was not pursued. The property committee even considered the demolition of Richard Wallace's original Hospital, but the Mayor of Levallois, Patrick Balkany, was totally opposed and arranged that the building be classified 'monument historique' by the Ministry of Culture.

David Goodchild, Chairman of the Hospital Corporation, assisted by Gyles Longley, was responsible for the development of the now empty building and providing 6200 sq. metres of prime office space. This was realised by building two extra wings in the gardens, in which a Wallace Fountain had been installed. This project not only increased considerably the asset value of the Charity's properties, but also the potential income of the Trust thus enabling the Charity to carry out the objects for which it was founded. The first tenant was the French branch of the advertising agency McCann Erickson who remained for the next twenty years. Further rental income for the Hospital also comes from 1800 sq.metres in the rue Barbès building opposite the entrance to the Hospital.

The Mayors of Levallois have all played an important role in the future of their hospitals. Patrick Balkany was born in

Neuilly en 1948, avait pris en 1983 la succession de Parfait Jans comme maire. Il a été la cheville ouvrière de la transformation et de la modernisation de la ville de Levallois-Perret. Ami personnel du président français, Nicolas Sarkozy, membre du RPR depuis 1976, il fut élu maire en 1983. Hormis une période de sept ans, de 1995 à 2002, il a été maire de Levallois jusqu'à ce jour. Il est aussi député des Hauts-de-Seine.

Le Dr Torre prit sa retraite en 1986, après trente ans à la tête de la maternité. Il est à l'origine des conférences bisannuelles avec le « Dispensaire Français » – l'hôpital français de Londres. Ces conférences entre les médecins des hôpitaux de Paris et de Londres, toujours tenues en français, avaient beaucoup d'intérêt du strict point de vue médical, et elles alimentèrent aussi des débats sur les différences des systèmes de santé entre les deux pays.

Il y avait déjà eu des contacts entre les corps médicaux français et anglais. En 1904 et 1905, se tinrent deux conférences, l'une en France, l'autre en Angleterre, largement à l'initiative de Sir William Broadbent, un médecin extraordinaire qui exerça auprès de la Reine Victoria, du Roi Edouard VII et du Prince de Galles. Pour clore le banquet anglais, où 400 invités étaient présents, Sir William fut décoré par le professeur Bouchard, qui lui remit la croix de Commandeur de la Légion d'Honneur. En se reportant à la description du Medical Journal de cette date, on peut lire :

> « L'Orchestre attaqua l'hymne national britannique et les chirurgiens et médecins britanniques laissèrent aller leurs émotions en chantant, plutôt en hurlant de toutes leurs forces, le chœur très connu ' For he's a jolly good fellow' et le professeur Bouchard en profita pour inviter les personnes présentes à boire à la santé du président Loubet et de sa Majesté le Roi Edouard, ce qui fut fait avec de grands cris d'enthousiasme ».

L'histoire de l'hôpital français de Londres n'est pas sans rapport avec celle du Hertford British Hospital. Il a bénéficié

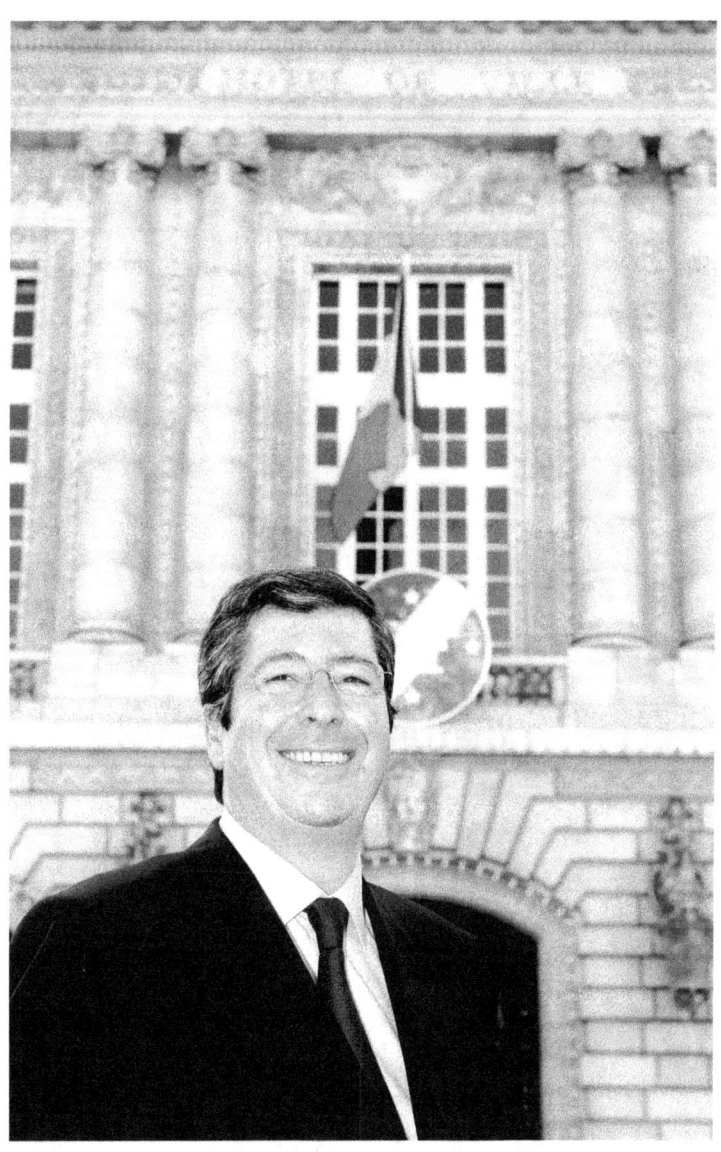

Patrick Balkany, M.P. and Mayor of Levallois
Patrick Balkany, Deputé-Maire de Levallois
(Levallois Archives)

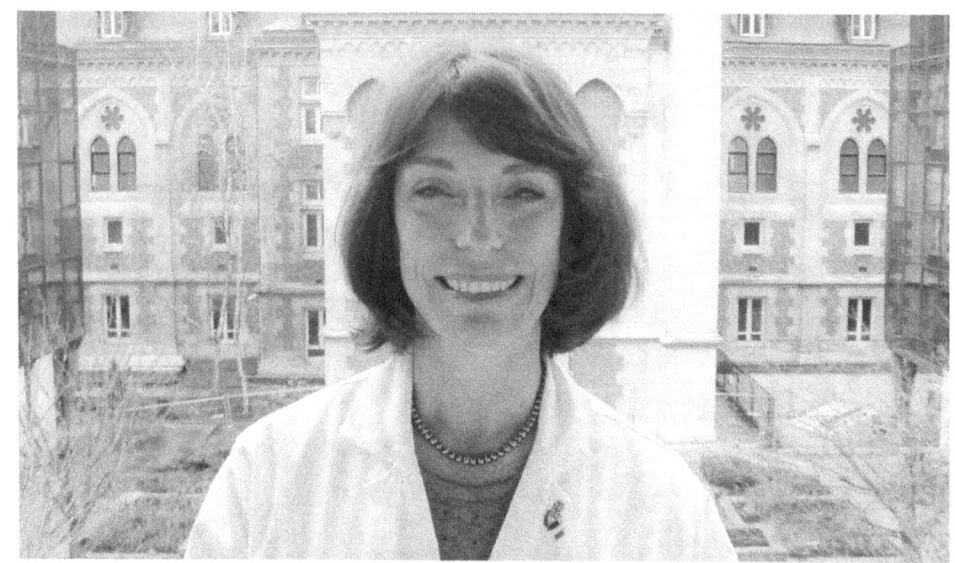

Dr Joëlle Jansé Marec
(Hertford British Hospital)

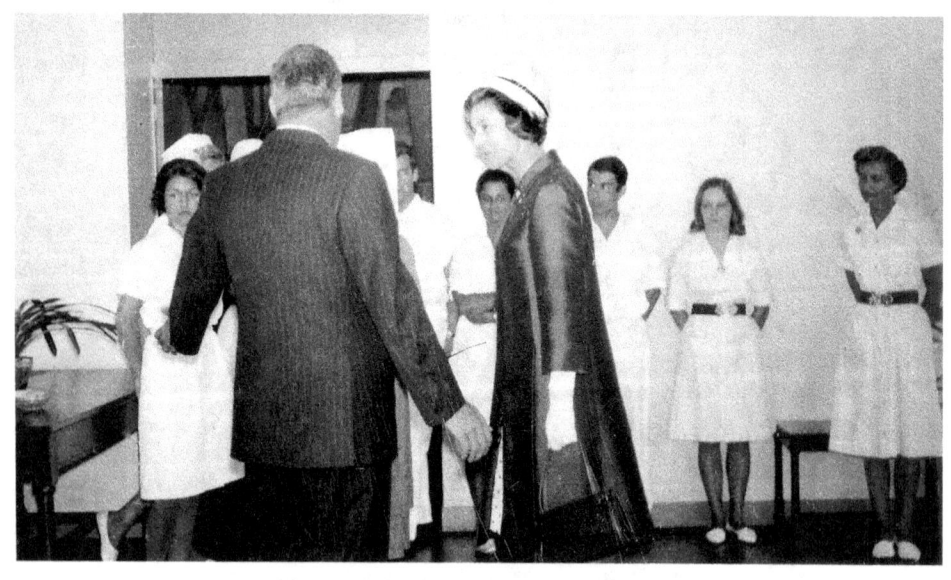

Princess Alexandra lays the foundation in 1981
La princesse Alexandra pose la première pierre 1981
(Hertford British Hospital)

Neully in 1948 and succeeded Parfait Jans as Mayor in 1983. He has been the leading influence behind the transformation and modernisation of Levallois-Perret. A personal friend of the French President, Nicholas Sarkozy, a member of the RPR (now UMP) political party since 1976, he was first elected mayor in 1983. Apart from a gap of seven years from 1995 to 2002, he has been the Mayor of Levallois up to the present day. He is also a Member of Parliament for the 'Hauts-de-Seine.'

Dr Torre retired in 1986 after thirty years as Head of the Maternity Department. He had initiated the biannual conferences with Dr Cecil Symons of the French Clinic - Le Dispensaire Français - of London. These conferences, always in French, between the doctors of the Paris and London Hospitals are of particular interest from the medical point of view, but also as a debating ground for comparing the differences between the national health programmes of the two countries.

There had been previous contact between the French and British medical corps. In 1904 and 1905, there were two conferences organised each side of the channel, largely the initiative of Sir William Broadbent, Physician Extraordinary to Queen Victoria and to the King and the Prince of Wales. At the closing banquet, when 400 guests were present, Sir William was decorated by Prof. Bouchard with the Cross and Insignia of Commander of the Légion d'Honneur. According to the description of the scene in the Medical Journal of that date:

> 'The band struck up the British National Anthem, the British physicians and surgeons gave vent to their feelings by singing, or rather shouting, at the top of their voices the well-known chorus of 'For he's a jolly good fellow' and Prof. Bouchard seized the opportunity to invite all present to drink to the health of President Loubert and that of His Majesty King Edward, which was done with great outburst of enthusiasm.'

The history of the French Hospital in London is not unlike that of the Hertford British Hospital. Its patron was for many

pendant de nombreuses années du patronage de la Reine Mère et les deux institutions charitables sont soumises à la Charity Commission en Angleterre. L'hôpital français de Londres fut fondé en 1867, sur Leicester Place (London WC2). Il avait 16 lits à l'origine. En 1871, une autre institution, le 'Dispensaire Français' fut ouverte par le Dr Achille Vintras. En 1890, les deux établissements fusionnèrent, sous le nom de "Hôpital et Dispensaire Français" et ce dernier fut installé sur un nouveau site, sur Shaftesbury Avenue, bénéficiant du financement provenant de généreux donateurs, parmi lesquels le gouvernement français. L'hôpital fut agrandi en 1893, 1909 et 1910. De grands chirurgiens et de grands médecins, de langue française ou de langue anglaise, se mirent bénévolement au service de l'hôpital, qui put assumer sa vocation d'origine : prendre en charge les malades français pauvres, ou les étrangers de langue française, quelles que soient leur nationalité ou leur religion.

Après la guerre, l'hôpital traversa une période de difficultés financières et il fut conduit à la fermeture en 1966. Le bâtiment fut acquis par le ministère de la Santé britannique, mais l'une des conditions de l'achat stipulait qu'une partie du rez-de-chaussée serait conservée par le 'Dispensaire Français.' En septembre 1966 le dispensaire reçut une dotation exceptionnelle de £2000 du gouvernement français, pour poursuivre ses activités, et l'équipe médicale continua à se mettre bénévolement au service de la communauté française. Afin de faire face à une demande croissante au dispensaire, un nouveau bâtiment fut trouvé en 1969, au 6/12 Osnaburgh Street. Il restait au service de la population française, toujours en augmentation à Londres et dans la couronne (Greater London). Il dut à nouveau déménager, à l'expiration de son bail, et le bâtiment fut démoli. Il est aujourd'hui situé dans de nouveaux locaux, au 184, Hammersmith Road.

Le nouvel Hertford British Hospital conserva ses quatre principaux départements : médecine, chirurgie viscérale et orthopédique, obstétrique et gynécologie, radiologie et pharmacie. La modernisation des bâtiments et l'équipement

years the Queen Mother, and both charities come under the jurisdiction of the Charity Commission in England. 'L'Hôpital Français' was founded in 1867 in Leicester Place, London WC2, and initially had 16 beds. Prior to that in 1861, another institution the 'Dispensaire français' had been established by Dr Achille Vintras. The two establishments eventually amalgamated in 1890 into a single hospital, called 'Hôpital et Dispensaire Francais,' moving to a new site in Shaftesbury Avenue, which was financed by generous benefactors including Queen Victoria, the French, Italian and Belgium Governments, the comte de Paris and inevitably Sir Richard and Lady Wallace. The Hospital was enlarged in 1893, 1909 and 1910. Eminent British and French-speaking surgeons and doctors gave their voluntary service to the Hospital and it was able to carry out its original vocation to care for the poor French sick, or French-speaking foreigners, regardless of nationality or religion.

After the war the Hospital was in financial difficulties and in 1966 was forced to close. The building was purchased by the British Ministry of Health, but one of the conditions of the purchase was that part of the ground floor should be retained by the 'Dispensaire français.' In September 1966 the 'Dispensaire' received an exceptional grant of £2,000 from the French Government to continue its activity, and the medical team unanimously continued their voluntary service to the French Community. Owing to increasing demands on the 'Dispensaire', a new site was found in 1969 at 6/12 Osnaburgh Street, serving the ever increasing French population in the Greater London area. It was obliged to move again owing to the lease expiring, as the building was to be demolished. It is today situated in new modern premises at 184 Hammersmith Road.

The new Hertford British Hospital retained its four principal departments: medicine, surgery (visceral and orthopaedic), obstetrics and gynaecology, plus radiology and pharmacology. The modern building and equipment attracted young and well-

moderne attirèrent des médecins jeunes et bien formés. Un changement notable intervint avec la nomination de chefs de service à plein temps : le Dr Morand pour la chirurgie en 1981, le Dr Rius pour l'anesthésie en 1982 et le Dr Jansé-Marec pour la maternité en 1986. Un laboratoire installé dans l'Hôpital fut créé en 1988, et le service de radiologie fut privatisé. Toute cette réorganisation fut orchestrée avec efficacité par le directeur, Christian Bonhomme, dont la grande énergie et l'enthousiasme donnèrent indubitablement du tonus à l'Hôpital.

Le Dr Morand, appartenant à une famille établie à Levallois de longue date, n'avait que trente-trois ans quand il fut nommé à la tête de la chirurgie. Il évoque ainsi des souvenirs :

J'ai commencé ma carrière dans le vieil hôpital, appelé la cathédrale, la majorité des patients étaient toujours dans les immenses salles communes, avec leurs magnifiques plafonds élevés et leurs superbes cheminées. La salle d'opération était antique et très extraordinaire. Le bâtiment était bordé par les splendides jardins contenant des arbres et des acacias centenaires. Tout apparaissait comme un film de la première moitié du siècle. Heureusement je savais que nous allions déménager très bientôt dans un cadre très moderne.

Le service de chirurgie, supervisé par Mlle Tina De Hoog, était, avec ses 35 lits, le plus important de l'Hôpital. Le Dr Morand était spécialisé dans la chirurgie générale, la chirurgie des voies digestives et les cancers, le Dr Carlier exerçait à plein temps la fonction de chirurgien orthopédique, le Dr Anne-Marie Parrot s'occupait de la chirurgie vasculaire et le Dr Vertut était chirurgien ORL. Il y avait beaucoup d'infirmières britanniques, parmi lesquelles Madame Leslie Barrère, infirmière-chef du bloc opératoire.

Des changements importants affectèrent la maternité : initialement limité à 950 naissances par an, le chiffre, en 2007, passa à 2000 naissances. La première des priorités était de disposer, le jour, d'un spécialiste sur place à tout moment et la nuit sur appel. Un service d'anesthésie péridurale fut créé, avec la présence permanente d'un anesthésiste. La préparation à l'accouchement fut grandement améliorée avec la construction

qualified doctors. The notable change was the appointment of full time Heads of Departments: Dr Morand of Surgery in 1981, Dr Rius of Anaesthesia in 1982, and Dr Jansé-Marec of Maternity in 1986. A private in-house laboratory was created in 1988 and the department of Radiology was privatised. All this reorganisation was efficiently orchestrated by the Manager, Christian Bonhomme, whose great energy and enthusiasm gave an undoubted impulse to the Hospital.

Dr Morand, coming from a long established family of Levallois doctors, was only thirty-three when he was appointed full time Head of Surgery. He recollects:

'When I started my career in the old Hospital, called the 'Cathedral', the majority of patients were still housed in the two monumental wards, with their splendid elevated ceilings and impressive fireplaces. The operating theatre was antiquated and quite extraordinary, the buildings being bordered by gracious gardens with century old trees, mainly acacias. All appeared to come from a film setting of a hospital during the first half of the 20th Century. Fortunately, I knew that we were soon to be moving into new premises.'

The surgery department with its 35 beds was the largest in the Hospital, under the supervision of Mlle Tina De Hoog. Dr Morand specialised in general, digestive and cancer surgery, Dr Carlier was the full-time orthopaedic surgeon, Dr Anne Marie Parrot was the vascular and Dr Vertut the ENT surgeon. There were many British nurses, including Madame Leslie Barrère, the head nurse of the operating theatre.

Important changes were made in the Maternity Department, initially limited to 950 births a year but reaching just under 2000 in 2007. The first priority was to have round the clock Hospital care with a specialist during the day and on-call at night. A service of epidural anesthesia was created, with the permanent presence of an anaesthetist. The preparation for motherhood was greatly helped by a small bathing pool

d'une petite piscine, dans le nouveau service de consultation, et le développement de l'haptonomie.

Le service de radiologie fut complètement transformé, et le nouveau chef de service put désormais bénéficier des nouvelles réglementations dans le champ médical français. La création de péridurales obstétriques ne se fit pas sans difficultés, dues entre autres aux problèmes de limitations budgétaires, mais, en 2003 le taux de péridurales était de 84%. L'introduction d'une salle de réveil, de consultations d'anesthésie et l'utilisation de la Banque du Sang furent mises en œuvre avec l'aide de l'hôpital voisin, l'hôpital du Perpétuel Secours.

Un Centre international de dermatologie fut ouvert dans le bâtiment de la rue Barbès en 1985. Son fondateur, le Dr Charles Grupper, avait fait ses classes à l'hôpital Saint-Louis à Paris, avant de diriger le centre de dermatologie à la Fondation Rothschild, et, en 1947, la Fondation Psoriasis, à la clinique de la Roseraie, à Aubervilliers.

Ce Centre était constitué de quatre cabinets de consultation, un bloc opératoire pour la chirurgie dermatologique et, en particulier, un grand espace avec des cabines pour la Puvathérapie. Le centre reçut bien vite, de toute la région parisienne, des patients souffrant de psoriasis, mais aussi beaucoup d'autres patients souffrant de maladies chroniques relevant de la photothérapie, une technique introduite en 1947. Le service incluait huit spécialistes, avec le Dr Berretti, assisté du Dr Grupper, jusqu'à la mort de ce dernier en 1988. Son successeur, le Dr Triller, dirige le Centre aujourd'hui, assisté de douze dermatologues. Tous les mardis matin, se tient au Centre une « réunion de service » de trois heures, avec la participation des médecins du Centre et d'environ 20 dermatologues de la région parisienne, assurant ainsi un lien informel entre des praticiens hospitaliers et libéraux. Les cas médicaux les plus délicats sont discutés et des décisions thérapeutiques sont prises. Le Centre a développé en particulier le traitement des cancers de la peau. Il fut le premier en France à utiliser la démoscopie pour les tumeurs noires et à promouvoir une méthode de diagnostic dans la détection précoce du traitement

in the new consultation department, and the development of haptonomy.

The Radiology Department was completely transformed, as the new Head of the Service was able to benefit from the new regulations in the French medical field. The creation of Obstetrical Epidurals was not achieved without certain obstacles, including budget limitations, but by 2003 there was an epidural rate of 84%. The introduction of a recovery room, anaesthetist consultations and the use of a Blood Bank was established with the neighbouring Hôpital de Perpétuel Secours.

An International Dermatology Centre was opened at the Rue Barbès Building in 1985. Its founder, Dr Charles Grupper, had trained at the Saint-Louis Hospital in Paris before heading the Dermatology Centre at the Rothschild Foundation, and in 1947, the Psoriasis Foundation at the Roseraie Clinique at Aubervilliers.

The Centre consisted of four consulting rooms, an operating theatre for surgical dermatology and a large area with cabins for Puva Therapy. The Centre rapidly developed with patients from the Paris area who suffered from psoriasis, but also many other patients with various chronic illnesses curable by phototherapy, a technique first introduced in 1947. The Department included eight specialists, with Dr Berretti assisted by Dr Grupper until the latter's death in 1988. His successor, Dr Triller, runs the Centre today assisted by twelve dermatologists. Every Tuesday morning a Staff meeting of three hours is organised by the Centre between its doctors and about twenty Dermatologists from the Paris area, creating an informal hospital/town practitioner link. Difficult medical cases are discussed and therapeutic decisions taken. The Centre has notably developed treatment of skin tumours. It was the first in France to use dermoscopy for black tumours and to promote a diagnostical method of detecting and treating early melanomas. As a result of the dramatic increase in skin cancer carcinomas and melanoma in the last twenty years the need for out-patient management has risen and the Centre performs

des mélanomes. Avec l'augmentation spectaculaire des cancers de la peau (carcinomes et mélanomes), lors des vingt dernières années, est né le besoin d'un service de consultation pour les patients externes, et le Centre réalise six opérations par semaine en chirurgie ambulatoire. Les patients soumis à un traitement anticancéreux sont traités en collaboration avec une équipe pluridisciplinaire sur le cancer, dans le service spécialisé du Centre Hospitalier Universitaire de l'hôpital Bichat.

six surgical operations per week on day-patients. The patients undergoing treatment for cancer are treated in collaboration with a multi-disciplinary team for cancer at the department of the Université Hôpital Bichat.

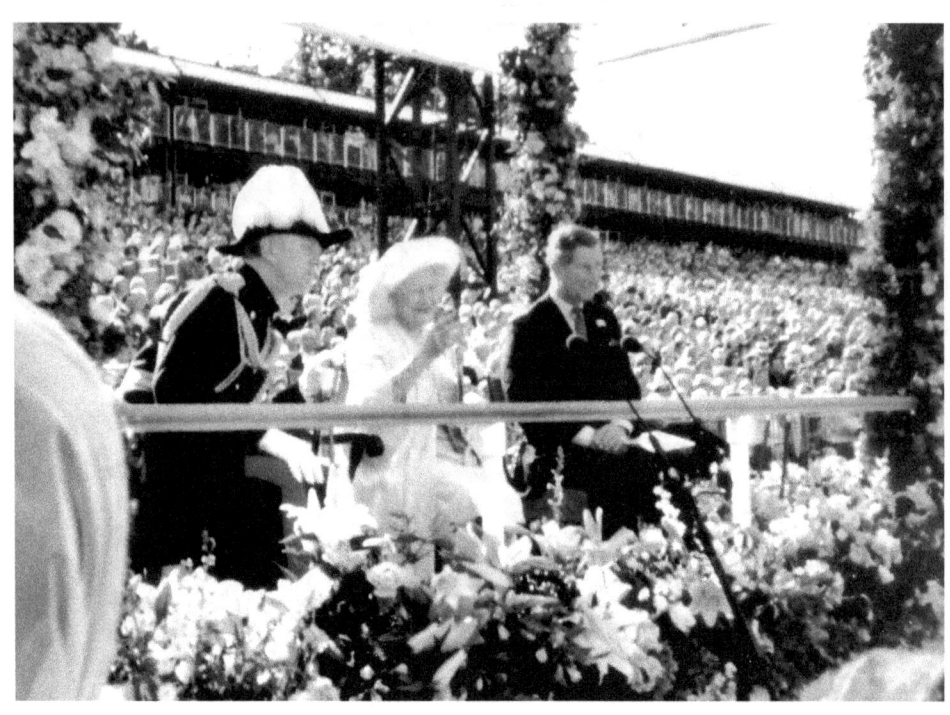

The Hospital parades for the Queen Mother's 90th and 100th Birthday
Le personnel de l'Hôpital défile à Londres pour les 90 ans puis pour les 100 ans de la Reine Mère
(Hertford British Hospital)

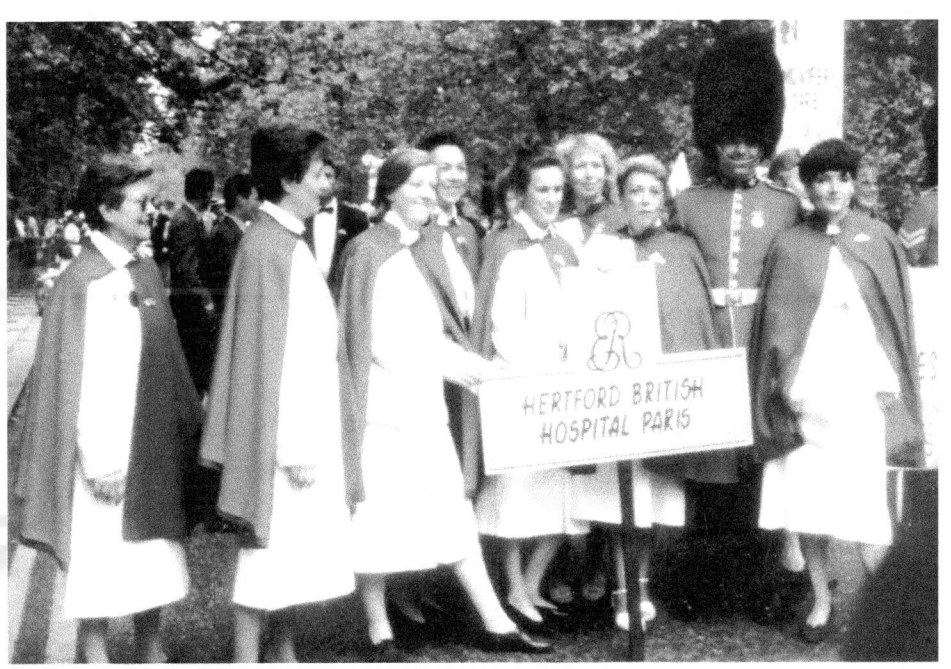

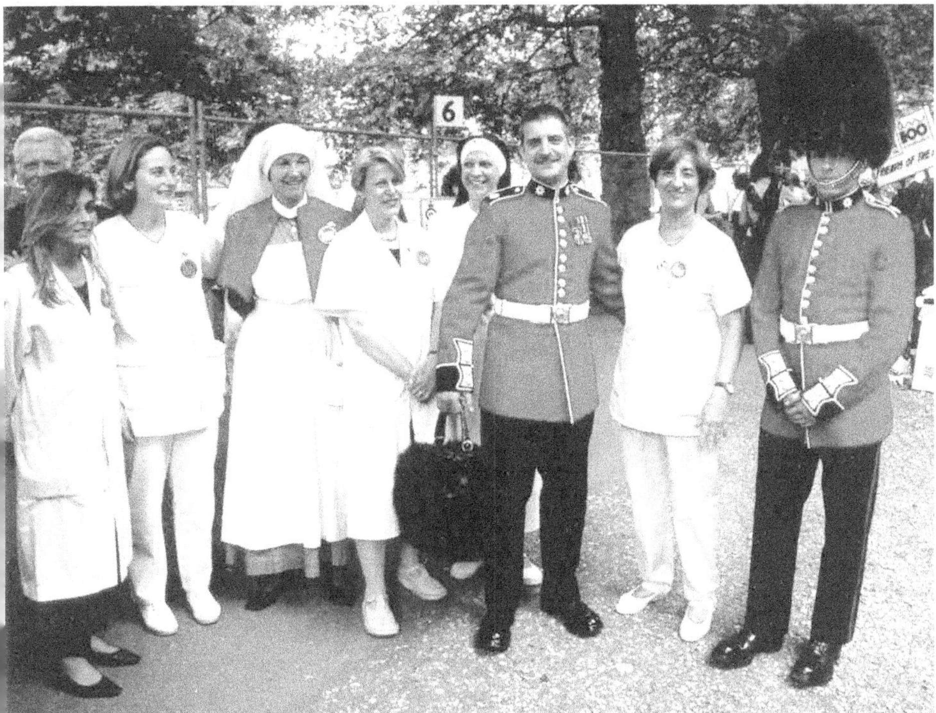

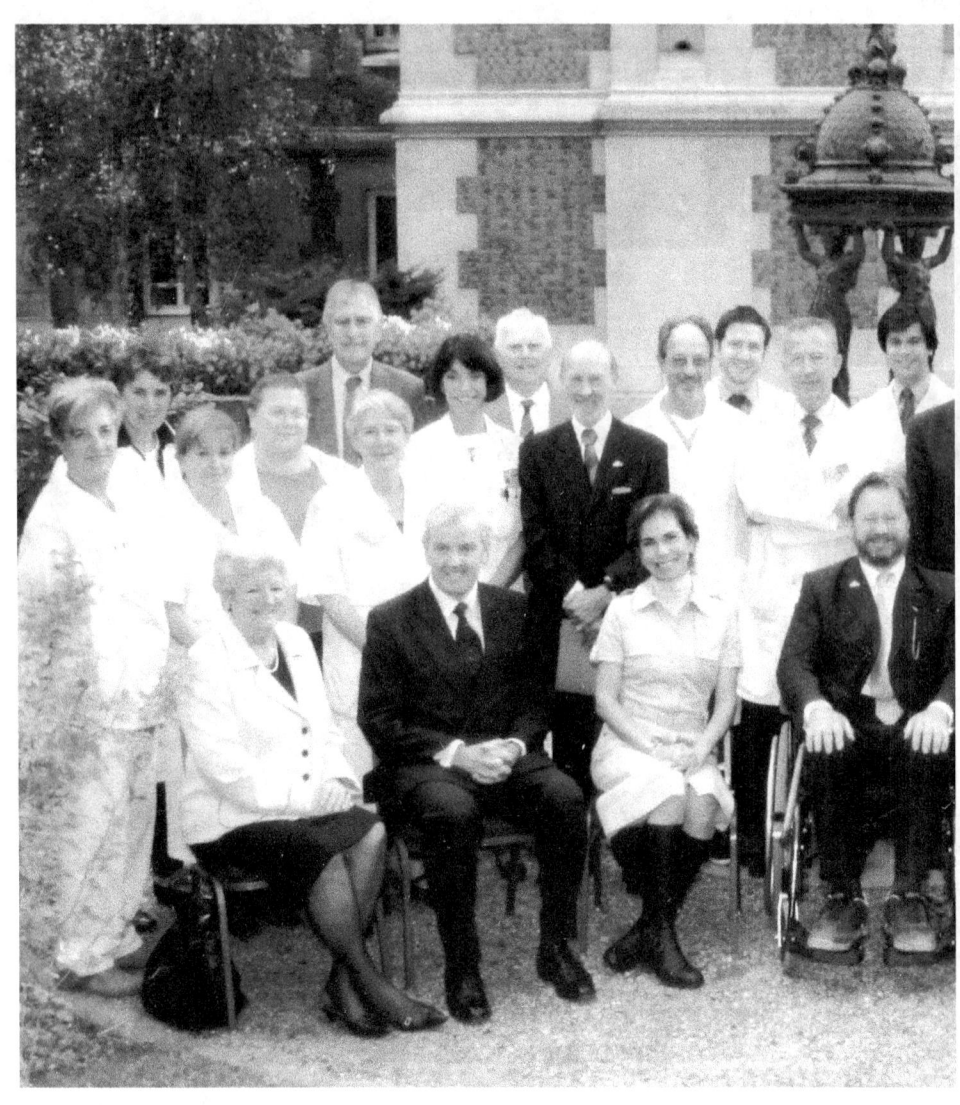

The Annual General Meeting 2006

Back row from left:
Otilia Rosario (midwife): Dr Le Claire (radiologist): Christine Sanhueza (matron): Francoise Issartel (gynaecologist)

In front of:
Neil Hutchinson (trustee): Dr Anne Mathieu (head of general medicine): Dr Joëlle Jansé Marec (Chief medical officer and head of maternity): Peter Allan (trustee): Charles Wilson (chairman 2006 - 2008), Richard Kohn(anesthesist): David Manzic (physiotherapist): Dr Rius (head of anaesthetics): Karl Aguesse (physiotherapist): Peter Howard (trustee):Benoit Breda (Director): Dr Chantal Gagliadone (head of paedriatrics):

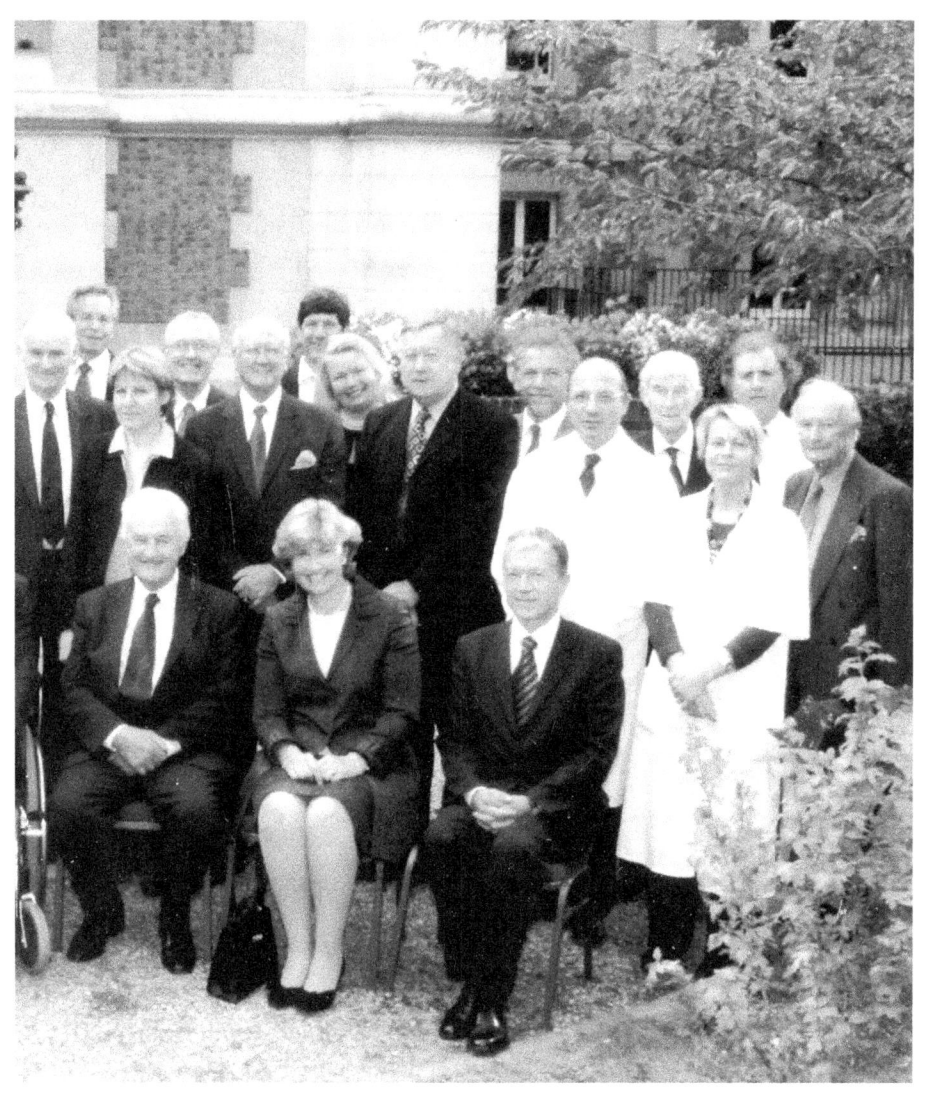

Jeff Thomas (Consul General): Robin Morley (trustee): Peter Terrell (trustee): Bridget Terrell (trustee): Ian Welply (treasurer): Ian Gosling (trustee): Dr Triller (head of dermatology): Gyles Longley (trustee), Dr Barbier (head of laboratory): Jack Wicker (trustee): Dr Julia Bache (British doctor)
Seated:
 Jane Maurin (vice-chairman): Sir John Holmes (British Ambassador): Marchioness of Hertford: Marquess of Hertford (Patron): Michael Balfour (chairman 2004-2006): Lady Holmes: Michel de Fabiani (Corporation chairman 2006-2009).

26. Hôpital Notre-Dame du Perpétuel Secours

Les origines de l'hôpital Notre-Dame du Perpétuel Secours s'apparentent à celles du British Hertford Hospital. Ils furent créés à peu près à la même époque, ils avaient la même taille, les deux fondations aspiraient l'une et l'autre à prendre soin des malades pauvres, qui ne pouvaient espérer trouver beaucoup d'humanité dans les grands hôpitaux français de l'époque.

La fondatrice fut Mme Albert de Vatimesnil, qui avait reçu 100 000 F de sa mère, la comtesse Maison, pour créer un hôpital. Un vaste terrain fut acquis à Levallois-Perret, pas très loin du Hertford British Hospital, et de l'hôpital Américain. Madame de Vatimesnil n'était pas aussi riche que Sir Richard Wallace. Le bâtiment d'origine fut plus modeste, en briques et en bois, avec une chapelle et deux salles de douze lits. Il fut ouvert en 1885. Le Cardinal-Archevêque de Paris eut un rôle dans la Fondation et le service infirmier fut confié à l'ordre des Sœurs Dominicaines de Sainte-Catherine de Sienne. Bien vite, Madame de Vatimesnil dut se mettre en quête de fonds supplémentaires, car les frais de fonctionnement pour la première année atteignirent 19 618 F laissant seulement 459 F de fonds propres. L'hôpital se trouva rapidement assumer une fonction unique pour les pauvres de Levallois et de Neuilly et, en 1892, il fut reconnu « d'utilité publique ».

Mme de Vatimesnil mourut tragiquement en 1897 dans l'incendie du Bazar de la Charité. Cette vente de charité annuelle avait été créée en 1885 et les stands étaient tenus par des femmes du monde : deux mille personnes étaient présentes au moment du drame, dont Madame de Vatimesnil, présidente de l'hôpital de Levallois. Les organisateurs avaient prévu de passer des films, mais l'éther utilisé pour créer la lumière prit feu et 120 personnes moururent, tandis que cent autres furent blessées.

Mme de Vatimesnil avait laissé des notes sur le fonctionnement de l'hôpital, qui furent utilisées par son beau-frère et collaborateur, le baron de Mackau. Avant tout, elle

26. Hospital Notre-Dame Du Perpétuel Secours

The origins of Hospital Notre-Dame Du Perpétuel Secours are similar to the Hertford British Hospital. They were both created around the same period, initially of similar size; the two Foundations were both to care for the poor who were not able to find much humanity in the attitude shown towards patients in the major French hospitals at the time.

The Foundress was Mme Albert de Vatimesnil, who had been left Fr 100,000 to create a hospital by her mother, Mme la comtesse Maison. An important site was purchased in Levallois-Perret not far from the British and the American Hospital. The initial construction, of a chapel and two wards of 12 beds each, in brick and wood, and was opened in 1885. The Cardinal-Archevêque of Paris had given advice concerning the Foundation, and the nursing staff was composed of Dominican Sisters of Sainte-Catherine de Sienne. It was soon necessary for Mme de Vatimesnil to start looking for more funds, as the running costs the first year were Fr 19,618, leaving only Fr 459. Very soon, however, the Hospital fulfilled an essential role among the poor of Levallois and Neuilly, and in 1892 the Hospital was recognized as 'Utilité Publique'.

Mme de Vatimesnil was to die tragically in 1897 in the fire that destroyed 'Le Bazar de la Charité'. This annual fund-raising bazaar had been established in 1885, and various Parisian notables ran the stalls. Two thousand people were present that fateful year, including Madame de Vatimesnil as President of her Levallois Hospital. The organisers had arranged for films to be shown but the ether-projected flame used for lighting the images caught fire. One hundred and twenty people died and a further hundred were injured.

Mme de Vatimesnil had left notes for her collaborator and brother-in-law, Monsieur le Baron de Mackau, concerning the running of the Hospital. Her principal intention was to

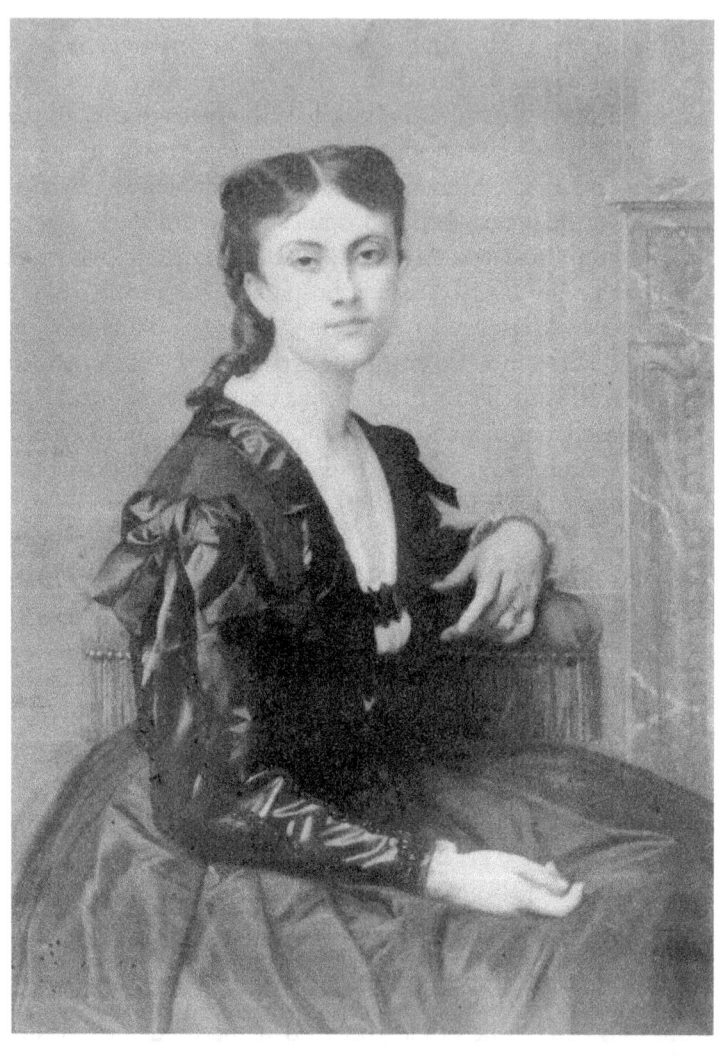

Madame de Vatimesnil, the founder of Hôpital Notre-Dame
du Perpétuel Secours
Madame de Vatimesnil, fondatrice de l'Hôpital Notre-Dame
du Perpétuel Secours
(N.D. du Perpétuel Secours)

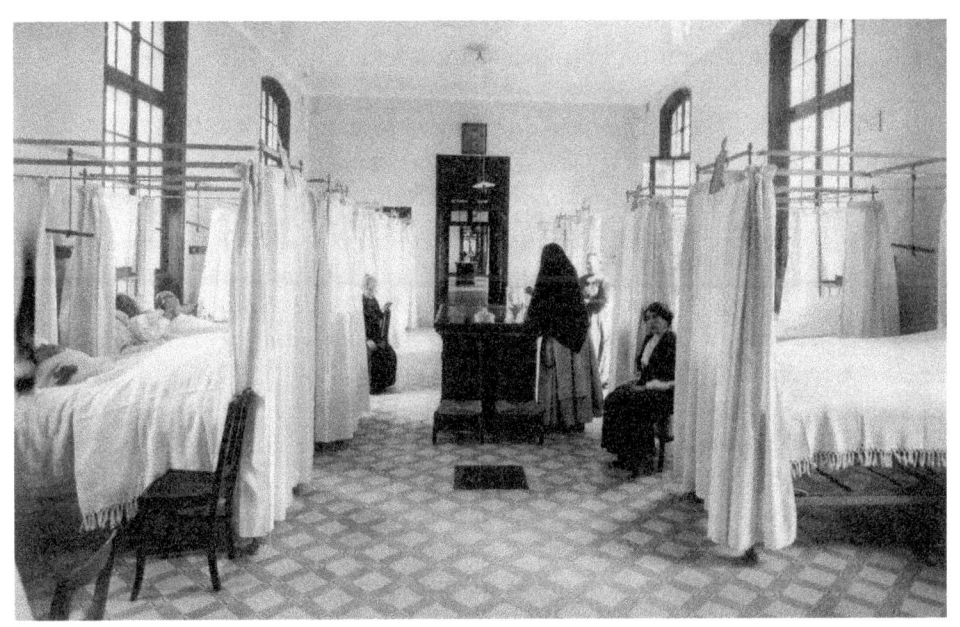

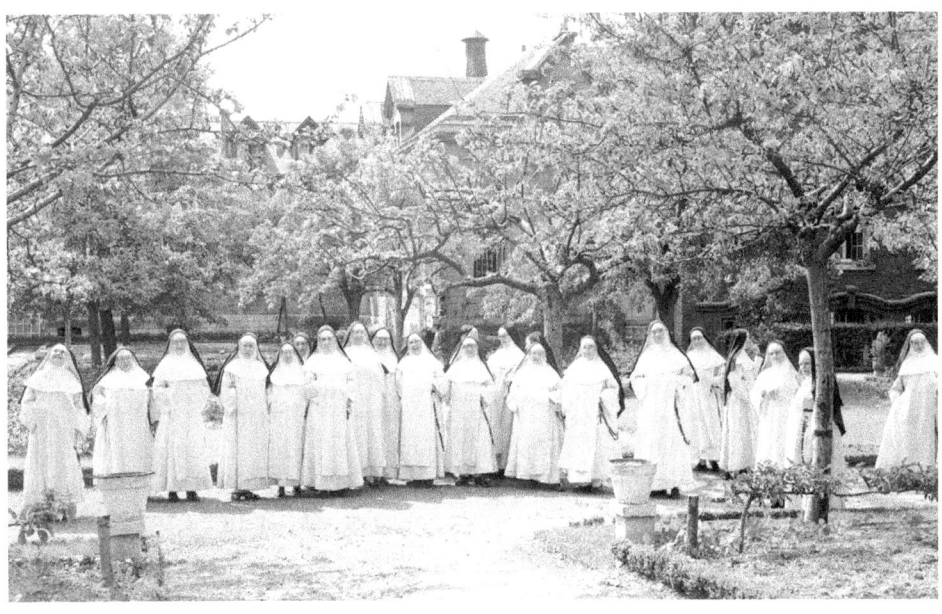

Hôpital Notre-Dame du Perpétuel Secours in the 1920's
Hôpital Notre-Dame du Perpétuel Secours dans les années 1920
(N.D. du Perpétuel Secours)

voulait rassurer les Parisiens quant à l'efficacité et à la sécurité de son hôpital.

« Ici l'on est en famille, ce n'est pas un hôpital. Je cherche le motif de cette répugnance à l'idée d'hôpital, et connaissant la bonté et le dévouement des Sœurs augustines, je n'en trouve qu'un : le poids trop senti d'une administration impersonnelle et inflexible, d'un règlement absolu et sans exceptions.

Je pense qu'il faut tâcher d'éviter cet inconvénient, en laissant à la Prieure de l'hôpital une certaine liberté, une initiative qui fasse contrepoids au règlement, d'ailleurs nécessaire.

J'aimerais qu'après s'être adressé à la grande porte du règlement, qui souvent dit « non » avec justice, mais avec dureté, on eût le recours de la petite porte de la tolérance ouverte à côté, et qu'on pût espérer y passer, grâce à la charité de la Mère Prieure, et en vertu de ce que j'appellerai des raisons de cœur, choses très réelles, mais qui ne peuvent aucunement figurer dans le règlement de la maison. »

Certaines des infirmières étaient des laïques, mais les instructions exigeaient qu'elles fussent supervisées par des Dominicaines - une religieuse devant chaque soir faire le tour des salles. L'hôpital se développa rapidement et avec succès. En 1914, il avait déjà 100 lits. Pendant la Première Guerre mondiale, il prit en charge les soldats blessés dans les tranchées, soixante-dix lits étant ainsi utilisés par la Croix Rouge française et trente lits restant consacrés aux plus démunis, femmes et enfants.

Le service chirurgical ne fut créé qu'en 1921, financé par un prêt du Pari Mutuel. L'hôpital bénéficiait déjà des subventions des communes environnantes. En 1933, un accord fut conclu avec la Croix Rouge française, et les infirmières purent y assurer une partie de leur formation.

En 1939, l'hôpital fut scindé, avec à nouveau une partie pour les militaires blessés et une autre poursuivant sa mission envers la population civile. Au moment de l'exode, la plupart

reassure the Parisians as to the efficiency and safety of their hospitals

'Here we are as if in a family, it is not a hospital. I have been looking for the main reason for this aversion for public hospitals. I know of the kindness and devotion of Augustine sisters, who are responsible for the nursing in these hospitals. I believe the problem lies in an administration which is inflexible and impersonal and rules which are too rigid and do not accept exceptions.

I believe that we must try to avoid this, and let the 'Mother Superior' of the Hospital use her own initiative which will compensate the rules of the establishment, which I know to be necessary.

I would like to feel that a sick person having addressed himself to the main door of the 'Rules', where he will receive a 'no' rightfully but severely, might also have access to a small side-door of tolerance, where he or she may be able to pass, thanks to the kindness of the Mother Superior. This will be by virtue of the kindness of the heart, something very real, but which cannot in any way be included in the rules of the establishment.

There were lay nurses, but instructions were that they should always be supervised by the Dominican sisters, that every evening a sister should do the rounds of the wards. The success and development of the Hospital was rapid, and by 1914, it was already a hundred-bed Hospital. During the First World War it looked after the wounded soldiers returning from the trenches, with seventy beds used by the French Red Cross and a further thirty were kept for deprived women and children.

It was not until 1921 that the Surgery Department was created, financed by a grant from the Pari-Mutuel. The Hospital was already being aided by subventions from the local Communes. In 1933 an agreement was made with the French Red Cross, permitting nurses to carry out part of their training there.

In 1939 the Hospital was divided into services for the wounded military, as well as continuing its role, that of caring for the civilian population. During the German occupation the Hospital was run by the 'Red Cross', but during the exodus

des blessés militaires furent évacués vers le sud de la France, et, pendant l'occupation, l'hôpital fut géré par la Croix-Rouge. Il continua à fonctionner, mais avec des services réduits au minimum. Une soupe populaire fut ouverte au profit des chômeurs et un atelier de tricotage y fut établi temporairement en faveur de la population locale.

A la libération, l'hôpital fut rendu à ses activités d'avant-guerre, avec en outre la création d'un dispensaire chirurgical pour faire face aux accidents du travail, fréquents dans le nouveau quartier industriel de Levallois-Perret. L'hôpital signa un accord financier avec la Sécurité Sociale et, en 1958, fut inaugurée une école d'infirmières. Au fil des années, l'école a ainsi formé des infirmières, des aides-soignantes et des auxiliaires de puériculture. L'activité de l'hôpital se développa considérablement et, lors de son centenaire, en 1985, fut posée la première pierre du nouvel hôpital, conçu par deux architectes, Jean-Noël Biais et Serge Durand de Lompuy.

L'hôpital du Perpétuel Secours est aujourd'hui un hôpital moderne de 160 lits avec des services de chirurgie abdominale (viscérale et urologique, de traumatomogie et d'orthopédie) et de médecine interne. Ce dernier est spécialisé en oncologie, dans le traitement du HIV, en rhumatologie et en cardiologie, ainsi que dans les polypathologies. Ce service de médecine interne voisine en outre avec une unité de soins de longue durée et un service d'urgences. Quoiqu'il n'ait plus officiellement de statut religieux, il n'a pas oublié son origine et la messe est célébrée quotidiennement dans la chapelle.

from Paris most of the military patients were transferred to the South of France. The Hospital continued to function but with minimum services. A soup canteen was opened for the unemployed and a knitting workshop was temporarily established on site for the local population.

At the Liberation, the Hospital returned to its pre-war activities, adding a surgical dispensary to deal with factory accidents in the newly industrialised Levallois-Perret. The Hospital reached a financial agreement with the Securité Sociale and in 1958 inaugurated the nurse's training school. Over the years, the school has included the training of nurses, auxiliary and child-care nurses. The activity of the Hospital developed considerably and it was at its centenary in 1985 that the new hospital building, designed by the architects Jean-Noël Biais and Serge Durand de Lompuy, was inaugurated.

L'Hôpital Notre-Dame du Perpétuel Secours is today a modern 160 bed-hospital specializing in abdominal, visceral, urological, orthopaedic surgery and traumatology. Its department of general medicine specialises in oncology, HIV, rheumatology and cardiology, with a long-term care unit and an active emergency department. Although the Hospital is today secular, it retains its Catholic origins with mass celebrated daily in the chapel.

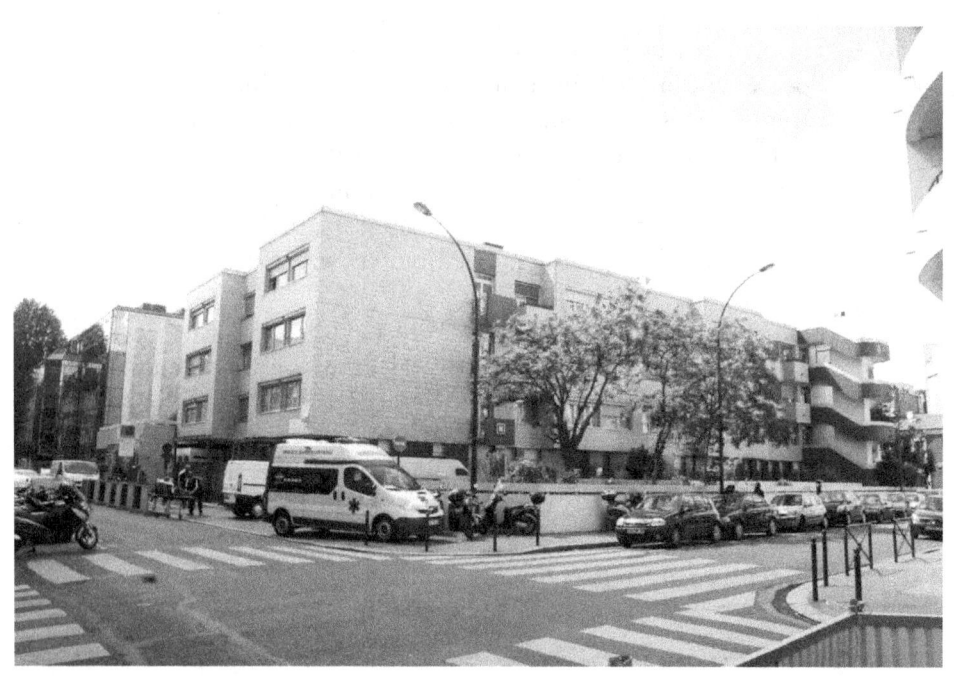

The two sites of Institut Hospitalier Franco-Britannique today.
Les deux sites de L'Institut Hospitalier Franco-Britannique aujourd'hui
(Photos Charles Wilson)

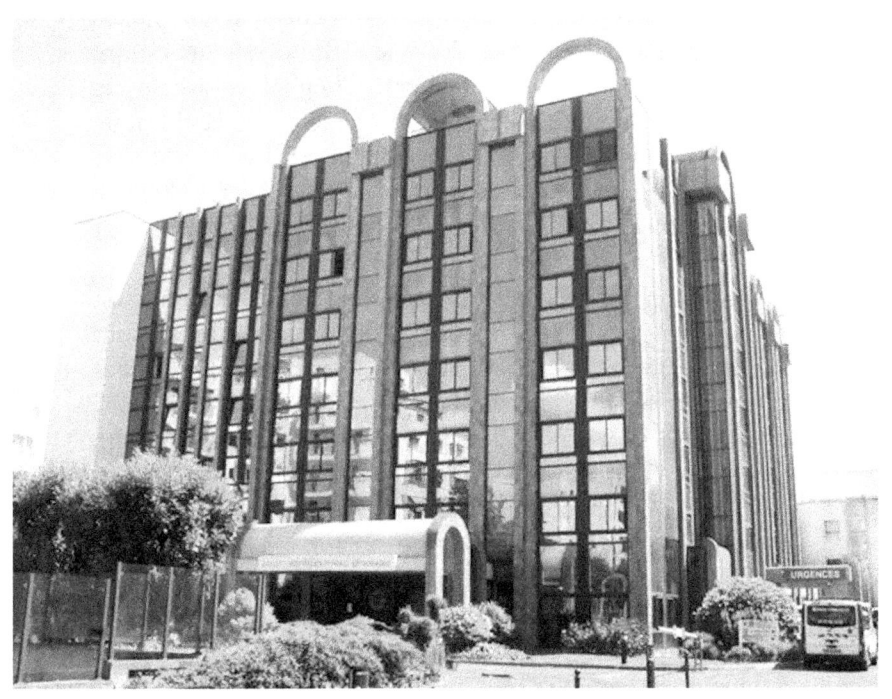

The two sites of Institut Hospitalier Franco-Britannique today.
Les deux sites de L'Institut Hospitalier Franco-Britannique aujourd'hui
(Photos Charles Wilson)

27. Le projet de fusion

La fusion entre le Hertford British Hospital (HBH) et l'hôpital voisin, l'Hôpital du Perpétuel Secours (HPS) se discute depuis de nombreuses années. Pour des raisons économiques et médicales, les autorités sanitaires françaises ont poussé, dans toute la France, au rapprochement d'hôpitaux. Dans une première étape, en 2004, le HBH devint un 'Centre Mère et Enfant', par le transfert à l'hôpital voisin de ses activités ne relevant pas de la gynécologie ou de la chirurgie obstétricale, et accueillant à l'inverse un service de pédiatrie et créant un service de néonatalogie de cinq lits. En 2007, le service de médecine fut à son tour transféré au HPS, libérant de l'espace pour le développement de la maternité.

La fusion de deux institutions charitables anciennes est toujours très complexe, particulièrement quand elles sont de taille hétérogène et mettent en jeu des nationalités et des cultures différentes. Tout au long des négociations, qui furent longues, il y eut la crainte, de la part du plus petit établissement, que l'autre veuille l'absorber, bien que l'un et l'autre fussent sans but lucratif. L'affaire avait encore une dimension particulière du fait que le HBH était à l'origine une fondation protestante, devenue non confessionnelle, tandis que le HPS était resté un hôpital d'inspiration catholique, bien qu'il fût désormais ouvert à toutes les confessions.

Une autre complication provenait du fait que le HBH subissait le contrôle de la Charity Commission de Londres, et les statuts ne permettaient pas que l'institution de bienfaisance fondée par Richard Wallace perde la maîtrise de ses actifs et de ses activités. Les membres du Conseil d'administration avaient toujours insisté pour que les deux hôpitaux, une fois fusionnés, restent dirigés sur une base paritaire. Le président du HBH à compter de 2002 fut Michael Balfour, assisté par un membre du Conseil d'administration, également juriste, Ian Gosling, un trésorier, Ian Welply, et l'auteur, qui passa pendant cinq années bien des heures en patientes négociations, sans parvenir à un

27. The Amalgamation Project

The Amalgamation or 'Complementarity' Project between the Hertford British Hospital (HBH) and the neighbouring Hôpital du Perpétuel Secours (HPS) has been discussed for many years. It was through the insistence of the French Health Authorities that adjacent hospitals all over France were being combined for logistical, economic and medical reasons. The first step in 2004, was that HBH became a 'Centre Mère et Enfant', by transferring its non gynaecological-obstetric surgery to the neighbouring hospital, taking in their paediatric department and creating a five-bed neo-natal service. In 2007, the Medical Department was transferred to HPS, making more rooms available for the development of the maternity services.

The merger of two long-established charities is always highly complicated, particularly when so different in size, nationality and culture. During the protracted negotiations, there was always a worry on behalf of the smaller hospital that the larger establishment intended to absorb them, despite the fact that they are both non-profit making establishments. The case was further complicated by the fact that the Hertford British Hospital was initially a Protestant foundation and is now secular, whereas the Hôpital du Perpétuel Secours has remained a Catholic hospital in its beliefs; although they are open to all religious denominations.

Another difficulty is that HBH is controlled by the Charity Commission in London, and the statutes do not permit the charity founded by Richard Wallace to lose the control of its assets and activities. The trustees have always insisted that the two hospitals, once merged, should be managed on a 50/50 basis. The Chairman from 2002 was Michael Balfour, who together with Ian Gosling, who was the lawyer and trustee, Charles Wilson and the author spent hours of difficult negotiation for five years, but were never being quite able to reach agreement with our future partners, headed by their President, Gérard Orizet. In 2006, the trustees decided to

accord avec nos futurs partenaires, et leur Président, Gérard Orizet. En 2006, les membres du Conseil d'administration décidèrent de nommer pour la première fois un président de nationalité française, Michel de Fabiani, qui était alors président de la Chambre de Commerce Franco-Britannique. Charles Wilson devint président du Comité de direction, une fonction éminemment difficile en cette période de transition, d'autant que l'Hôpital était de nouveau au bord de la faillite.

Le 17 décembre 2007, les membres du Conseil d'administration votèrent en faveur de la fusion entre les deux hôpitaux de Levallois. Ce vote historique ne fut pas acquis sans un long débat et des moments de grande émotion. Il y eut neuf voix pour, une contre et cinq abstentions.

Mais un hôpital ne cesse jamais de bouger. Au moment où j'écris ces lignes, la fusion des activités hospitalières étant réalisée, les discussions sont en cours pour la création d'un nouveau groupe de radiothérapie sur le site du Perpétuel Secours, et de nouvelles 'salles de travail' sont créées en maternité pour augmenter de 25% le nombre de naissances. Simultanément, le bâtiment d'origine de Richard Wallace est en cours de rénovation pour le mettre aux normes actuelles de l'immobilier de location.

appoint its first Chairman of French nationality, Michel de Fabiani who was at the time President of the Franco-British Chamber of Commerce. Charles Wilson became Chairman of the Management Committee, a notably difficult task during this interim period, with the Hospital being once again on the verge of insolvency.

On the 17th December 2007, the trustees voted to accept the merger of the two Levallois Hospitals, bringing to a close 128 years of independent management of the Charity. This historical vote did not come without a long debate and at times considerable emotion. In the end, there were nine in favour, five abstentions and one against. The Charity Commission was soon to authorise the merger.

But a hospital can never stand still. As I write these last lines, there are negotiations about a radiotherapy block on the neighbouring site and additional labour wards are being installed to increase the birth capacity by 25%. At the same time Richard Wallace's original building is being refurbished to meet the requirements of modern rental property.

28. Le 9ᵉ marquis de Hertford

Lors d'une des belles journées de l'été anglais, rares en 2007, je fus invité, avec mon épouse, à un déjeuner dominical à Ragley Hall, par Henry Jocelyn Seymour, le 9ᵉ marquis de Hertford, Lady Hertford et leurs quatre enfants. C'était aussi le dernier repas de famille précédant le départ en pension de leur fils aîné, William, Earl of Yarmouth, pour le premier trimestre de l'année scolaire. En arrivant en voiture de Warwick, la grande maison peut être aperçue depuis la colline et elle impressionne par sa majesté, comme bien d'autres châteaux d'Angleterre aujourd'hui encore. En franchissant les grilles et en traversant le parc paysager, bien des pensées me vinrent à l'esprit quant aux événements historiques des trois derniers siècles qui avaient permis à l'actuel Lord Hertford d'hériter du titre et du domaine, et d'assumer les responsabilités de président honoraire (Patron) du Hertford British Hospital, après feu la Reine Elizabeth, la Reine Mère.

La famille est d'origine normande, Seymour étant une version anglicisée de 'Saint-Maur.' Les précédents chapitres ont esquissé les vies successives des premiers Hertford. On se souvient que le 4ᵉ marquis, sans enfant légitime, était en si mauvais termes avec son second cousin, le 5ᵉ marquis, que la majeure partie de sa colossale fortune, dont Bagatelle, la résidence à Paris et les propriétés irlandaises, ainsi que l'extraordinaire collection d'œuvres d'art, étaient revenues à Richard Wallace, son fils illégitime.

Francis, le 5ᵉ marquis (1812-1884) était écuyer du Prince Consort et Chambellan de la Reine Victoria. Il trouva Ragley négligé et dans un triste état, après la longue absence de ses prédécesseurs. Il abandonna le château de Conway et vendit Coventry, pour restaurer lui-même beaucoup de maisons sur le domaine et plusieurs des splendides pièces du château de Ragley.

Hugh, le 6ᵉ marquis (1843-1912) appartint au corps des Grenadier Guards, puis il devint membre du Parlement, d'abord pour le Comté d'Antrim, puis plus tard pour le

28. The 9th Marquess of Hertford

On one of the few fine days of the English summer of 2007, the author and his wife were invited to have Sunday lunch at Ragley Hall with Henry Jocelyn Seymour, the 9th Marquess of Hertford, Lady Hertford and their four children. It was also the last family meal before their eldest son, William, the Earl of Yarmouth, was to leave for his first term at boarding school. Driving from Warwick, the great house can be seen on the hill impressing us with its grandeur, as, still today, do so many of the Stately Homes of Great Britain. Driving past the gates and through the landscaped grounds, many thoughts came to mind of the historical circumstances of the last three hundred years that have permitted the present Lord Hertford to inherit the title and estate, and take over the mantle of Patron of the Hertford British Hospital after Queen Elizabeth, the late Queen Mother.

The family is of Norman descent, Seymour being an anglicised version of 'de Saint Maur.' Previous chapters have outlined the lives of the early Hertfords and the fact that the 4th Marquess, being without legitimate children, was on such bad terms with his second cousin, the 5th Marquess, that the main part of his extraordinary wealth, including Bagatelle, the Paris property and Irish estates and the extraordinary art collection were handed down to Richard Wallace, his illegitimate son.

Francis, the 5th Marquess (1812-1884) was Equerry to the Prince Consort and Chamberlain to Queen Victoria. He found Ragley sadly neglected after the long absence of his predecessors and gave away Conway Castle, sold Coventry and restored many cottages on the estate and many of the magnificent rooms in Ragley Hall itself.

Hugh, the 6th Marquess (1843-1912) served in the Grenadier Guards and then became a Member of Parliament, firstly for County Antrim and later for South Warwickshire.

415

Warwickshire du Sud. Enfin il devint Lord Lieutenant du Warwickshire. Après avoir hérité de Ragley, avec ses 10 000 hectares, il partagea son temps entre la gestion de son domaine et la chasse, privilégiant nettement la seconde activité.

George, le 7e marquis (1871-1940) appartint brièvement au Royal Highland Regiment, dit Black Watch. Il était surtout intéressé par le théâtre et les arts. Son père le tint pour financièrement irresponsable et le déshérita, transmettant le domaine de Ragley, réduit à 6 000 hectares, après paiement des droits de successions, au 8e marquis, son second fils. Toutefois Lord Henry mourut en 1939, huit mois avant son frère aîné.

Hugh, le 8e marquis (1930-1997), consacra sa vie à ce petit coin de l'histoire de la Grande-Bretagne : Ragley Hall. Cette belle maison d'allure palladienne, avec sa grande entrée de 20 mètres de long, conçue par le grand architecte James Gibbs, et comportant plus de 100 pièces, avait été transformée en hôpital pendant la guerre, mais elle avait en tout état de cause été peu occupée depuis 1912. Bien qu'ils fussent ouverts au public à partir de 1958, la maison et le parc faillirent être victimes du piège des droits de succession, qui enlevèrent à tant de familles les moyens d'entretenir leurs propriétés. Quand Ragley Hall fut menacé de démolition, ce fut un tel tollé que, grâce à des subventions du Conseil des monuments historiques et à de l'argent public, la maison fut sauvée. Le 8e marquis réussit à transmettre la maison à son fils, l'actuel marquis, sous la forme de société indépendante – avec la devise de la famille : « by faith and love » (par la foi et l'amour).

Henry Jocelyn Seymour, le 9e marquis, né en 1958, l'actuel président honoraire (Patron) du Hertford British Hospital, est, ainsi qu'il se décrit lui-même, « a man of leisure », un homme de loisir, mais il ne se fait pas vraiment justice, si l'on considère ses multiples activités. Après des études au Collège Royal d'Agriculture de Cirencester, il a été berger ou "flock-master", directeur d'établissement agricole et directeur de domaine, avant de se voir investi par son père, en 1991, dans la fonction de gérant de Ragley. Avec les 3 000 hectares de fermes et de bois, il est à la tête de Ragley Hall, déployant un certain

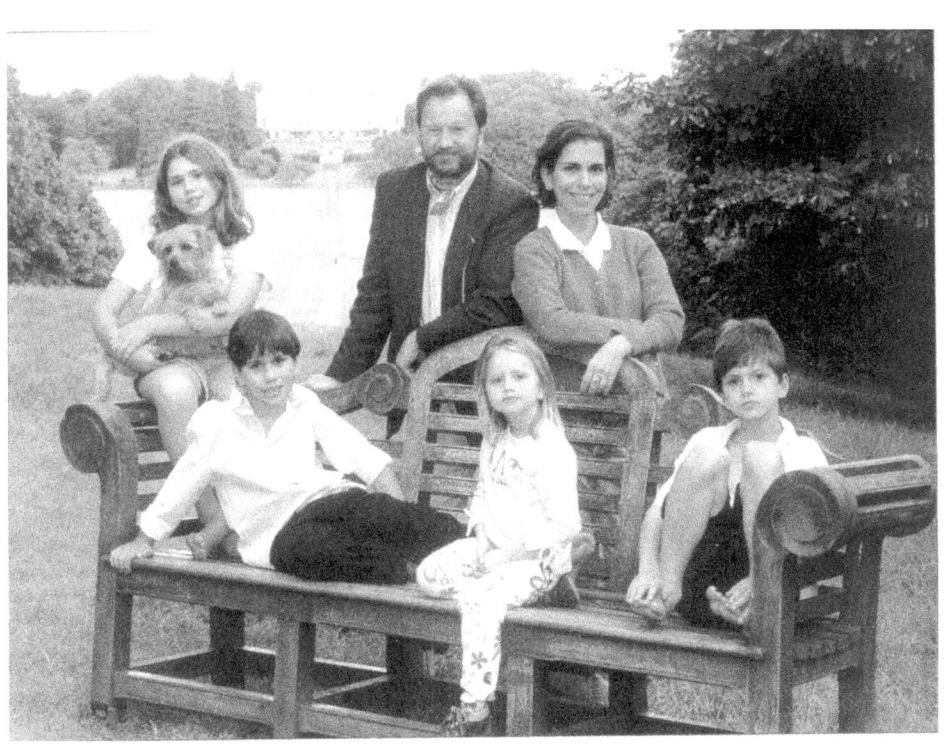

The 9th Marquess of Hertford, the Marchioness of Hertford
and their children
Le 9e marquis de Hertford, la marquise de Hertford et leurs
enfants
(*The Marquess of Hertford*)

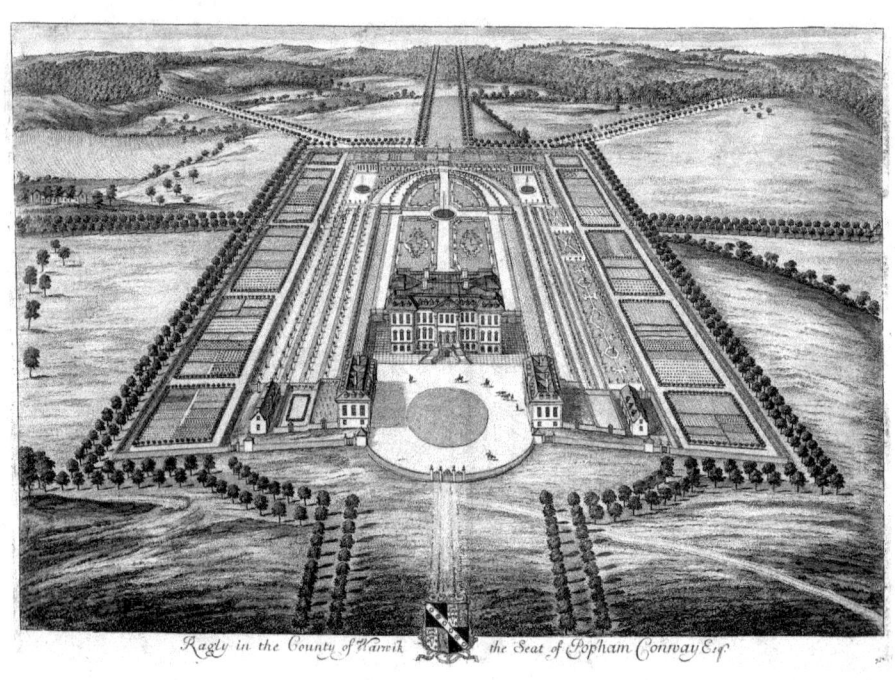

Ragley Hall in the 17th Century
Ragley Hall au 17e siècle
(*The Marquess of Hertford*)

He later became Lord Lieutenant of Warwickshire. After inheriting Ragley with its 24,000 acres he divided his time between estate management and hunting and shooting, with a heavy emphasis on the latter.

George, the 7th Marquess (1871-1940) served briefly in the Black Watch. He was chiefly interested in the theatre and the arts. His father had considered him to be financially irresponsible and had disinherited him, leaving the Ragley Estate, reduced by death duties to 12,000 acres, in trust for his second son, Lord Henry Seymour. However Lord Henry died in 1939, eight months before his older brother.

Hugh, the 8th Marquess (1930-1997) dedicated his life to this corner of British history, Ragley Hall. The fine Palladian house, with James Gibbs' 70 foot long Great Hall and more than 100 rooms, had been a hospital during the war but had never really been fully occupied since 1912. Despite being opened to the public in 1958, the house and estate very nearly became one more victim of the inheritance-tax trap which stripped many families of the means to maintain their properties. When Ragley Hall was threatened with demolition, the outcry was such that with grants from The Historic Buildings Council and public money, the house was saved. He managed to pass on the house to his son, the present Marquess, as an independent concern, by 'faith and love' (the family motto).

Henry Jocelyn Seymour, the 9th Marquess (b.1958), the present patron of the Hertford British Hospital, is, as he says himself today, a man of leisure, but this is clearly seen to be untrue when we look at his multifarious activities. After attending the Royal Agricultural College at Cirencester, he has been a shepherd or flock master, a farm manager and estate manager before being handed over the running of Ragley by his father in 1991. Ragley Hall with 6500 acres of farmland and woodland supports a number of businesses, providing

419

nombre d'activités qui fournissent un emploi local et génèrent des revenus permettant d'entretenir la belle maison. Quelque 300 hectares de forêts fournissent du bois à la scierie de Ragley, tandis que les fermes du domaine de Ragley produisent des légumes « bios » et du fourrage - produits naturels pour les viandes bovines du domaine. Tenant compte du personnel affecté aux résidences, aux activités agricoles et commerciales, cela représente en tout 200 personnes qui travaillent sur le domaine, et qui en vivent.

La maison est ouverte au public de mars à septembre : 70 000 personnes visitent le parc et les jardins chaque année, et 25 000 enfants s'amusent dans le « bois des aventures » qui leur est destiné.

Lord Hertford prit sa place à la Chambre des Lords en 1997, mais il dut abandonner ce droit que sa famille détenait depuis le début du 17e siècle, quand Tony Blair et le gouvernement travailliste firent voter la suppression de tous les Pairs Héréditaires de la Chambre Haute. Les robes de couronnement, portées pour la première fois au Couronnement de George III en 1760, sont toujours là, et qui pourrait douter qu'elles ne soient portées une fois encore par le marquis de Hertford lors du prochain couronnement.

En 1990, Lord Hertford épousa Beatriz Karam, une Brésilienne originaire de Rio de Janeiro. Avec leurs quatre enfants, ils jouissent d'une heureuse vie de famille dans cette belle demeure, en dépit des visiteurs qui sillonnent les pièces d'apparat pendant les mois d'été. Lord Hertford raconte l'histoire suivante. Un jour, sa mère jouait aux échecs avec un ami dans la bibliothèque. Elle était concentrée sur l'étude du coup suivant, lorsque des visiteurs arrivèrent dans la bibliothèque et elle entendit un petit garçon dire à sa mère : ' Maman, je crois que ce sont des mannequins empaillés'…Elle resta donc immobile jusqu'à leur départ.

Lord et Lady Hertford jouent un rôle actif pour soutenir des œuvres charitables, souvent par l'entremise de la fondation Hertford de bienfaisance. Ils sont conjointement Vice-

employment and generating income to maintain the fine Palladian House. There are some 1,000 acres of woodland that supply timber to the Ragley Sawmill, and Ragley Home Farms is a 3,500 mixed farm that supplies naturally-reared produce for Ragley Estate Meats. In all, there are 200 residential, agricultural and commercial tenants living and working on the estate.

The House is open to the public from March to the end of September. 70,000 members of the public visit the Hall and gardens each year, and of them 25,000 visit the house. Visitors enjoy the great park and gardens as well as an adventure wood for children.

Lord Hertford took his place in the House of Lords in 1997 but was obliged to relinquish the right that the family had held from the early 17th Century when Tony Blair and his Labour Government introduced legislation to remove all hereditary peers from the Upper House. The family Coronation robes, first worn at the Coronation of George III in 1760 are still on display, and no doubt the same robes will be worn again by the Marquess of Hertford at the next coronation.

In 1990, Lord Hertford married Beatriz Karam, of Brazilian nationality, from Rio de Janeiro. Together with their four children, they are able to live a happy family life in their beautiful house, despite the visitors who roam through the grand state quarters in the summer months. Lord Hertford, however, recounts the following story. One day his mother was playing chess with a friend in the library and was poised thinking of the next move, when she realised that visitors were coming round the house, only to hear a small boy say, 'Mummy, I think they are stuffed!'

Lord and Lady Hertford play an active role in the support of charities, often through The Hertford Charitable Trust. They are Joint Vice-Presidents of the Muscular Dystrophy

Présidents du Muscular Dystrophy Group (œuvre consacrée à la dystrophie musculaire). Ils soutiennent et collectent de l'argent au sein du domaine et de la communauté proche en faveur d'une Association dénommée 'Riding for the Disabled' (L'équitation pour les handicapés). Ils collectent aussi des fonds pour le soutien des personnes victimes du cancer, Lady Hertford elle-même faisant partie de la section locale.

De confession catholique, Lady Hertford, souhaitait voir ses enfants élevés dans cette religion ; d'un autre côté son mari a la charge et la responsabilité de trois paroisses, dont il doit choisir et nommer les pasteurs anglicans. Un compromis a été trouvé : les filles sont catholiques, les garçons protestants, et, dans une perspective bien œcuménique, les enfants assistent à l'office dominical - catholique ou anglican, en alternance.

Aujourd'hui, c'est à la nouvelle génération des Hertford de jouer un rôle important dans la vie actuelle et à venir de l'Hôpital. Le 8e marquis était président du Comité de collecte des fonds en 1962, et maintenant l'actuel Lord Hertford maintient le lien familial avec l'Hôpital fondé il y a quelque 140 ans, par Richard Wallace, en souvenir de son père, le 4e marquis de Hertford.

Group. They support and raise money within the estate and community for 'The Riding for the Disabled Association'. They are also fund-raising for cancer relief, Lady Hertford herself participating in the local Charity Run.

Lady Hertford, being Catholic, wanted her children to be brought up in her faith. Her husband, however, is patron of three Anglican livings. A compromise was found; the girls are brought up Catholic and the boys Protestant, and as examples of ecumenism, alternate between the two churches for the Sunday service.

Now another generation of Hertfords plays an important role in the continued life of the Hospital. The 8th Marquess was Chairman of the fund-raising committee in 1962, and now the present Lord Hertford continues the family link with the Hospital founded by Richard Wallace some 140 years ago in memory of his father.

29. Postface

Richard Wallace a laissé son empreinte tant à Paris qu'à Londres. Le Hertford British Hospital a maintenu son rôle au fil des années, en dépit de la grave insuffisance de sa dotation originelle. Il ne se contente plus de prendre soin des citoyens britanniques modestes, mais, allié à l'hôpital voisin, il est au service de la communauté britannique comme de celle de la ville de Levallois, dans le cadre de l'« Institut Hospitalier Franco-Britannique ».

La façade du bâtiment construit à l'origine, surnommé 'La Cathédrale', non modifiée depuis 1879, est maintenant classée 'monument historique'. L'intérieur a été complètement rénové pour répondre aux exigences des bureaux modernes, et il fournit un revenu à l'hôpital. Il ne reste pas grand-chose du jardin paysager, car presque toute la surface a été maintenant bâtie. La plus grande part a été consacrée au nouvel édifice hospitalier de 1982 et aux deux immeubles de bureaux construits au même moment. L'immeuble Hookham, rue Barbès, d'abord utilisé par les militaires et donné à l'Hôpital par le Foreign Office en 1963, abrite le service de dermatologie, le planning familial et quatre étages de bureaux.

Les 80 fontaines Wallace, si typiques du paysage parisien au même titre que la Tour Eiffel, si l'on peut dire, continuent à fournir de l'eau potable pendant les mois d'été et sont particulièrement bien entretenues.

Quoique la résidence parisienne de Lord Hertford, au coin de la rue Laffitte, ait été abattue pour construire un immeuble de bureaux, sa résidence de campagne, Bagatelle, conserve tout son charme. Personne n'a habité le château depuis que Richard Wallace est retourné y mourir, là même où son père avant lui était mort. Le rez-de-chaussée a été restauré et remeublé, il est ouvert à la visite, mais les chambres à coucher à l'étage sont malheureusement à l'abandon, avec le papier qui se décolle des murs. Le 'Trianon' et le logis des domestiques, construit par Wallace, sont utilisés pour des expositions. Toutefois les deux

29. Afterthought

Richard Wallace left an important heritage both in Paris and London. The Hertford British Hospital has maintained its role through the years despite a major lack of endowment. It is no longer limited to caring for poor British subjects but being united to its neighbour hospital it will serve the British and local community as the Institut Hôspitalier Franco-Britannique.

The facade of the original Hospital building, called the 'La Cathédrale' has not been altered since 1879 and is now protected as a 'monument historique'. The interior has been completely refurbished to meet the requirements of modern office accommodation, providing income for the charity. Little remains of the landscaped gardens as virtually all the site has been developed. Most is taken up by the new 1982 Hospital Building and two office blocks built at the same time. The Hookham/rue Barbès site, originally used by the Military and given to the Hospital by the Foreign Secretary in 1963, houses the Dermatology Department, family planning unit and four floors of office accommodation.

The eighty Wallace Fountains, the best-known features of Paris, after the Eiffel Tower, continue to provide drinking water during the summer months, and in most cases after more than a hundred years of continual use they are still lovingly maintained.

Although Lord Hertford's Paris residence at the corner of the rue Lafitte was pulled down to make way for a block of offices, his country retreat at Bagatelle still retains its charm. No one has lived at Bagatelle since Richard Wallace returned to die there, as did his father. The ground floor has been restored and furnished and is open to guided visits, but the upstairs bedrooms are sadly neglected, with wallpaper peeling from the walls. The 'Trianon' and the servants' quarters that Wallace built are used for exhibitions, although both buildings

bâtiments ont subi le feu des critiques, car ils ont anéanti la cohérence et le charme du plan d'origine, tel que l'avait conçu l'architecte Bélanger.

Les 25 hectares du parc et des jardins sont ouverts au public et n'ont guère changé depuis l'époque de Lord Hertford. La roseraie, qui remplaça le paddock où le Prince Impérial avait l'habitude de monter à cheval, fut ouverte en 1906 et est internationalement réputée – les jardiniers de Bagatelle en ont même réalisé une réplique en Chine. Les Parisiens y viennent par milliers au printemps pour marcher au milieu des jonquilles et des tulipes, qui rappellent un jardin anglais. Lord Hertford construisit l'orangerie, où des concerts sont donnés l'été, les écuries ont été transformées en restaurant, et la maison du chef jardinier a conservé sa destination d'origine, mais elle est maintenant entourée de plantes herbacées au lieu de légumes. Seules manquent les statues qui ornaient le parc, vendues par Murray Scott avant l'acquisition de l'ensemble par la ville de Paris.

En Angleterre, la majeure partie des collections de Lord Hertford et de Richard Wallace sont toujours installées dans sa résidence, à Manchester Square. Depuis 1900, La Wallace Collection est ouverte au public tous les jours. Une somme de £3 millions par an permet d'offrir l'entrée gratuite à la Collection et aux expositions temporaires, et de prendre en charge des programmes éducatifs et des bourses pour les chercheurs. C'est probablement la plus belle collection au monde d'art français du 18e siècle. Quand elle en a fait don à la nation, on pourrait dire que Lady Wallace a arrêté les pendules, car la Collection doit rester telle quelle, rien ne pouvant lui être ajouté ou retranché. On peut regretter la dispersion d'une partie de la collection de Murray Scott, en particulier un ensemble unique de sculptures du 18e siècle, mais l'argent que Lady Sackville West a reçu ou obtenu de Murray Scott a contribué à sauver Knole Park, demeure historique à Sevenoaks, avant sa reprise par le National Trust. Si la famille Sackville-West n'avait pas gagné son procès concernant le testament de Murray Scott, Vita n'aurait probablement pas épousé Nigel Nicholson et les jardins de Sissinghurst n'auraient jamais été créés.

are criticised for not being in keeping with the original plans by Bélanger for graceful and coherent buildings.

The fifty-acre park and gardens are open to the public and are much the same as in Lord Hertford's time. The rose garden, opened in 1906, is internationally renowned – there is even a replica built by the Bagatelle gardeners in China - replacing the paddock where the Prince Imperial used to ride. Parisians come in thousands in the spring to walk among the daffodils and tulips reminiscent of an English park. Lord Hertford built the orangery where concerts are held in the summer, the stables are now a restaurant and the head gardener's cottage still serves the same purpose, but is now surrounded by herbaceous plants instead of vegetables. Only missing are the statues that adorned the Park, sold by Murray Scott before the 'Ville de Paris' purchased the property.

In England, the larger part of Lord Hertford's and Richard Wallace's collections are still in his house in Manchester Square. Since 1900, the Wallace Collection has been open daily to the general public. It spends over £3 million a year which gives free entry to the Collection and its exhibitors and pays for its education programmes and resources for scholars. It is probably the finest collection of French eighteen-century art in the world. In presenting it to the nation Lady Wallace could be said to have stopped the clock, for the Collection remains unchanged and nothing can be added to it. One may regret the dispersal of part of the Collection by Murray Scott, and particularly the unique collection of eighteenth-century sculpture, but the money that Lady Sackville-West was given or obtained from Murray Scott partly helped to save Knole Park, the historic house at Sevenoaks, before it was taken over by the National Trust. Had the Sackville-West family not won the lawsuit over Murray Scott's will, it is unlikely that Vita would have married Nigel Nicholson and perhaps the gardens of Sissinghurst would never have been created.

Lisburn, en Irlande du Nord, conserve beaucoup de souvenirs de son généreux propriétaire. Castle House, sa résidence si rarement occupée, est devenue un collège technique. Un monument magnifique en l'honneur de Wallace a été construit en 1890 dans Castle Gardens, et la Wallace High School qu'il fonda existe toujours, tout comme Wallace Park, aux côtés d'un centre commercial tout nouvellement ouvert, les Wallace Colonades.

Ragley Hall conserve toujours nombre de trésors familiaux des Hertford. Mais la concession Hertford–Wallace au Père-Lachaise, où Richard Wallace, sa femme et son père, son frère et sa grand-mère sont enterrés, n'est plus entretenue aujourd'hui et paraît à l'abandon. Le fils de Wallace et les propres enfants de ce dernier, virtuellement déshérités, n'y sont pas enterrés. On comprendra que leurs descendants s'estiment peu concernés par l'histoire de ces ancêtres.

Lisburn in Northern Ireland holds many memories of its benevolent landlord. Castle House, his seldom-used residence, is now a technical college. A magnificent monument to Wallace was erected in 1890 in Castle Gardens, and there is still the Wallace High School which he founded, as well as Wallace Park and a recently opened shopping centre, Wallace Colonnades.

Ragley Hall also retains many of the family treasures of the Hertford family. But the Hertford–Wallace tomb in Père-Lachaise, where Richard Wallace, his wife, his father, his brother and his grandmother are buried, looks neglected and uncared for today. Wallace's son and his children, who were virtually disinherited, were not buried there. Their descendants must understandably feel distanced by the history of their ancestors.

Sources

Pour l'histoire de Richard Wallace, j'ai été largement tributaire des travaux bien documentés de Bernard Falk, Donald Mallet et Peter Hughes, qui donnèrent lieu à une publication à l'occasion de l'exposition 2006 à la Wallace Collection à Londres : 'The Founders of the Wallace Collection'. (Les Créateurs de la Collection Wallace). Le rôle de Murray Scott, et en particulier son influence sur la dotation du Hertford British Hospital est précisé dans les documents disponibles aux National Archives de Kew. Madame Perreau, une descendante de Seymourina, a récemment entrepris des recherches d'un grand intérêt sur les origines de Richard Wallace.

Une grande part de l'histoire d'origine de l'Hôpital s'est perdue, quand les archives ont disparu – probablement détruites - pendant la période de l'occupation (1940-1944). Heureusement, les Rapports annuels et les Comptes annuels depuis 1926 ont été restitués à l'Hôpital, ainsi que l'essentiel de la correspondance et les minutes des Comités de direction.

La bibliothèque Duff Cooper, à l'ambassade britannique à Paris, a fourni l'information sur les interventions des ambassadeurs successifs et de leurs épouses en faveur de l'institution charitable, grâce à des journaux personnels, biographies et autobiographies. La correspondance et les rapports de l'ambassade ont été consultés aux National Archives de Kew. Les archives royales du château de Windsor ont constitué une source importante d'information, concernant Richard Wallace et le rôle joué par les « Patrons » royaux et d'autres membres de la famille royale jusqu'à la mort de la Reine Elizabeth, la Reine Mère, en 2002.

Les archives de la ville de Levallois ont été utiles en ce qui concerne l'architecte et la construction de l'Hôpital, ainsi que les diverses interventions des maires successifs en faveur de l'Hôpital.

L'auteur a été membre du Conseil d'administration de l'Hôpital depuis 1970 et les 39 dernières années sont dans leur ensemble le reflet de ses notes et souvenirs personnels.

Sources

The history of Richard Wallace is largely founded on the well-documented works of Bernard Falk, Donald Mallet, and the Peter Hughes publication that accompanied the 2006 exhibition at the Wallace Collection in London, entitled 'The Founders of the Wallace Collection'. The role of Murray Scott and particularly his influence in the endowment to the Hertford British Hospital has been derived from papers at the National Archives at Kew. Madame Perreau, a descendant of Seymourina, has recently undertaken research on the origins of Richard Wallace, which is of particular interest.

Much of the early history of the Hospital was lost when the archives disappeared during the occupation of Paris from 1940-1944, assumed to be destroyed. Fortunately, the Annual Reports and Statement of Accounts since 1926 have been restored to the hospital, including much of the correspondence and details of management meetings.

The Duff Cooper library at the British Embassy was the source for the interventions of Ambassadors and their wives on behalf of the Charity through the diaries, biographies and autobiographies. The correspondence and reports of the Embassy have been found in the National Archives at Kew. The Royal Archives at Windsor Castle were an important source concerning the Hertford family, Richard Wallace, and the role of royal patrons and other members of the Royal Family until Queen Elizabeth the Queen Mother's death in 2002.

The archives of the Ville de Levallois provided the details concerning the architect and building of the Hospital, and the different interventions of the Mayors on its behalf.

The author has been a trustee of the Hospital since 1970 and the last 39 years are very much his personal record.

Bibliography   Bibliographie

André-Maurois, Simone *Miss Howard* (Gallimard 1956)
Bouvet, Jean / Balkany, Isabelle *Nicolas Levallois*
Beal, Mary and Cornforth, John *The British Embassy, Paris* (Christie's 1992)
Beavor, Anthony / Cooper Artemis *Paris After The Liberation 1944-49* (Hamilton 1994)
Caskie, Donald *The Tartan Pimpernel* (Birlinn 1999)
Connolly, Cyril *Previous Convictions* (Hamilton 1963)
Collection Paris et son Patrimoine *Bagatelle dans ses jardins* (Bussière 1997)
Clark, Kenneth *Another Part of the Wood* (Murray 1974)
Dixon, Pearson *Pauline* (Collins 1964)
Falk, Bernard *Old Q's Daughter* (Hutchinson 1937)
Falk, Bernard *The Naughty Seymours* (Hutchinson 1940)
Fouché, Nicholas *Le Mouvement Perpétuel* (Eres 1991)
Gladwyn, Cynthia *The British Embassy* (Collins 1976)
Gladwyn, Cynthia *Diaries* (Constable 1995)
Glendinning, Victoria *Vita. The life of V Sackville-West* (Weidenfeld & Nicholson 1983)
Hart, Allan *Entente Cordiale* (British Community Committee 2000)
Hamilton, Keith *Bertie of Thame* (Boydell Press 1990))
Harrison, Mathew *An Anglican Adventure* (St George's Anglican Church 2005)
Heald, Tim *Princess Margaret A Life Unravelled* (Weidenfeld & Nicholson 2007)
Henderson, Sir Nicholas *Mandarin* (Weidenfeld & Nicholson)
Hibbert, Christopher *The Court of St James* (Weidenfeld & Nicolson 1979)
Hibbert, Christopher *King Edward VII, His Family and Friends* (Lippincourt Williams & Wilkins 1976)
Hughs, Peter *The Founders of the Wallace Collection* (Wallace Collection 1981)
Hurd, Lord Douglas *Robert Peel* (Weidenfeld & Nicholson 2007)
Nicolson, Nigel *Portrait of A Marriage* (Weidenfeld & Nicholson 1973)
Mallet, Donald *The Great Collector* (Macmillan 1979)
Nicolson, Adam *An Unfinished History* (Harper Press 2009)

Norwich, John Julius *The Duff Cooper Diaries* (Weidenfeld & Nicholson 2005)
Perreau, Lydie *La Fortune de Richard Wallace* (Jclattes 2009)
Séguin, Philippe *Louis Napoléon le Grand* (Grasset 1990)
Sackville-West, Vita *Pepita* (Doubleday 1937)
Seward, Desmond *Eugénie* (History Press 2005)
Trollope, Joanna *Britannia's Daughters* (Hutchinson 1983)
Veil, Simone *Une Vie* (Stock 2006)
Vickers, Hugo *Elizabeth, The Queen Mother* (Hutchinson 2005)
Zeigler, Philip *Diana Cooper* (Hamilton 1981)

Annexe 1

Patrons and Officers

"Patron"	Président	Consul Général
Patron	President	Consul General

	"Patron" / Patron	President	Consul General
1879-1887	Sir Richard Wallace	Lord Lyons	Percy Inglis
1888	Sir Richard Wallace	The Earl of Lytton	*
1889	Sir Richard Wallace	The Earl of Lytton	*
1890	Sir Richard Wallace	The Earl of Lytton	*
1891	Sir John Murray Scott	The Earl of Lytton	*
1892-1896		The Marquess of Dufferin	*
1897-1905		Sir Edward Monson	*
1906-1909		Lord Bertie of Thame	*
1910-1911	George V	Lord Bertie of Thame	*
1912	George V	Lord Bertie of Thame	WS Harris Gastrell
1913-1918	George V	Lord Bertie of Thame	WS Harris Gastrell
1919	George V	The Earl of Derby	WS Harris Gastrell
1920	George V	The Earl of Derby	HGA Mackie
1921	George V	Lord Hardinge of Penshurst	TJ Anderson
1922-1926	George V	The Marquess of Crewe	HGA Mackie
1927-1928	George V	The Marquess of Crewe	HGA Mackie
1929-1933	George V	Lord Tyrrell	HGA Mackie
1934-1936	George V	Lord Tyrrell	GDN Haggard
1935-1937	George V	Sir Georges Clerk	GDN Haggard
1938	George VI	Sir Eric Phipps	GDN Haggard
1939	George VI	Sir Eric Phipps	HS London
1940	George VI	Sir Ronald Campbell	HS London
1941	George VI	The occupation	The occupation
1942	George VI	The occupation	The occupation
1943	George VI	The occupation	The occupation
1944	George VI	Sir Alfred Duff Cooper	
1945	George VI	Sir Alfred Duff Cooper	RH Tottenham-Smith
1946-1947	Queen Elizabeth	Sir Alfred Duff Cooper	AH Marlow
1948-1951		Sir Oliver Harvey	
1952	Queen Mother	Sir Oliver Harvey	ET Lambert
1953	Queen Mother	Sir Oliver Harvey	ET Lambert
1954	Queen Mother	Sir Gladwyn Jebb	ET Lambert
1955	Queen Mother	Sir Gladwyn Jebb	B Braham
1956-1957	Queen Mother	Sir Gladwyn Jebb	B Braham
1958-1959	Queen Mother	Sir Gladwyn Jebb	B Braham
1960-1962	Queen Mother	Sir Pearson Dixon	B Braham
1963-1964	Queen Mother	Sir Pearson Dixon	B Braham
1965	Queen Mother	Sir Patrick Reilly	RGH Watts
1966	Queen Mother	Sir Patrick Reilly	RGH Watts
1967	Queen Mother	Sir Patrick Reilly	EE Young
1968-1969	Queen Mother	Sir Christopher Soames	

"Patrons" et "Dirigeants"

Président du Comité de Direction / Chairman	Trésorier / Treasurer	Président de la Corporation / Corporation Chairman	Président du Comité Medical / Chief Medical Officer
Hon. M. Herbert CBE	*		
*	*		
*	*		
*	*		
*	*		
*	*		
*	*		
*	*		
Sir John Pilter	*		
Sir John Pilter	*		
Sir John Pilter	*		
Sir John Pilter	*		
Sir John Pilter	*		
Sir Alfred Tebbitt	*		Prof Tuffier
Sir Alfred Tebbitt	Hon. Hugo Baring		Dr Flandin
Sir Alfred Tebbitt	Hon. Hugo Baring		Dr Flandin
Sir Alfred Tebbitt	Hon. Hugo Baring		Dr Flandin
Sir Alfred Tebbitt	Hon. Hugo Baring		Dr Flandin
Sir Alfred Tebbitt	Hon. Hugo Baring		Dr Flandin
Sir Alfred Tebbitt	Hon. Hugo Baring		Dr Flandin
Sir Alfred Tebbitt	Hon. Hugo Baring		The occupation
Sir Alfred Tebbitt	Hon. Hugo Baring		The occupation
Sir Alfred Tebbitt	Hon. Hugo Baring		The occupation
Sir Alfred Tebbitt	Hon. Hugo Baring		Closed
Sir Alfred Tebbitt	Hon. Hugo Baring		
Sir Charles Henderson	FA Rabino		Dr Palicot
HC Welman	FA Rabino		Dr Palicot
HC Welman	FA Rabino		Dr Palicot
HC Welman	FA Rabino		Closed
HC Welman	FA Rabino		Prof Olivier
HC Welman	FA Rabino		Prof Olivier
Sir Charles Henderson	FA Rabino		Prof Olivier
Sir Charles Henderson	F Fairfax-Cholmeley		Prof Olivier
Sir Charles Henderson	F Fairfax-Cholmeley		Prof Olivier
GE Cross	LC David CBE		Prof Olivier
GE Cross	LC David CBE		Prof Olivier
LC David CBE	K. Bartell		Prof Olivier
LC David CBE	K. Bartell	J Briant CBE	Prof Olivier
JW Briant CBE	K. Bartell	J Briant CBE	Prof Olivier

"Patron"	Président	Consul Général
Patron	President	Consul General

1970	Queen Mother	Sir Christopher Soames	
1971	Queen Mother	Sir Christopher Soames	J McAdam Clark
1972-1974	Queen Mother	Sir Edward Tomkins	J McAdam Clark
1975-1976	Queen Mother	Sir Nicolas Henderson	Hon. E H Gibbs
1977-1978	Queen Mother	Sir Nicolas Henderson	Hon. E H Gibbs
1979	Queen Mother	Sir Reginald Hibbert	T Sharpe
1980-1981	Queen Mother	Sir Reginald Hibbert	T Sharpe
1982	Queen Mother	Sir John Fretwell	P Roberts
1983	Queen Mother	Sir John Fretwell	P Roberts
1984-1986	Queen Mother	Sir John Fretwell	P Roberts
1987	Queen Mother	Sir Ewen Fergusson	J Daly
1988	Queen Mother	Sir Ewen Fergusson	J Daly
1989-1990	Queen Mother	Sir Ewen Fergusson	J Daly
1991-1992	Queen Mother	Sir Ewen Fergusson	Miss M Hunt
1993-1994	Queen Mother	Sir Christopher Mallaby	Miss M Hunt
1995-1997	Queen Mother	Sir Christopher Mallaby	K Moss
1998-1999	Queen Mother	Sir Michael Jay	K Moss
2000-2001	Queen Mother	Sir Michael Jay	S Gregson
2001-2002	Queen Mother	Sir John Holmes	S Gregson
2003		Sir John Holmes	S Gregson
2004-2005		Sir John Holmes	J. Thomas
2006	Marquess of Hertford	Sir John Holmes	J. Thomas
2007	Marquess of Hertford	Sir Peter Westmacott	J. Thomas
2008	Marquess of Hertford	Sir Peter Westmacott	J. Thomas
2009	Marquess of Hertford	Sir Peter Westmacott	G Wise

436

Président du Comité de Direction Chairman	Trésorier Treasurer	Président de la Corporation Corporation Chairman	Président du Comité Medical Chief Medical Officer
H Start CBE	K. Bartell	J Briant CBE	Prof Olivier
H Start CBE	K. Bartell	J Briant CBE	Prof Olivier
H Start CBE	K. Bartell	J Briant CBE	Prof Olivier
M Grainger OBE		D Goodchild CBE, CMG	Prof Olivier
P Howard OBE	M Balfour	D.Goodchild CBE, CMG	Dr Torre
P Howard OBE	M Balfour	D Goodchild CBE, CMG	Dr Torre
B Cordery OBE	M Balfour	D Goodchild CBE, CMG	Dr Torre
B Cordery OBE	M Balfour	D Goodchild CBE, CMG	Dr Torre
M Balfour	M Balfour	D Goodchild CBE, CMG	Dr Martin
M Balfour	J Moffat	D Goodchild CBE, CMG	Dr Martin
E Lace	J Moffat	D Goodchild CBE, CMG	Dr Juvin
G. Longley CBE,MC	J Moffat	D Goodchild CBE, CMG	Dr Juvin
R Peat OBE	J Moffat	D Goodchild CBE, CMG	Dr Juvin
R Peat OBE	J Moffat	D Goodchild CBE, CMG	Dr Morand
R Peat OBE	J Moffat	D Goodchild CBE, CMG	Dr Morand
R Peat OBE	J Moffat	D Goodchild CBE, CMG	Dr Morand
R Peat OBE	J Moffat	D Goodchild CBE, CMG	Dr Morand
R Peat OBE	I Welply	R Peat OBE	Dr Rius
M Balfour	I Welply	M Balfour	Dr Jansé-Marec
M Balfour	I Welply	M Balfour	Dr Jansé-Marec
M Balfour	I Welply	M. Balfour	Dr Jansé-Marec
C Wilson	I Welply	M de Fabiani	Dr Jansé-Marec
C Wilson	I Welply	M de Fabiani	Dr Jansé-Marec
C Wilson	I Welply	M. de Fabiani	Dr Jansé-Marec
	E Addey	M. de Fabiani	

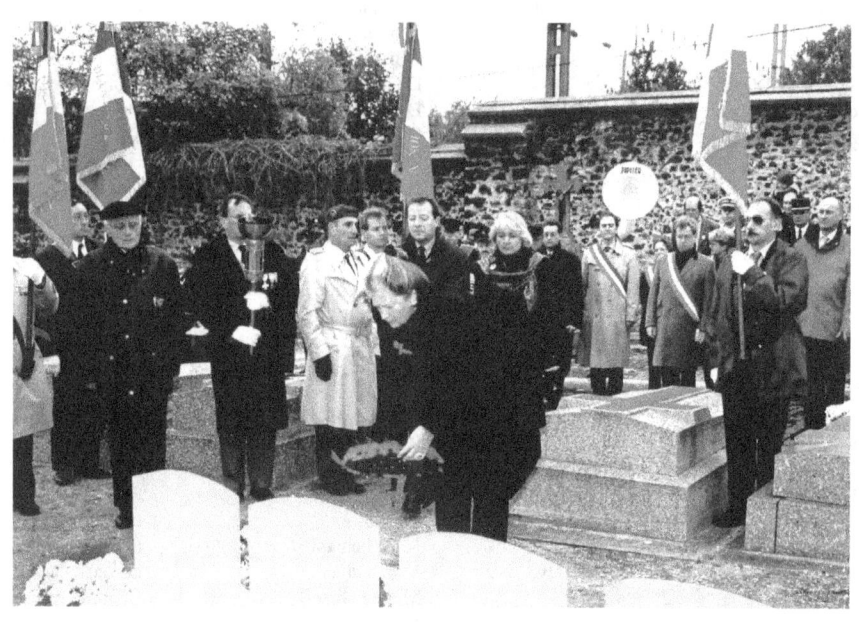

Beryl Jones lays a wreath at the British section of the
Levallois cemetery

Beryl Jones dépose une couronne dans la section Britannique
du cimetière de Levallois

(Levallois archives)

Annexe 2

Hertford British Hospital Reception
St. James's Palace
12th November 1963

Guest List

Captain and Mrs. Alastair Aird
Sir William and the Hon. Lady Aitken
Miss Jane Allday
Mr. and Mrs. Michael Allison
Miss B. Allison
the Marquis and Marquise d'Amodio
Mr. Gerard Andre
Mrs. Philip Astley
Mr. Charles Alsopp

Mr. V.E. Scott Bailey
Madame Josephine Baker
Colonel and Mrs. Alistair Balfour
Mrs. Balfour of Dawych
Sir Anthony and Lady Barber
Mr. and Mrs Greville Bayliss
Mrs. Tom Bazalgette
Sir Tufton and Lady Beamish
Mr. and Mrs. L. Hargreaves Beare
the Hon. and Mrs. Beaumont
Rev. and Mrs. Timothy Beaumont
Duke and Duchess of Bedford
Dr. and Mrs. R. Beeching
M. and Mme Juan de Bestegui
Baroness Berkeley
Earl and Countess of Bessborough

Lady Birley
Mr. and Mrs. Stanley Black
Mr. Sydney and Miss Jean Black
Lord Boothby
Mr. and Mrs. Bourke Borrowes
Mr. Simon Bowes Lyon
Sir James and Lady Bowker
Mr. and Mrs. Edward Bowlby
Mrs. Josephine Bramson
Viscount and Viscountess Bridgeman
Mr. John Bristow-Bull
The Rt. Hon. Mrs. George Brown
Mr. and Mrs. Edmund Brudenell
Mr. and Mrs. Bruxner-Randall
Mr. and Mrs. Robert Buchanan – Michaelson
Mr. and Mrs. E.C. Burrell
Mrs. Timothy Burrill
Mr. and Mrs. Robin Bush
Mr. and Mrs. John Butler
Mr. and Mrs. James Butler
Mr. and Mrs. Julian Byng

Princess Therese de Caramam-Chimay
Lord and Lady Carrington
Mr. Donald Caskie
Marquise de Castellane

Mr. and Mrs. Victor
  Cavendish-Bentinck
Mr. and Mrs. David Cazalet-
  Keir
Prince and Princess Alphonse
  de Chimay
Lord and Lady Chesman
Major and Mrs. Christie-Miller
Sir Ashley and Lady Clarke
Sir Miles and Lady Clifford
Sir Bede and Lady Clifford
Mr. and Mrs. Norman Collins
Lord and Lady Colyton
Mrs. Rupert Cooke
Lady Sylvia Coombe
Lady Diana Cooper
Sir Colin and Lady Coote
Comte and Comtesse
  Cosse-Brissac
Mrs. Coulthurst
Her Excellency Baronne de
  Courcel
Air Chief Marshal Sir
  Christopher and Lady
  Courtney
Lord and Lady Crathorne
Mr. and Mrs. G. Cross
Mrs. Clare Crossley
Mr. and Mrs. Cure

Mr. John Dance
Lady Dashwood
Their Royal Highnesses Prince
  and
  Princess George of Denmark
Sir Alexander and Lady
  Douglas-Home
Sir Arthur and Lady Driver
Mr. Peter du Cane
Earl and Countess of Dundee
Mr. Ralph Dutton

Mr. Paul Dwyer
Mr. and Mrs. Maurice Edelman
Mr. and Mrs. Bob Edwards
Mr. Francis Egerton
Mr. Seymour Egerton
Air Chief Marshal Sir William
  and Lady Elliot
Baroness Elliot of Harwood
Mr. and Mrs. Peter Emery
Mrs. Leo d'Erlanger
Mr. and Mrs. Eveson
Mr. and Mrs. Cliff Everall
Mr. and Mrs. Don Everall

Mr. K. L. Farmer
Lord and Lady Farnham
Mr. and Mrs. Felix Fenston
Mr. Basil de Ferranti
Miss Beverly Fielding
Mr. and Mrs. Eskdale Fishburn
Mr. Nicholas Fitzherbert
Lord and Lady Edward Fitzroy
Sir Edward and the Hon. Lady
  Ford
Mr. John Foster Q.C.
Mr. Ivan and Lady Edith
  Foxwell
Rt. Hon. Hugh Fraser
Sir Ronald and Lady Fraser

General Sir Richard and Lady
  Gale
Comte and Comtesse de Ganay
Mr. Paul J. Getty
Miss B. Gilbey
Mr. and Mrs Brian Gilbert
Lady Katherine Giles
Mr. and Mrs. J.G. Gommes
Lord and Lady Nicholas
  Gordon-Lennox
Lady Pamela Glenconner

Mr. and Mrs. Peter Govett
Air Vice Marshal H.R. Graham
Colonel A. Gregory Hood
Hon. Richard Greville
Mr. R.H. Grierson
Major and Mrs. John Griffin
Mr. and Mrs. Ivor Griffith
Miss A. Gubbay
Mr. and Mrs. Nubar Gulbenkian
Mrs. Milfred Gunning
Sir Hugh and Lady Gurney

Mrs. Anthony Haigh
Lord and Lady Hailes
Mr. and Mrs. G.M. Hallowes
Mr. and Mrs. Denys Hamilton
Mr. Ralph Hamlyn
Lord and Lady Hampden
Viscount and Viscountess Harmsworth
Mr. and Mrs. William Harries
Mr. Leslie Hartley
Mr. Norman Hartnell
Miss Olivia de Havilland
Sir Philip and The Lady Margaret Hay
Rt. Hon. Edward Heath
Sir Charles Henderson
Mr. Keith Henderson
Mr. and Mrs. J. Hesse
Mr. and Mrs. A. Heyman
Mr. and Mrs. Jack Hill
Mr. and Mrs. Ray Hill
Hon. Mrs. Eustace Hoare
Mr. Raimond and The Lady Elizabeth Von Hoffmansthal
The Hon. Alexander and Mrs. Hood
Lord and Lady John Hope
Mr. and Mrs. Michael Hornby

Miss Diana Hornby
Mr. Ronald Horley
Mrs. Maria Hunt
Mr. and Mrs. Miles Huntington
Mrs. Joseph Hure
Mr and Mrs Julian Huxtable

Lord Inchyra
Mr. Jack Isdell

The Right Hon. Douglas and Mrs. Jay
Hon. Miles Jebb
Earl Jellicoe
Dowager Countess Jellicoe
Countess Jellicoe
Mrs Burlingham Johnson

Mr. and Mrs. L. Kelly
Mrs. Elizabeth Kenward
Mr. and Mrs. Kenyon-Jones
Sir Hamilton Kerr
Mr. and Mrs. Law
Miss Aline Labadie
Sir Alan and Lady Lascelles
Mr. and Mrs. John Leahy
Colonel A. Leggett
Major the Hon. Francis and Mrs. Leigh
Rafaelle Duchess of Leinster
Mr. Vincent Hedley Lewis
Earl and Countess of Lonsdale
Marquess and Marchioness of Lothian
Mr. Peter Lubbock
Sir Jocelyn and Lady Lucas.

Mr. Eric Mackenzie
Mr. and Mrs. J. Mackle
Lord and Lady Mancroft
Mr. and Mrs. Guy Mansell

Mrs. F. Marshall
Mr. A.J. Martin
Ambassadeur M. Massigli
Judge and the Marchioness of
    Dufferin and Ava
Col. and Mrs. Terrence
    Maxwell
Sir Robert and Lady Meyer
Mr. and Mrs. Francis Maynard
Lady Alexander Metcalfe
Sir Anthony and Lady Meyer
Marquis and Marquise de
    Miramon
Mr. and Mrs. John Mockford
Lord and Lady Molson
Viscountess Monckton of
    Bretchley
Sir Charles and Lady
    Mott-Ratclyffe
Mrs. L. Mottram
Mr. and Mrs. McCombe
Mr. and Mrs. Alexander
    McEwen
Mr. and Mrs. C. McGhee

Col. and Comtesse Nadaillac
Lord and Lady Napier
Lord and Lady Netherthorpe
Lord and Lady Rupert Nevill
Diana Duchess of Newcastle
Mr. Gordon Newton
Mr. and Mrs. David Nickerson
Madame E. Nikis
Sir Humphrey and Lady Noble
Marquis and Marchioness of
    Normanby
Viscount and Viscountess
    Norwich

Mr. and Mrs. E.C. Oakley
Mr. and Mrs. Claude Olivier

Mr. and Mrs. C. O'Rourke
Mr. and Mrs. David Tweedie
    Osborne

Miss A. Parkinson
Lady Bridget Parsons
Lady Pascoe
Mr. John Pascoe
Mr. and Mrs. Pascoe
Mr. and Mrs. W. T. Pattinson
Lady Peake
Mr. Richard Pemberton
Mr. and Mrs. A. D. T. Phelps
Mrs. Robin Pleydell-Bouverie
Prince and Princess of Pless
Mr. and Mrs. Giles Plowden
Sir Julian and Lady Pode
Miss Mary Pole-Cardew
Prince and Princess Guy de
    Polignac
Mme. Jacques Pol-Roger
Mrs. John Powell
Mr. and Mrs. Pritchard-Jones
Mrs. Pryor

Mrs. June Radley
Lord and Lady Rea
Mr. and Mrs. Maurice Rena
The Hon. Theresa Richey
Mr. J. Ritchie
Lady Robinson
Mrs. Eric Robinson
Mr. A. Ronalds
M. et Mme Joel de Rosnay
Earl of Rosslyn
Mlle Cecile de Rothschild
Mary Duchess of Roxburghe
Sir Anthony and Lady
    Rumbold
Duke and Duchess of Rutland

Earl and Countess of St. Aldwyn
Marquis and Marchioness of Salisbury
Major General Sir Guy and Lady Salisbury-Jones
Earl and Countess of Sandwich
Lord and Lady Sandys
Brig. and Mrs T. Senior
Mrs. and Mrs. Scatliff
Lord and Lady George Scott
Mr. Walter Scott
Mr. Rex Sherran
Mrs. John Shreiber
Mrs. Christian Simpson
Mr. and Mrs. Sitwell
Mr. John Stansby
Rt. Rev. The Lord Bishop of London and Mrs. Stopford
Mr. Nigel Strutt
Mr. and Mrs. Bernard Sunley
Mr. and Mrs. John Sunley
Mr. and Mrs. William Swallow

Mr. H. Talbot
Mr. and Mrs P. Tattersall
Lord and Lady Teynham
Mr. and the Hon. Mrs. Hugh
Mr. and Mrs. Brian Thompson
Mrs. Joan Sunley Tice
Mrs. George and Miss Sue Tinn
Mr. and Mrs. Richard Todd
Mr. and Mrs. Bill Tucker
Mr. and Mrs. Edward Turner

Sir Wavell and Lady Wakefield
Baronne Geoffrey de Waldner
Mr. Peter Wallenberg
M. and Mme. Wappler

Mrs. Robertson Ward
Sir Bertram and Lady Waring
Mr. Frederick Warner
Mr. and Mrs. Francis Watson
Hon. and Mrs. Francis Watson
Ava Viscountess Waverley
Mr. George Weiderfield
Prince and Princess Weikeisheim
Mrs. Welby
Loelia Duchess of Westminster
Mr. Bruce Whineray
Major and Mrs. Simon Whitbread
Mr. and Mrs. Frederick Whitehead
Major John and the Hon. Mrs. Wills
Mr. Peter Wilson
Mr. and Mrs. Barry Wieland
Miss M. Wimborne
Sir Isaac and Lady Wolfson
Miss G. V. Woodman
Mrs. Guy Wyndham
Hon. John and Mrs. Wyndham

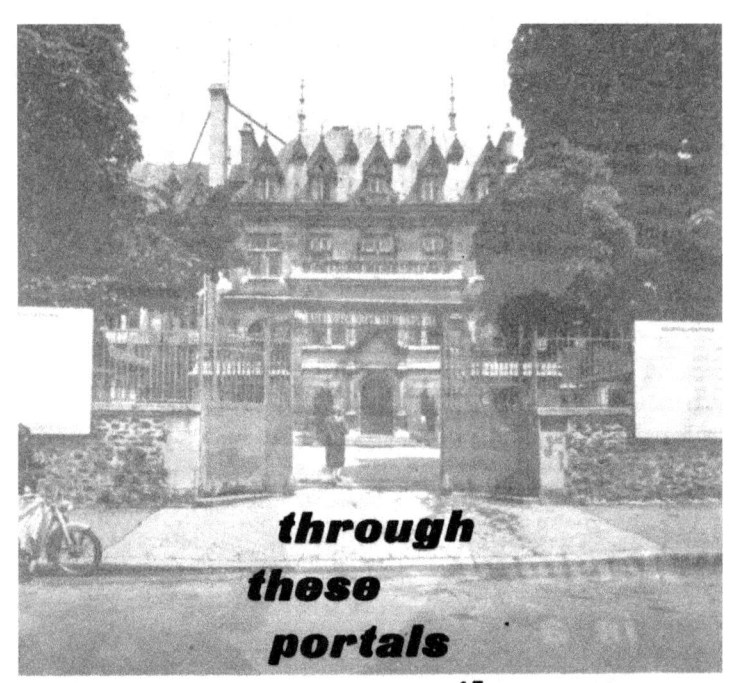

through
these
portals
pass the
prettiest babies
in
paris

Index

English text usually appears on odd-numbered pages.
Le texte français se situe sur les pages paires de l'ouvrage

A

Abbaye St. Michael 18, 21
Achard, Professeur 182, 183
Ada Leigh Homes and Hostels 16, 17
Aga Khan 278, 279
Ahlers, Anny 226, 227
Albert, Prince Consort 58, 59
Alcester 314, 317
Alexander, Lady 242, 243, 302-5
Alexandra, Queen 166, 167
American Hospital 154, 155, 208, 209, 250, 251, 272, 273, 280, 281
Amiens, Peace of 8, 9, 30-5
Anglo-Argentine Airways, 290, 291
Anstruther, Sir Ralph 360, 361
Armée du Salut 16, 17, 206, 207
Armstrong, Sir Walter 62, 63
Armstrong Jones, Anthony *see* Snowdon
Artists' General Benevolent Fund 130, 131
Artois, le Comte 38-41, 45
Asche, Mrs Oscar 226, 227
Asquith, Lady Cynthia 278, 279
Assistance Publique 126, 129, 130, 131,
Atholl, Duke of 224, 225
Attlee, Falconer 76, 77, 148, 149
Aubry, Professeur 182, 183
Auriol, Vincent 278, 279

B

Babinski, Dr 181-3
Bagatelle 2, 3, 18, 21-3, 34, 38-41, 44, 47-9, 52, 53, 55-9, 68, 71, 76, 77, 108, 109, 112-4, 117-9, 124, 125, 130, 131, 142, 143, 148, 149, 424-7, 432
Baker, Josephine 232, 233
Baldwin, Mrs Stanley 226, 227
Balfour, Michael 399, 410, 411, 437
Balkany, Patrick 338, 339, 360, 361, 382-5
Bal Tabarin 232, 233
Bande Noire, La 40-3
Barbizon Rest Home 12, 13
Barclay, Sir Cecil 214, 215
Baring, Hon Hugo 214, 215, 435
Barrère, Lesley 338, 339, 343, 390, 391
Barrot, Jacques 356, 357
Bartell, Ken 435, 437
Bayard, Clément 152, 153
Bazar de la Charité 400, 401
Beaton, Cecil 224, 225, 260, 261, 374, 375
Beaumont, Jean de 278, 279
Beauregard, comtesse, 18, 21, 132, 133
Bélanger, Francis 40, 41, 108, 109, 426, 427
Belgrand, Eugéne 90, 93
Belleville 66, 67
Berkeley Square 52, 55

445

Berretti, Dr 392, 393
Bertie, Lord 190, 191, 204, 205, 434
Besançon 252, 253
Bethnal Green 104, 105
Bevin, Ernest 268, 269, 274, 275, 280, 281
Biais, architect 406, 407
Biarritz 164, 165
Binet, Professeur 184, 187
Birch, Miss 12, 13
Blacas, comtesse de 214, 215
Blakie, Thomas 40, 41
Blériot, Louis 152, 153
Blount, Edward 56, 57, 60, 61, 72, 75-7, 80, 81
Bluebell Girls 232, 233
Bogarde, Dirk 314, 315, 317-9
Bois de Boulogne 18, 21, 38, 39, 64, 65, 270, 271
Bollinger 376, 377
Bonaparte, *see Napoleon I*
Bonaparte, Josephine 7-9, 30, 31
Bonaparte, Pauline 7, 8, 9
Bonhomme, Christian 390, 391
Bonington, Richard Parkes 16, 17
Booth, Catherine 16, 17
Bordeaux 76, 77, 94, 95, 206, 207, 252, 253
Borghèse, Pauline 8, 9
Bouchard, Pr 384, 387
boulevard Bineau 16, 17
boulevard des Italiens 33, 124, 125, 130, 131
Boulogne-sur-Mer 58, 59
Braham, B 434
Bréart, Suzanne 48, 49
Briant, J 435, 437
Brighton 124, 125, 372, 373
British Charitable Fund 12, 13, 54, 78, 79

British Colony 10, 11, 60, 61, 222, 223, 228, 231
British Embassy, Paris, vii, 8, 9, 82, 83, 207, 225, 263, 283, 285, 295, 317, 359, 373, 431, 432
British Legion's Sanatorium 238, 239
British Military Hospital in Paris, *see SHAPE*
Broadbent, Sir William 384, 387
Brompton Hospital 238, 239
Brunel, Isambard Kingdom 312, 313
Bunbury, Miss 12, 13
Burberrys 214, 215, 358, 359
Burger, William 52, 55
Burlington House 114, 117
Burnett, Miss 306, 307
Burton 358, 359
Butler, R.A. 310, 311, 332, 333

C

Caccia, Sir Harold 310-2
Cade, Sir Stanford 294, 295
Café de Paris 33, 64, 65,
Caillebotte, Gustave 282, 283
Caisse Régionale de Maladie de Paris 342, 343
Callow, William 16, 17
Cambacérès, J. de 30, 31
Campbell, Ronald and Mrs 224, 225, 234, 235, 435
Capron, Frederick 58, 59, 126, 129
Caraman Chimay, comtesse Louise de 314, 317
Cardew, Fr 206, 207, 230-5
Carlier, Dr 390, 391
Carrel, Alexis 178, 179
Carrington, Lord 302, 303, 438
Carter, Major 306, 307

446

Casimir de Montrond, comte 32, 35
Caskie, Rev. Donald 316, 318, 319, 432, 438
Castellane, comte Boni de 156, 157
Castelnau, Julie *see Lady Wallace*
Castle House 108, 109, 428, 429
Cawadias, Professor 348, 349
Chamberlain and Hookham 310, 311
Chambre des Communes 32, 35, 304, 305, 310, 311
Champ de Mars 64, 65
Chantilly 274, 275
Charcot, Dr 182, 183
Charitable Fund, British 12, 13, 54, 78, 79, 80, 81
Charity Commissioners 216, 219, 220, 221, 266, 267, 292, 293, 328, 329, 332, 333, 344, 345
Charles X, King 38, 39, 42, 43, 64, 65, 114, 117
Chârost, duc de 8, 9
Château de St. Firmin 274, 275
Chevalier de la Jarretière 50
Chevigné, marquise de 112, 113
Chichester, Hon. Gerard 214, 215
Chirac, Jacques 94-7, 352, 355
Chrystie 264, 265
Churchill, Sir Winston 242, 243, 262, 263, 274, 275, 370-5, 380
Claremont, Colonel 56, 57, 60, 61
Clark, Geoffrey 226, 227
Clark, Lord 106, 107, 403
Clermont-Ferrand 252, 253
Clésinger, Auguste 68, 71
Clichy 152, 153
Coleman, Alfred 190, 191
Collins, Sir William 290, 291
Compagnie Générale d'Hydraulique et de Mécanique de Sommevoire 88, 89
Compiègne 18, 21, 52, 55, 84, 87
Connaught Place 100, 101, 136, 137, 140, 141
Conway 24, 25, 102, 103, 112, 113
Cook, Thomas 18, 21, 214, 215, 290, 291
Cooper, Duff, 1st Lord Norwich and Lady Diana, 258-63, 266-271, 274, 275, 278, 279, 284, 285, 292, 293, 300, 301, 372, 373, 430-433, 435, 439
Cooper, Sir Edwin 222, 223, 229
Cooper, Gladys 226, 227
Cordery, Brian 360, 361, 366, 369, 370, 371, 437
Cormack, Sir John 148, 149
Corrèze 352, 355
Courtnedge, Cicely 226, 227
Court of St. James 322, 323
Coward, Noel 236, 237
Cowley, Lord 10, 11
Craigie Castle 66, 67
Crewe, Marquess of 212-215, 228, 231, 242, 243, 435
Cromer, Earl of 278, 279
Cross, G.E. 435
Crust, Harry 258, 259
Cunard Steamship Co. 214, 215
Currie, Sir Philip Woodhouse 126, 129
Curzon, Lord 212, 213

D

Daimler 290, 291
Darier, Professeur 182, 183
Daudet, Mlle 342, 343
Davis, Mary 210, 211
Dawson of Penn, Lady 228, 231

de Gaulle, Charles 274, 275, 310-313, 320, 321
Deloitte Plender and Griffith 214, 215
de Lompuy, architect 406, 407
Delysia, Alice 226, 227
de Mackau, baron de 400, 401
de Montesquiou-Fezensac 278, 279
Derby, Earl of 190, 191, 240, 241, 434
de Sages, architect 108, 109
Desplas, John 224, 225
de Vatimesnil, Madame 400-2
de Vigny, Alfred 12, 13
Devon Commission 50, 51
Dhuys, River 90, 93-5
Dickens, Charles 16, 17
Dieppe 76, 77
Dilke, Sir Charles 110, 111
Direction Départementale de la Santé de la Seine 294, 295
Direction Départementale Des Affaires Sanitaires Et Sociales (DDASS) 342, 343
Dispensaire Français de Londres 184, 187, 384, 389
Disraeli, Benjamin 68, 71, 110, 111
Dixon, Sir Pearson 318, 319, 432, 434
Docker, Sir Bernard and Lady 289-297
Dominican Sisters of Sainte-Catherine de Sienne 400, 401
d'Oyle Carte, Lady Dorothy 226, 227
Drake, Stephen 64, 65
Drancy 252, 253
Drummond, Sir Alexander 304, 305
Drury Lane Theatre 226, 227
Dufferin and Ava 190, 191, 435, 441
du Maurier, Sir Gerald 226, 227
Dundee, Lord 330, 331,
Dunhill 214, 215, 358, 359

E

Edge, Walter 228, 231
Edward [Edouard] VI, King 24, 25
Edward [Edouard] VII, King 164, 165, 167, 196, 199-201, 282-5, 432
Edward [Edouard] VIII, King 242, 243
Eglise St. Joseph 76, 82
Eiffel, Gustave 152, 153,
Elizabeth the Queen Mother, Queen 166, 167, 224, 225, 242, 243, 246, 247, 249, 270, 271, 278, 279, 292, 323, 326, 327, 364, 365, 367, 368, 414, 415, 430, 431, 433, 434, 436
Elizabeth II, Queen, 270, 271
Embassy Church 3, 13
Ems, Telegram, 22, 23
Eugénie, Impératrice 18, 21, 76, 77, 166, 167, 433
Evans, Dr 76, 77
Ewart-Biggs, Christopher 336, 337
Exeter College, Oxford 38, 39

F

Fabiani, Michel de 399, 412, 413, 437
Fagnani (*see Mie-Mie*)
Fairfax-Cholmeley 330, 331, 435
Farnborough 18, 21
Faubourg Saint-Honoré 8, 9, 82, 83, 190, 191, 317
Fellowes, Reginald 242, 243
Ferdinand of Austria 204, 205

Flahaut 12, 13
Flandin, Dr 182, 183, 246, 247, 286, 287, 435
Fonderies du Val d'Isne 88, 89
Fontainebleau 40, 41, 300, 301
Fontaine des Innocents 92, 93
Fouquet, Nicolas 32, 35
Fox, Charles James 32, 35
Fresh Aid Fund 12, 13
Fretwell, Sir John 361, 436

G

Galignani's Messenger 10, 11
Gall, Amélie-Suzanne 6
Ganay, Philippine de 94, 95, 439
Garthwaite, Sir William 214, 215
Gartner's syndrome 185, 187
Gautier, Théophile 68, 71
Genée, Adéline 226, 227
George V, King 196-200, 201, 226-228, 231, 242, 243, 278, 279, 434
George VI, King (*Duke of York*) 224, 225, 242, 248, 249, 312, 313, 435
Getty, Paul 326, 327
Gibbs, Eustace, (*Lord Wraxall*) 350, 351, 358, 359, 436
Gibson, Mary Stuart 252, 253
Gielgud, Colonel 266, 267
Gillet, Restaurant 148, 149
Gilliat, Sir Martin 310, 311
Girls' Friendly Society Lodge 206, 207
Giscard d'Estaing, Valéry 350, 351
Gladstone 104, 105
Gluskin's Band 236, 237
Goering, Field Marshal 262, 263
Goncourt Diary 60, 61, 68, 71
Goodchild, David 382, 383, 437
Gosling, Ian 399, 410, 411

Gould, Anna 156, 157
Gouvion Saint-Cyr 152, 153
Graham, Air Vice-Marshal 312, 313
Grainger, Michael 344-6, 436
Granard, Earl and Countess of 214, 215, 226, 227
Grange, la baronne de la 224, 225
Granville, Viscount 8, 9, 12, 13, 206, 207
Grenfell, Julian 204, 205
Greville, Charles 36, 37
Grounds, S.P. 328, 329, 331
Grupper, Dr 392, 393
Guest, Dr 358, 359

H

Haig, Lady 224, 225
Hamilton, Duke of 18, 21
Hampton Court 58, 59, 140, 141
Hansard, 110, 111
Hardinge of Penshurst, Lord 242, 243, 246, 247, 434
Harewood Estate 328, 329
Harmsworth, Hon. Mrs Edmond 228, 231
Harris, Jack, 236, 237, 435
Harvey, Sir Oliver 274, 275, 434
Haussmann, Baron 90, 93
Hauteville stone 90, 93
Hazemann, Dr 294, 295
HBH (*see Hertford British Hospital*)
Henderson, Sir Charles 292, 293, 435
Henderson, Hon. Michael 190, 191
Henderson, Sir Nicholas 94, 95, 348-359, 366, 369-371, 432, 436

449

Henry VIII 24-26, 29, 322, 323
Herbert, Dr Alan 112, 113,
  148, 149, 158, 159, 449
Hertford, Isabella, Marchioness
  24, 25, 26, 29
Hertford, 1st Marquess 6, 15,
  24, 25
Hertford, 2nd Marquess 6, 19,
  24, 25, 29, 32, 35
Hertford, 3rd Marquess 6, 20,
  26, 29, 32, 35, 36, 37
Hertford, 4th Marquess 6, 18,
  21-26, 29-31, 38, 61, 66-68,
  71, 75, 414, 415
Hertford, 5th Marquess 60, 61,
  100-103, 414, 415
Hertford, 6th Marquess 414, 415
Hertford 7th Marquess 416, 419
Hertford, 8th Marquess 417, 419
Hertford, 9th Marquess 398,
  399, 414-423
Hertford British Hospital
  amalgamation (2008) 410-413
  article in Excelsior 196-201
  decision to found 84-87
  endowment 126, 129, 136-9
  engravings (1879) 150, 151
  founder 62, 63
  fund-raising (1947) 276-283
  fund-raising (1962) 310-323
  inauguration 164, 165
  introduction 2-6
  Medical Corps 174-189
  new Hospital (1982) 364-71
  nursing and hygiene 176, 177
  photos (1914-1918) 202, 203
  proposed (1932)Extension
  228-239
  reception at St. James Palace
  (1963) 323-329
  renown of Doctors and
  Surgeons 178-189

re-opening (1947-1948)
  266-269, 272, 273
reputation (1914) 194, 195
rules 166-173
S.H.A.P.E. 300-305
temporary premises (1871)
  148, 149
threatened closure (1972-80)
  337-363
War (1914-1918) 205-212
War and Occupation
  (1939-45) 251-265
Hertford Public Relations Ltd
  312, 313
Hibbert, Sir Reginald 359, 436
Holman, Hon Mrs 234, 237
Home, Lord 312, 313
Hoog, Tina de 390, 391
Hôpital de La Pitié 182, 183
Hôpital Notre-Dame du
  Perpétuel Secours (HPS)
  154, 155, 400-409, 410, 411
Hôpital et Dispensaire Français,
  London 384-389
Hôpital Tenon 184, 187
Hospice Greffulhe 152, 153
Howard, Miss Harriet 18, 21
Howard, Peter 362, 363, 398,
  410, 411
Huet, Dr 294, 295
Huntley and Palmers 214, 215

I

Inglis, Percy 190, 191, 434
International Dermatology
  Centre 332, 333, 392-395
Ireland, 24-6, 29, 50, 51, 56,
  57, 60, 61, 98, 99, 108, 109,
  170, 171, 214, 215, 336, 337,
  428, 429

J

Jackson, Agnes 62, 63
Jackson, Richard *(see Wallace, Sir Richard)* 6, 38, 39, 62, 63, 66, 67, 232-5
Jaeger 358, 359
James, Sir Kenneth 351, 358, 359
Jans, Parfait 338-341, 360, 361, 384, 387
Jansé-Marec Dr 386, 390, 391, 436
Jarvis, Dr 206, 207
Jebb, Sir Gladwyn and Lady Cynthia 258, 259, 302, 303, 309, 312, 313, 318, 319, 324, 325, 330, 331, 432, 434
Jockey Club 16, 17, 65, 66
Joffre, maréchal 206, 207
Joinville et Nemours, Prince 16, 17
Jones, Beryl 208, 209
Junot, Andoche 32, 35
Juvin, Dr 188, 189, 344, 345, 437

K

Kapurthala, Maharaja of 214, 215
Karam, Beatrice (*see Lady Hertford*)
Kent, Duchess of 270, 271, 281
King Edward VII's Hospital Fund 272, 273, 284, 285
Knole 135, 140-3, 426, 427
Korda, Alexander 242, 243

L

Lace, E. 437
La Dhuys 94, 95
Lamartine, Alphonse de 12, 13
Lambert, E.T. 434
Lascelles, Lord 214, 215
La Société Civile des Terrains de Villiers 152, 153
Laura Ashley 358, 359
La Villa Chaptal 152, 153
Lawrence of Arabia, film, 310, 311
Lebourg, Charles-Auguste 88, 89
Lebrun , Président 236, 237
le 'Cercle Français' 16, 17
Lee, Austin 190, 191
Légion d'Honneur 74, 84, 87, 98, 99, 387
Lenclos, Ninon de 152, 153
Lenègre, Professeur 184, 187
Levallois, Nicolas 152, 153
Levallois-Perret 2, 3, 126, 129, 148, 149, 152-155, 208, 209, 254, 257, 262, 263, 338-343, 360, 361, 366, 369, 382-385, 387, 400, 401, 406- 409, 412, 413, 424, 430-432
Lhermite, Professeur 182, 183
L'Hôpital de L'Hôtel Dieu 302, 303
L' Hôpital Français de Londres (*see Dispensaire*)
Lindbergh 228, 231
Linen League 214, 215
Linlithgow, Lord 222, 223, 238, 239
Lisburn 108, 109, 132, 133, 428, 429
Lister, Lord 176, 177
Lloyd George, David 178, 179
Loeper, Professor 182, 183
Longley, Gyles 382, 383, 399, 437
Lord Mayor of London *see Vanneck*
Louis Philippe, King 12, 13, 40, 41
Louis XVIII, King 8, 9, 12, 13
Lucas-Carton 10, 11
Lyons, Lord , 60, 61, 76, 77, 164, 165, 190, 191, 435
Lytton, Earl of 190, 191, 435

451

M

MacMahon, maréchal 82, 83
Madrid-Maurepas Site 42, 43
Maison, la comtesse 400, 401
Malcolm, Lady 228, 231
Malmesbury, Lord 18, 21
Manchester House/Square (Hertford House) 24, 25, 26, 29, 100-105, 134, 426, 427
Manners *see Diana Cooper*
Mappin and Webb 214, 215
March, Lord 26, 29
Margaret, Princess 270, 271, 282, 283, 288, 310, 311, 320, 321, 322, 323-8, 329, 334, 349, 432
Marie-Antoinette, Queen 40, 41
Marks and Spencer 358, 359
Marlborough Club 164, 165
Marlborough College 130, 131
Marne, Battle of the 204, 205
Martin, Dr 344, 345
Mary, Queen 196, 198- 201
Masaryk, Jan 266, 267
Maugham, Somerset 76-79, 112, 113, 312-317
Maugham and Dixon 314, 317
Mayne, Mildred 328, 329
McCann Erickson 382, 383
McCormack, John 226, 227
Meissonier, Ernest 68, 71
Mérimée, Prosper 52, 55
Meulan Rest Home 12, 13
Mézin, Antoine 8, 9
Michelham, Lady 278, 279
Midland Bank 290, 291
Mie-Mie (Maria, Marchioness of Hertford) 6, 26, 35, 38, 39, 52, 55, 60-65, 68, 71, 112, 113, 136, 137
Ministre de la Défense Nationale et de la Guerre 252, 253

Ministry of Defence 300-7
Mistinguett 232, 233
Mitford, Nancy 274, 275
Moffat, John 437
Mondor, Professeur 184, 187
Monson, Sir Edmund 190, 191, 434
Montferrand, comtesse de 214, 215
Montgomery, Ministry of Defence 304, 305
Morand, Dr 390, 391, 437
Mothe-Houdancourt, Duchesse de la 214, 215
Mountbatten, Lord 310, 311

N

Napoléon I, Emperor 8, 9 ,373
Napoleon III, Emperor 52, 55, 76, 77, 109, 110, 152, 153, 433
Nicholson, Sir Harold 278, 279
Nightingale, Florence 4, 5, 174-7

O

Oger, Madame 6, 48, 49, 53, 56, 57
Old England 214, 215
Olivier, Professeur 184, 185, 187, 302, 303, 306, 307, 332, 333, 336-9, 344, 345, 435, 437
Olry-Roederer, Camille 376, 377
Orizet, Gérard 411, 412

P

Palicot, Dr 286, 287, 435
Palmerston, Lord 16, 17
Panouse, vicomtesse de la 226, 227
Parrot, Dr 390, 391
Pasquenelli, architect 352, 355
Pasteur, Louis 174, 175, 192, 193
Peat, Robin 437

452

Peat Marwick and Mitchell 214, 215
Peel, Sir Robert 50, 51, 76, 77, 432
Père-Lachaise, Cemetery 2, 3, 60, 61, 112, 113, 114, 117, 121, 132, 133, 428, 429
Perret, Jean-Jacques 152, 153
Phipps, Sir Eric 214, 215, 246, 247, 435
Piccadilly 30, 31
Pilter, Sir John 190-193, 200, 201, 212, 213, 218, 224, 225, 435
Pitt, William, the Younger 32, 35
Plender, Lady 228, 231
Poincaré, Madame 234, 235
Polignac, Henri de 12, 13
Pol-Roger, Odette 6, 364, 365, 370-380
Pommery & Greno 376, 377
Pompadour, Madame de 24, 25
Ponsonby, Sir Henry 100, 101
Portman, Lord 100, 101, 132, 133
Power, C. M. 292-295
Preston Hall 238, 239
Prince Imperial 18, 21, 47, 52, 55, 72, 75, 426, 427
Prince Regent 24, 25, 29, 32, 35
Prince of Wales, Edward 104, 105, 109-114, 117, 164-167, 282, 283, 384, 387
Prince of Wales, Charles 347
Printemps, Yvonne 236, 237
Puissan, Dr 344, 345

Q

Quai d'Orsay 246, 247
Quartermaine, Leon 226, 227
Queen Elizabeth the Queen Mother (*see Elizabeth*)
Queensbury, William, Duke of 6, 26, 27, 29, 30, 31

Queen Victoria Memorial Hospital, Nice 268, 269, 270, 271

R

Ragley Hall 106, 107, 314, 317, 414-419, 421, 428, 429
Raikes, Thomas 40, 41
Raynaud, Antonin 152, 153
Rayne 358, 359
Red Cross 208, 209, 266, 267, 268, 269, 314, 317, 348, 349, 404, 405
Reilly 264, 265
Reinhardt, Max 258, 259
Restauration 8, 12
Rethondes 212, 213
Rettori, Dr Réne 184, 187, 344, 345
Richmond 30, 31
Richter, architect 222, 223
Rius, Dr 390, 391, 398, 437
Robinson, Dr 206, 207
Roger et Gallet 152, 153
Rolls Royce 214, 215, 290, 291, 364, 365
Roseberry, Lord 136, 137
Rosselli, James 190, 191
Rothschild, Lionel 214, 215
Route de la Révolte 148, 149
Royal Cambridge Asylum for Soldiers Widows 130, 131
Royaumont Abbey 206, 207

S

Sabatier, Apollonie 68, 71
Sackville-West, Victoria 140, 146, 426, 427
Sackville-West, Lionel 80, 81
Sages, Léon de 108, 109
Salle Gaveau 228, 231

453

Salpêtrière 182, 183
Salvation Army 16-17
Sanson, Ernest, architect 112, 113, 156, 163
Sarajevo 204, 205
Sargent, Sir Orme 272, 273
Sargent, John Singer 48, 49, 272, 273
Sarkozy, Nicolas 384, 387
Sassoon 242, 243, 268, 269
Schyler, Guy and Nicole 6
Scott, Sir John Murray 98, 99, 112, 113-145, 190, 191, 232, 233, 426, 427, 430, 431, 434
Second Empire 22, 23, 48, 49, 76, 77
Seligmann, Jacques 142, 143
Selwyn, George 26, 29
Sephora 358, 359
Seymour, Lord Henry 16, 17, 32, 33, 35, 56-57, 64, 65, 66, 67, 136, 137
Seymourina (Madame Poirson) 48, 49, 112, 113, 130, 131, 430, 431
SHAPE 184, 187, 294, 295, 298, 299, 300, 301, 304, 305
Shapland, Mr 330, 331
Sicard, Professeur 182, 183
Silver Jubilee Appeal (1935) 242, 243
Simon, Lady 228, 231
Sissinghurst 426, 427
Sitwell, Sacha, 324, 325, 442
Smith, W.H. 254-257
Snowdon, Lord 310, 311, 324, 325
Soames, Sir Christopher and Lady 332, 333, 378, 379, 434, 436
Société Civile des Terrains de Villiers 152, 153
Société Hospitalité de Nuit à Paris 130, 131

Soulié, Professeur 184, 187
Spiegel, Sam 310, 311
Spurgeon 264, 265
Stage Guild 226, 227
Standard Athletic Club (Meudon) 264, 265
Start, Harry 437
St. Denis 252, 253
Stevenson, Robert Louis 16, 17
Steyne, Lord 36, 37
St. George's Anglican Church 2, 3, 112, 113, 116, 117, 130, 131, 232, 233, 264, 265, 340
St. James's Palace 322-329
St. Michael's Church (*see Farnborough*)
St. Michael's Abbey 21
St. Thomas's Hospital 176, 177, 238, 239, 314, 317
Stuart, Sir Charles 8, 9
Sudbourne 106, 107, 124, 125, 132, 133, 232, 233
Sunley, Bernard 324, 325, 328-33
Supreme Headquarters Allied Powers Europe *see SHAPE*
Symons, Dr Cecil 387

T

Tabet, Grace 232, 233
Talleyrand, C.M. 32, 35, 214, 215
Tartan Pimpernel, The (*see Caskie*)
Tauber, Richard 226, 227
Taylor, Dr 210, 211
Tebbitt, Sir Alfred 218, 224, 225, 246, 247, 250, 251, 435
Thackeray, William 16, 17
Thatcher, Margaret 348, 349
Titchfield, Marchioness of 226, 227
Tomkins, Sir Edward 436
Torre, Dr 184, 187, 332, 333, 344, 345, 384, 387, 436

Tottenham-Smith, R.H. 435
Townsend, Peter 270, 271
Trefusis, Violet 326, 327
Triller, Dr 392, 393, 399
Trollope, Anthony 10, 11
Tsar Nicholas 32, 35
Tuffier, Professor 178, 179, 180, 216, 219, 435
Tuileries 23, 52, 78, 79, 82, 83, 254, 257
Tyrrell, Lord and Lady 224, 225, 228, 231, 242, 243, 434

U

Université Hôpital Bichat 394, 395
Utilité Publique 284, 285, 400, 401

V

Val d'Aoste 338, 339
Vanity Fair 36, 37
Vanneck, Sir Peter and Lady 352, 355, 362, 363
Veil, Simone 350-357, 366, 369, 382, 383, 433
Verdun 32, 35
Vernes, Jacqueline 6, 364, 365
Verney, Lady Joan 226, 227
Versailles 38-41, 82, 83, 156, 157, 246, 247
Vertut, Dr 390, 391
Vichy 252, 253
Victoria, Princess 166, 167
Victoria, Queen 18, 21, 84, 87, 98-103, 104, 112, 113, 384, 387, 389, 414, 415
Victoria Hospital, Nice 164, 165
Victoria and Albert Museum 268, 271
Vigny, Alfred de 12, 13
Vinoy, General 52, 55

Vintras, Dr 388, 389
Visconti, architect *1791-1853* 8, 9, 318, 319

W

Wallace, Edmond 6, 98, 99, 110-113
Wallace, Lady *(Castelnau)*
  death of Wallace 116-121
  death and will 130-133, 136, 137
  in England 98-119
  meets Wallace 66, 67
  marriage 80, 81
  Murray Scott relationship 124-131
Wallace, Sir Richard
  ancestry and birth 62, 63
  changes name 66, 67
  childhood and early years 62-72
  created Baronet 104, 105
  death and funeral 114-123
  during Paris siege 22, 23, 76-87
  estranged from son 110, 111
  founds hospital 148-173
  fountains 88-97
  in England and Ireland 98-119
  Lord Hertford's secretary 50-51, 68, 71
  Lord Hertford's will 56-59, 72, 75
  meets Mie-Mie 62, 63
  retreats to Bagatelle 112, 113
  will and inheritance 124-9
Wallace Collection
  bequeathed to nation 126, 129-131
  bequeathed by Murray Scott 134, 135

455

bibliography 431, 432
Hertford House 100, 101
legacy from Queensbury 30, 31
Manchester House 134
mention by Duff Cooper 276, 277
present day 426, 427
relating to young Wallace 68, 71
started by 1st Marquess 24, 25
will of 4th Marquess 60, 61
Waring and Gillow 214, 215
War Office 300, 301, 304, 305
Wellington, Duke of 8, 11
Welman, H.C. 274, 275, 292, 293, 435
Welply, Ian 399, 410, 437
Welti, Dr 184, 187
Wernher, Sir Harold 272, 273
Westminster, Duke of 214, 215
Whitworth, Lord 30, 31
Wicker, Frank 192, 193, 200, 201, 203, 206, 207, 210, 211
Wildenstein, Daniel 282, 283
Wilson, Charles 398, 411- 413, 437
Windsor, Duke of (*see Edward VIII*)
Woodrow Wilson, Thomas and Mrs 208, 209, 234, 235
Worth, Charles Frederick 18, 21
Wraxall, Lord (*see Gibbs*)
Wyrouboff, Sabine 94, 95

Z

Zaharoff, Sir Basil 214, 215

Y

York, Duke and Duchess of
(*see George VI and Queen Elizabeth*)

www.ingramcontent.com/pod-product-compliance
Lightning Source LLC
Chambersburg PA
CBHW071135300426
44113CB00009B/981